Medicina Bioenergética y Natural

Drenaje Linfático Manual
«Estético y Terapéutico»

LIC. MSC. GUILLERMO JESÚS VÁZQUEZ LÓPEZ
Dª. MARÍA CARMEN MÁRQUEZ DÍAZ

MANDALA
EDICIONES

DRENAJE LINFÁTICO MANUAL «ESTÉTICO Y TERAPÉUTICO»
MEDICINA BIOENERGÉTICA Y NATURAL
Registro de la Propiedad Intelectual: COLECCIÓN CIENTÍFICO-TÉCNICA

Primera edición, 2017

Revisión médica:
Dra. Susana Balcinde Acosta (Especialista en Medicina General Integral)

Linfoterapeutas Colaboradores:
Dani Mancuso, Elena Atzei y Jenny Fredriksson

Treviño 9, Bajo Izquierda. 28003 Madrid. España
Tel: +34 918 553 877
E-mail: info@mandalaediciones.com
www.mandalaediciones.com

I.S.B.N.: 978-84-16765-85-0

Depósito Legal: M-30552-2016

Imprime:

La fuerza curativa natural que habita dentro
de cada uno de nosotros es la mayor arma
de que disponemos para recuperarnos.

Hipócrates

Prólogo

El Drenaje Linfático Manual (DLM) consiste en la aplicación manual de diferentes manipulaciones que técnicamente facilitan y activan la circulación linfática por estimulación del automatismo de los ganglios y vasos linfáticos, facilitando la eliminación del exceso de líquido intersticial en los diferentes tejidos del organismo, lo que reporta beneficios para la salud por los resultados que se obtienen en el drenaje de las proteínas, de los edemas linfáticos, los que aún en la actualidad no es posible evacuarlos o drenarlos con otras técnicas o instrumentales mecánicos o eléctricos.

El "Drenaje Linfático Manual" está considerado como una técnica de masaje que se aplica en varias especialidades como la fisioterapia, la rehabilitación, el masaje terapéutico y en la estética, con el objetivo de mejorar las funciones del sistema linfático superficial, con fines terapéuticos especialmente de las enfermedades linfáticas e inmunológicas, y también con fines estéticos por sus beneficios en el cuidado y el mejoramiento de las funciones de la piel y para retardar el envejecimiento mediante diferentes manipulaciones que promueven la evacuación de sustancias de desechos, estimulan la circulación de líquido intersticial, reducen la retención de líquidos, edemas y grasas, activan las funciones de las células linfáticas y elevan el nivel inmunológico del organismo, aunque sus manipulaciones básicas son diferentes a las del masaje clásico convencional.

Para realizar el Drenaje Linfático Manual, se requiere de una preparación personalizada por parte del terapeuta que lo va a aplicar, y para su preparación es necesario tener conocimientos de anatomía, fisiología y especialmente del sistema linfático, tener conocimientos teóricos-prácticos para desarrollar habilidades manuales de las manipulaciones o técnicas propias del Drenaje Linfático Manual, y de las enfermedades que se pueden tratar con DLM. Por estas razones nos dimos a la tarea de recopilar y revisar minuciosamente varios materiales de diferentes autores dedicados al estudio del Drenaje Linfático

Manual, siguiendo el legado de incalculable valor del principal exponente del DLM, su innovador y eminente Dr. Phil Emil Vodder, de su esposa Estrid, y de sus colaboradores a los que les brindamos nuestro más sincero homenaje y agradecimiento por hacernos llegar a través de su obra, sus conocimientos sobre esta magnífica y maravillosa técnica terapéutica del Drenaje Linfático Manual, que junto con la aportación científica de nuevas manipulaciones, basadas en los estudios de varios especialistas sobre el DLM y nuestra experiencia práctica de más de 25 años dedicados a la rehabilitación, al masaje terapéutico y al Drenaje Linfático Manual, logramos conformar la presente edición ampliada, con el objetivo de brindar a los estudiosos y linfoterapeutas que se dedican al tratamiento de las afecciones del sistema linfático e inmunológicas nuestro modesto aporte.

La presente edición ampliada consta con 30 figuras y 162 fotos en las que se pueden ver de forma clara la ejecución de las principales manipulaciones del Drenaje Linfático Manual del Dr. Emil Vodder y de nuevas formas de aplicación en las diferentes regiones del cuerpo, los vendajes linfáticos, varios ejercicios físicos tenso-activos, un estilo nutricional e higiénico que actualmente forman parte del Drenaje Linfático Manual y un amplio índice terapéutico para el tratamiento de las principales enfermedades que en la actualidad pueden tratarse con el Drenaje Linfático Manual.

Esperamos que nuestros esfuerzos y dedicación sean de utilidad para los que se dedican al bienestar y al cuidado de la salud de los que la necesiten.

Los Autores

Agradecimientos

Al eminente Dr. Phil Emil Vodder, y a su esposa Estrid Vodder.

A sus discípulos y colaboradores.

Dedicatoria:

A mi querida madre María Luisa López Fernández "nana" (1919-2013).
Por su enseñanza y por su espíritu de lucha y sacrificio
para vencer las dificultades y las enfermedades.

Índice

I

Introducción

Drenaje Linfático Manual (DLM)

El "Drenaje Linfático Manual" está considerado como una técnica manual que se aplica en varias especialidades como la fisioterapia, la rehabilitación, el masaje terapéutico y en la estética, con el objetivo de mejorar las funciones del sistema linfático superficial, con fines terapéuticos especialmente en las enfermedades linfáticas e inmunológicas, y en la estética para el cuidado y el mejoramiento de las funciones de la piel y retardar el envejecimiento mediante diferentes manipulaciones que promueven la evacuación de sustancias de desechos, estimulan la circulación del líquido intersticial, reducen la retención de líquidos, los edemas y las grasas, activan las funciones de las células linfáticas y elevan el nivel inmunológico del organismo.

El Drenaje Linfático Manual (DLM) consiste en la aplicación manual de diferentes manipulaciones que técnicamente facilitan y activan la circulación linfática por estimulación del automatismo de los ganglios y vasos linfáticos, facilitando la eliminación del exceso de líquido intersticial en los diferentes tejidos del organismo, lo que reporta beneficios para la salud por los resultados que se obtienen con el Drenaje Linfático Manual en el drenaje de las proteínas de los edemas linfáticos, las que aún en la actualidad no es posible evacuarlas o drenarlas con otras técnicas o instrumentales mecánicos o eléctricos, como la presoterapia que solo drena líquido intersticial y no drena proteínas.

El Drenaje Linfático Manual requiere de una preparación personalizada por parte del terapeuta que lo va a aplicar, para su preparación es necesario tener conocimientos de anatomía, fisiología y especialmente del sistema linfático, tener conocimientos teóricos-prácticos para desarrollar habilidades manuales de las manipulaciones o técnicas propias del Drenaje Linfático Manual, y de las enfermedades que se pueden tratar con DLM, por estas razones se considera como una especialidad sanitaria dentro de las terapias manuales que consideran al técnico en DLM, como linfoterapeuta. En la actualidad son numerosos los centros estéticos, de salud y clínicas en todo el mundo en los que se aplica el DLM por linfoterapeutas como una terapia de alto valor en el tratamiento de muchas enfermedades linfáticas.

BREVE HISTORIA DEL DRENAJE LINFÁTICO MANUAL

El Drenaje Linfático Manual fue elaborado y desarrollado en el año 1932 por el matrimonio danés, el Doctor Phil Emil Vodder, y su esposa Estrid Vodder. Aunque existen referencias de técnicas manuales lentas y suaves aplicadas de proximal a distal al edema desde 1892, descritas por el Dr. Winiwarter (1848-1917) de Austria, apoyadas además de aplicación de compresas y elevación de la extremidad afectada para facilitar la circulación linfática y la venosa. Aunque los resultados fueron alentadores al mostrar mejoría en los pacientes a los que se los aplicó, las técnicas con el tiempo fueron olvidadas por su escasa argumentación científica.

El Dr. Vodder, considerado el padre del Drenaje Linfático Manual, demostró que, para realizar correctamente el drenaje linfático, las manipulaciones deben hacerse exclusivamente de manera manual, solamente con las manos y dedos, evitando que se produzca fricción sobre la piel, las presiones deben ser superficiales y manteniendo el ritmo de las mismas, lo que resulta esencial para el logro del drenaje linfático a nivel de los vasos linfáticos.

Para lograr sus resultados, el Dr. Vodder y su esposa Estrid, cuando trabajaban como fisioterapeutas en Cannes, Francia, observaron durante varios años que sus pacientes, los que en su mayoría poseían alteraciones respiratorias, sinusitis, rinitis, amigdalitis, cuando se les palpaban los ganglios linfáticos del cuello y los cervicales, se notaban duros e inflamados, a partir de aquí estudiaron la circulación de la linfa, del sistema linfático, de sus diferentes órganos y de la compleja red de conductos o vasos y ganglios que se distribuyen paralelo a los principales troncos arteriales y venas del sistema circulatorio sanguíneo. Después de varios estudios y basados en los conocimientos de que la circulación linfática está dirigida en el sentido de la circulación venosa o de retorno y se compone de numerosos vasos muy finos o capilares linfáticos que salen desde el interior de la mayoría de los tejidos que conforman el organismo humano, y que su función principal es recoger a través de la linfa los desechos y excesos que se encuentran en el líquido intersticial, experimentaron con diferentes manipulaciones manuales para determinar cuáles de éstas resultaban más eficaces para activar la circulación de la linfa y hacer drenar junto con ésta los desechos, grasas y material sobrante del cuerpo humano. Posteriormente resumieron su investigación en cuatro principios fundamentales en los que se fundamenta lo que denominaron como el Drenaje Linfático Manual o DLM. Esta experiencia y sus conocimientos lo brindaron al mundo cuando lo dieron a conocer en un congreso internacional de medicina celebrado en París, donde expusieron que las manipulaciones descritas tienen el objetivo de depurar o limpiar al organismo de los desechos o residuos que se producen del metabolismo, los que pueden provocar varias enfermedades. Este aporte a la comunidad internacional de la salud y la estética fue posible gracias a los principios humanos y a la bondadosa personalidad del matrimonio Vodder, los que pusieron sus conocimientos a disposición de sus discípulos y demás terapeutas, constituyendo un legado histórico a la humanidad de los esposos Vodder.

La obra del Dr. Emil Vodder y su esposa Estrid fue continuada por varios de sus discípulos y estudiantes del DLM. Al método inicial de DLM, el que resumieron en cuatro manipulaciones específicas, las que denominaron como *círculos fijos, bombeos, movimiento dador* y *giros rotatorios*, en la actualidad se ha enriquecido con la ampliación de nuevas manipulaciones y en el tratamiento de un mayor número de enfermedades gracias a las investigaciones de varios especialistas, médicos, profesores y linfoterapeutas entre los que con un mayor aporte podemos mencionar a Asdonk, Kubick, Collard, Földi y Leduc.

El Drenaje Linfático Manual es ya una especialidad terapéutica de gran prestigio en muchas academias, universidades, centros de salud y estética, y de los principales y más prestigiosos Spa, Balnearios y centros de Talasoterapia de muchos países. Siendo una terapia de alto valor terapéutico como apoyo a los tratamientos postquirúrgicos y un amplio número de enfermedades.

2

El Sistema Linfático

El sistema linfático se compone de una red de vasos superficiales que se distribuyen de manera reticular (vasos finos) y troncular (vasos gruesos) y por una red profunda que se distribuye por todo el cuerpo.

Embrionariamente el sistema linfático no aparece hasta la quinta semana de gestación, representa una vía accesoria por la que el líquido puede fluir desde los espacios intersticiales a la sangre y posteriormente se forma la linfa para ayudar a eliminar el plasma sanguíneo sobrante de las células y tejidos, sustancias de desechos, grasas, entre otras. Mientras que el sistema circulatorio sanguíneo tiene, como función principal, llevar la sangre cargada de oxígeno y nutrientes a todos los tejidos del cuerpo.

El padre de la medicina Hipócrates mencionaba la presencia en el cuerpo humano de varios conductos por el que circulaba un líquido blanquecino, lo que posteriormente fue confirmado, mediante investigaciones científicas, que estos conductos eran los vasos quilíferos por donde circulan las grasas de la digestión que no son incorporadas al sistema circulatorio sanguíneo.

El eminente Aristóteles mencionaba la existencia de algunas estructuras en las que se acumula un líquido incoloro, que posteriormente se llegó a conocer como la linfa.

Herófilo se refería a varias estructuras anatómicas a las que llegan numerosos conductos o vasos y que otros estudiosos de la anatomía denominaron posteriormente como ganglios linfáticos.

Jean Pecquet, en 1651 al estudiar un cadáver humano, descubrió la existencia del "canal torácico" con una zona dilatada a nivel del abdomen que denominó como la "cisterna de Pecquet" o la cisterna de Quilo.

En la actualidad ha quedado demostrado que para mantenernos vivos, nuestro organismo tiene que realizar constantemente la renovación de las células que se van destruyendo, mantener el equilibrio de las sustancias vitales internas, renovar y añadir nuevas materias para cumplir sus funciones, restablecer las energías consumidas por todos los órganos, eliminar los desechos y toxinas que al almacenarse en el cuerpo pueden enfermar y dañar el organismo y todas sus funciones.

La célula del sistema inmune es el linfocito, que es el responsable de reconocer al antígeno. Se divide en *linfocito T*, que tiene como función principal promover reacciones inmunitarias como las respuestas a enfermedades autoinmunes, o el rechazo a injertos y a los tumores; y en *linfocito B*, responsable de los precursores directos de las células plasmáticas, de sintetizar y aportar a la circulación las moléculas de inmunoglobulinas que intervienen en la respuesta humoral.

Para las funciones de renovación, de restablecimiento de las energías consumidas y demás funciones, el organismo cuenta con los órganos y los sistemas respiratorios, digestivos, excretor, nervioso y, especialmente, el sistema circulatorio que distribuye y transporta por todo el cuerpo las sustancias y materiales vitales y con el sistema linfático que es el encargado de recoger, transportar los desechos tóxicos hasta los órganos excretores para ser eliminados. Una décima parte del líquido entra en los capilares linfáticos, probablemente entre 2 a 3 litros por día. Por este mecanismo se reabsorben sustancias de alto peso molecular. Las proteínas pueden entrar casi sin dificultad por una especial estructura de los capilares linfáticos que yuxtaponen las células endoteliales de tal manera que funcionan como minúsculas válvulas en relación con la diferencia de presiones. Incluso partículas grandes como las bacterias pueden encontrar su camino entre las células endoteliales de los capilares linfáticos.

El sistema linfático está compuesto por diferentes órganos y una compleja red de conductos o vasos y ganglios que se distribuyen paralelo a los principales troncos arteriales y venas del sistema circulatorio sanguíneo, su circulación está dirigida en el sentido de la circulación venosa o de retorno, se compone de numerosos vasos muy finos que se denominan capilares linfáticos que salen desde el interior de la mayoría de los tejidos que conforman el organismo humano, y su principal función es recoger a través de la linfa los desechos y excesos que se encuentran en el líquido intersticial (entre células), también se les denomina colectores superficiales y tienen su recorrido independiente de los vasos sanguíneos, estos continúan su recorrido formando vasos linfáticos que son de mayor calibre y longitud, los que llegan y se entroncan en su recorrido profundo a los ganglios linfáticos o linfoglándulas. Algunos son muy pequeños o casi imperceptibles, especialmente los que se ubican en la periferia y otros más grandes que se agrupan en los centros linfáticos encargados de producir los linfocitos que son las células linfáticas, las que tienen entre su principal función combatir y destruir las bacterias, las sustancias tóxicas, y procesar y eliminar los desechos y las grasas. Desde los ganglios linfáticos, los grandes vasos linfáticos continúan su recorrido hasta la unión de las venas subclavia y las venas yugular en la zona llamada "términus" por el Dr. Vodder, que se localiza alrededor de la fosa supraclavicular donde la linfa desagua, lo que también se conoce como cisterna linfática, desde aquí pasa a formar parte de la sangre a través de la circulación venosa. El "conducto linfático derecho", llamado también "gran vena linfática de Galeno", formado por la confluencia de los troncos linfáticos subclavio y yugular, desemboca en la confluencia de la vena subclavia y la vena yugular interna.

Los órganos linfáticos se dividen en primarios o centrales, a los que pertenecen la médula ósea y el timo, que funcionan y maduran independiente del estímulo antigénico, y los secundarios o periféricos, que son los ganglios linfáticos, bazo, amígdalas, placas de Peyer y el Tejido Linfático Asociado a las Mucosas (MALT) siglas en ingles.

El bazo participa en la regulación del volumen de la sangre circulante y en la destrucción de los glóbulos rojos viejos, y en la producción de los linfocitos "B". En el "timo" se produce la diferenciación de los linfocitos con características funcionales, que son los linfocitos

"T". En la médula ósea se originan las células que forman parte de la linfa y la sangre como los linfocitos, glóbulos blancos, glóbulos rojos, hematíes, macrófagos y eritrocitos.

El Tejido Linfoide Asociado a las Mucosas, con sus siglas en inglés MALT (Mucosal Associated Lymphoid Tissue), está compuesto por varios tejidos linfoides organizados en folículos que se localizan en las superficies mucosas de las vías digestivas, respiratorias y genitourinarias. Se agrupan en forma de folículos en las amígdalas palatinas, amígdalas linguales, adenoides y las placas de Peyer en la pared del intestino delgado, responsables del inicio y preparación de la respuesta inmune en cada una de estas mucosas. Por esto se puede considerar que existen cuatro tipos de tejido linfoide que se localiza en las diferentes mucosas del organismo.

1. Tejido linfoide asociado a los bronquios, BALT (Bronchus Associated Lymphoid Tissue). Forma parte de la mucosa que recubre las vías respiratorias y contiene linfocitos B y T.
2. Tejido linfoide asociado a la nariz, NALT (Nose Associated Lymphoid Tissue). Se localizan en forma de folículos linfoides en las amígdalas palatinas, amígdalas linguales y adenoides.
3. Tejido linfoide asociado a la conjuntiva, CALT (Conjunctiva Associated Lymphoid Tissue).
4. Tejido linfoide asociado al tubo digestivo, GALT (Gut Associated Lymphoid Tissue). Se encuentra en las placas de Peyer, que se localizan en la mucosa del intestino delgado. Las placas de Peyer están compuestas por folículos linfoides cercanos a la pared del intestino delgado y a lo largo del tubo gastrointestinal.

El sistema linfático no cuenta con un mecanismo autónomo de bombeo para hacer circular la linfa como el sistema circulatorio sanguíneo que tiene al corazón como órgano que bombea y hace circular la sangre por el interior de los vasos sanguíneos, ni como el sistema digestivo que por los movimientos peristálticos transporta los alimentos por el tracto digestivo y los desechos por el colon y el recto para ser eliminados. Por esto es muy importante el Drenaje Linfático

Manual para ayudar a mejorar la circulación linfática especialmente en los casos de las enfermedades del sistema linfático e inmunológico.

En condiciones normales de salud, la linfa circula por el interior de los vasos linfáticos por las pulsaciones de las arterias cercanas o más próximas a los vasos linfáticos, por las contracciones de los músculos, por las contracciones peristálticas de los intestinos y los órganos del sistema digestivo y por el flujo de las sustancias procedentes de la digestión.

Los vasos linfáticos en su mayoría tienen un diámetro similar entre ellos, que oscila entre 15 a 100 micras, están compuestos por células endoteliales, su forma es irregular o con contorno dentellado, no tubular como los vasos sanguíneos, se localizan en mayor cantidad en los intestinos y alrededor de las arterias, mientras no se localizan vasos linfáticos en los túbulos de los riñones, ni en el hígado, ni en los alveolos pulmonares. La pared de los capilares linfáticos es más fina que los capilares sanguíneos, también los vasos linfáticos son más flexibles que las venas y están compuestos en su interior por válvulas semilunares distribuidas en mayor cantidad y más cercas una de otras que las de las venas, las que facilitan la circulación de la linfa por su interior en una única dirección, evitando su retroceso ayudadas además por las contracciones de los músculos que se encuentran a su alrededor.

Los capilares linfáticos recogen de los espacios intersticiales los líquidos de los tejidos de todo el cuerpo y se conectan con los colectores finos y los troncos superficiales y profundos como vía de llegada (aferente) o como vía de salida (eferente), los que confluyen en los troncos linfáticos principales transportando y entregando la linfa mediante el conducto torácico que convergen en las venas subclavias al aparato circulatorio.

VASO LINFÁTICO

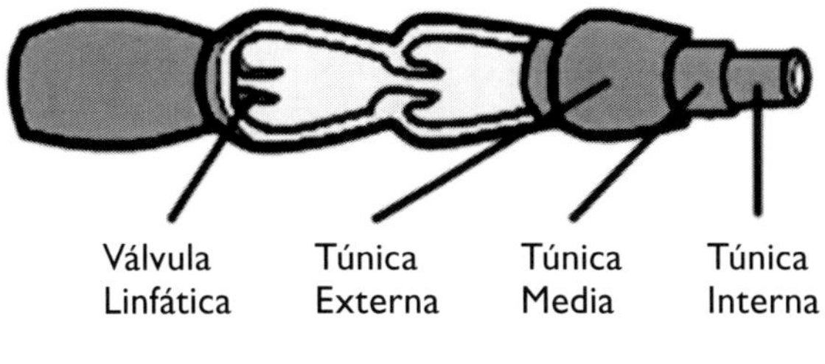

Las paredes de los capilares linfáticos están formadas por células endoteliales con bordes libres sujetos a las fibras del tejido conjuntivo que los rodean mediante unos filamentos, lo que permite que, si aumenta la cantidad de líquido en el espacio intersticial, los capilares linfáticos cercanos no se colapsen o aplasten, permitiendo que una parte de los bordes celulares cedan y entre el líquido en el interior de los capilares linfáticos, mientras que los bordes sujetos con los filamentos se mantienen compactos. Este mecanismo de *apertura y cierre* permite una rápida entrada de la carga linfática al interior de los capilares linfáticos y de partículas de gran tamaño molecular como proteínas, restos celulares, entre otras, que no podrían salir de otra manera de los tejidos donde se producen. Por estas razones el Drenaje Linfático Manual resulta beneficioso para mejorar la circulación linfática en los casos de las enfermedades que dificultan dicha circulación linfática.

Entre las principales funciones del sistema linfático está la de drenar y transportar moléculas grandes que por su tamaño y composición no pueden ser transportadas, ni absorbidas por la circulación sanguínea, también mediante las células linfáticas, llamadas linfocitos que son partes de los ganglios linfáticos tiene la función de producir anticuerpos para combatir los gérmenes o agentes patógenos externos que atacan el organismo por lo que el sistema linfático tiene entre sus funciones la defensa de todos los tejidos activando las defensas y el nivel inmunológico del organismo.

Una de las principales funciones del sistema linfático es recoger el líquido sobrante o en exceso procedente de los diferentes tejidos del cuerpo y devolverlo a la sangre. Este proceso es esencial para el organismo porque el agua, las proteínas y otras sustancias se filtran constantemente desde los pequeños vasos capilares sanguíneos hacia los tejidos corporales más cercanos, producto de la estructura en sí del capilar linfático, por la permeabilidad del capilar sanguíneo y por las diferencias de presiones en el espacio de la microcirculación, por lo que es necesario que el sistema linfático los recoja y los drene para evitar que el exceso de líquido se acumule en los tejidos y se hinchen. También tiene la función importante de mantener el equilibrio osmolar, la homeostasis, absorber cantidades de plasma con el fin de regular o reducir la tensión arterial.

En las partes internas de los vasos linfáticos se ubican diferentes válvulas, y al espacio entre dos válvulas se le llama "angión linfático" o "linfangión de Mislim", el que está compuesto por células musculares lisas que permiten la contracción rítmica involuntaria entre 6 y 10 contracciones por minuto que ayudan a bombear la linfa, haciendo que esta circule por el interior de los vasos linfáticos en una única dirección. Cuando llega el líquido hasta el linfangión este responde con una contracción que hace que la linfa sea impulsada de una válvula a otra, los espacios entre cada válvula están inervados colinérgica y adrenérgicamente y las válvulas tienen la función de evitar que la linfa retroceda. Las contracciones del linfangión facilitan la circulación de la linfa de manera similar a la hemodinámica de la circulación venosa. La linfa también circula por el ciclo de la respiración y por las contracciones musculares de los músculos anexos a los vasos linfáticos.

El funcionamiento del sistema linfático está garantizado por su capacidad funcional, ya que si aumenta la carga de líquidos, sustancias de desechos, grasas y otras sustancias hacia el líquido intersticial, el sistema linfático también aumenta su capacidad de recolección y circulación, ya que de no hacerlo por disminución o alteraciones en su funcionamiento se produce la acumulación de líquidos y otras sustancias con la formación de edemas y otras consecuencias.

El "canal Torácico" o colector subdiafragmático, es el colector linfático más largo del cuerpo, mide entre 25 a 40 cm, con un calibre entre 2 a 3 mm, se origina alrededor de las vértebras lumbares L1-L2, en una dilatación llamada "cisterna de Pecquet" o "cisterna del Quilo" donde los vasos linfáticos del tronco intestinal y del tronco lumbar derecho que provienen de los miembros inferiores vierten su contenido. El canal torácico continua su ascenso por la parte lateral izquierda de las vértebras torácicas a través de la parte abdominal del conducto torácico y de la parte torácica del conducto torácico pasando por los ganglios intercostales hasta el tronco subclavio izquierdo y derecho donde se localiza la vena yugular interna o subclavia, vertiendo su contenido en las cisternas clavicular que se localizan en la fosa clavicular derecha e izquierda, donde también vierten su contenido los vasos linfáticos que provienen de la cabeza y de la parte cervical del conducto torácico.

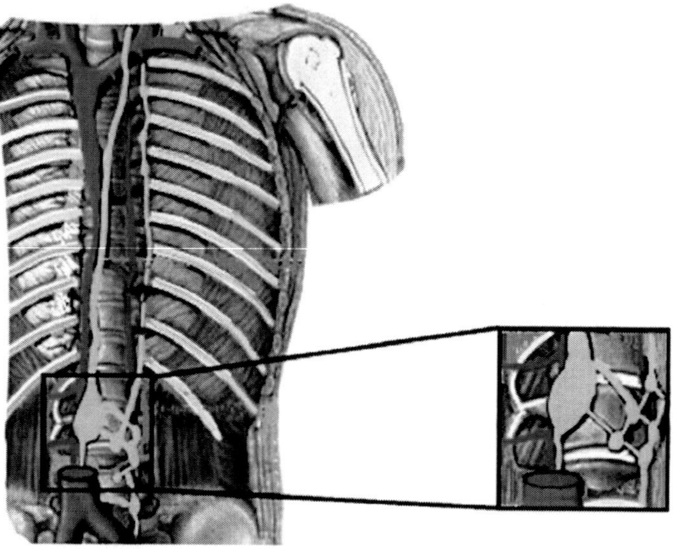

CISTERNA DEL QUILO

La Linfa del lado derecho de los ganglios parotídeos, maxilares, cuello, del brazo derecho y el lado derecho de la pared torácica penetra en el tronco subclavio derecho por la "Gran Vena Linfática", la que termina en la vena subclavia derecha, de la misma manera la linfa de la parte izquierda de los maxilares, ganglios parotídeos, el cuello, el brazo y el lado izquierdo de la pared torácica penetra en el tronco subclavio izquierdo.

Los "líquidos intersticiales", se localizan como líquido linfático en diferentes regiones del cuerpo como el líquido del ojo, el líquido peritoneal, líquido intra-pleural y el líquido intra-sinovial. Cuando estos líquidos intersticiales penetran en el interior de estos minúsculos vasos linfáticos se les llama linfa.

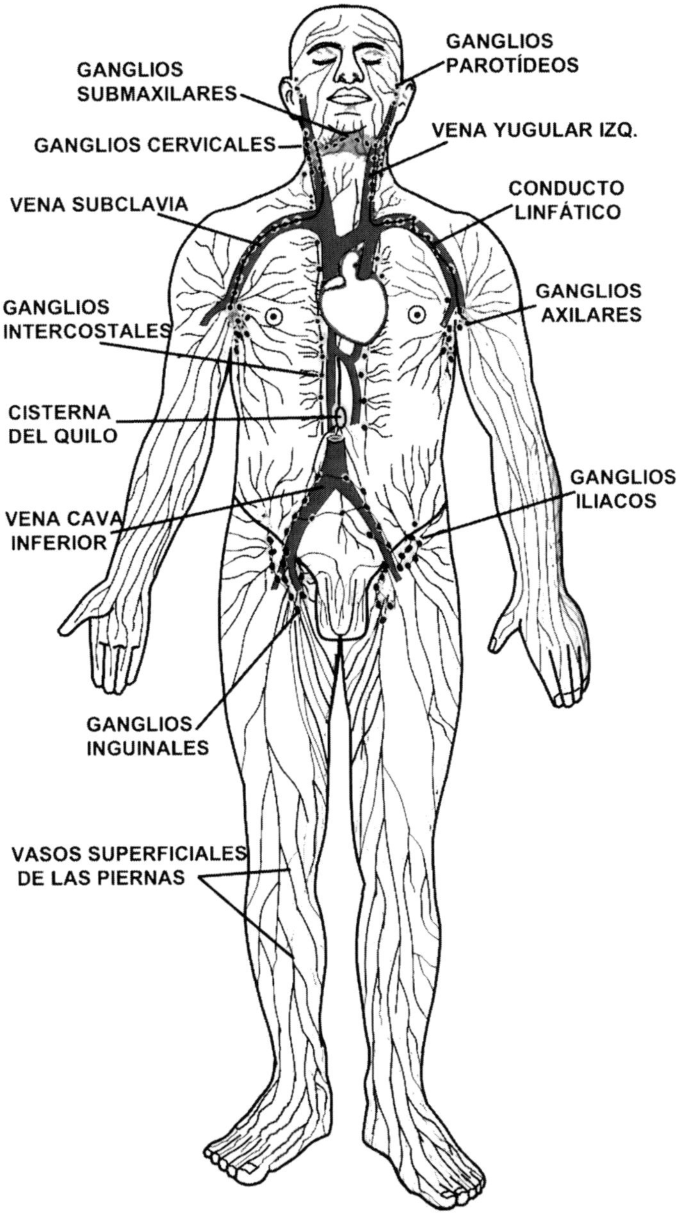

VASOS LINFÁTICOS

3

Órganos del Sistema Linfático

EL BAZO

El bazo es un órgano del sistema linfático de tipo parenquimatoso, es el mayor de los órganos del sistema linfático, está formado por células conocidas como linfocitos y cantidades suficientes de sangre en proporción a su tamaño, se localiza en la región abdominal superior izquierda, por debajo de las costillas o la caja torácica y por encima del estómago, y en contacto por la parte inferior con el riñón izquierdo. Está irrigado principalmente por la arteria esplénica, rama terminal del tronco celíaco, que se divide en dos ramas, una superior y otra inferior formando una segmentación esplénica y dividida por trabéculas.

El bazo está compuesto por una masa de pulpa roja y pulpa blanca. La pulpa roja está compuesta por numerosas arteriolas finas que tienen entre sus funciones destruir los glóbulos rojos viejos y la diferenciación de los plasmocitos, mientras la pulpa blanca está compuesta por arteriolas y tejido linfoide que contiene macrófagos y linfocitos "B" y "T". Cuando está sano, su tamaño es normal y no se puede detectar a la palpación, pero cuando se daña por algunas enfermedades como infecciones virales o bacterianas, fibrosis quística, anemias hemolíticas o leucemia, hepatitis, cirrosis, linfomas, cáncer, entre otras, aumenta de tamaño llegando hasta ser palpado mediante el método de diagnóstico de "palpación", lo que se conoce como punta de bazo palpable.

También es frecuente la lesión del bazo por accidentes o por traumatismo abdominal, que pueden llegar a romper el bazo provocando hemorragias severas por su alto contenido de sangre, lo que obliga al médico a extirpar el bazo para evitar la muerte de la persona, también es necesario extirparlo cuando el bazo aumenta de tamaño por causas de otras enfermedades. Aunque el bazo no es un órgano vital para la vida, este procedimiento quirúrgico solo se realizará cuando no queden otras opciones para salvar la vida de la persona, ya que aumenta el riesgo de padecer infecciones por la invasión de bacterias y virus, enfermedades de la sangre y otras con mayor riesgo de ser graves en las personas a las que se les ha extirpado el bazo.

Se considera que cuando el bazo está aumentado de tamaño, inhibe y destruye a las células sanguíneas provocando la disminución de los hematíes, las plaquetas, y los leucocitos, lo que puede causar la aparición de anemia, trombopenia, entre otras enfermedades.

La principal función del bazo es la de proteger al organismo, destruyendo y eliminando los glóbulos rojos viejos y otras materias extrañas de la sangre, participa en la renovación celular humoral de la sangre y el volumen de la masa sanguínea circulante por su cantidad suficiente de tejido linfoide, participa en la defensa del organismo y ayuda a combatir las infecciones, por la acción de los linfocitos y de los glóbulos blancos llamados macrófagos, que destruyen y eliminan las bacterias, virus, células muertas y otras sustancias extrañas, eliminándolas, limpiando y purificando la sangre cuando esta pasa por el bazo por su identificación y diferenciación de los linfocitos "B" y "T" que aumentan o elevan la función inmunitaria del organismo, manteniendo la reserva de sangre.

El bazo también interviene en el proceso digestivo participando en la absorción y transporte de nutrientes. El bazo participa en la fabricación de glóbulos rojos, por lo que tiene un papel importante como reserva de sangre principalmente en los casos de hemorragias, controla la cantidad de sangre en el organismo, participa en la producción de glóbulos blancos o linfocitos, formando parte de sistema linfático, por lo tanto participa en el sistema inmunológico del organismo, evitando la penetración y combatiendo las bacterias, virus, hongos y demás agentes patógenos infecciosos, transporta los nutrientes de los alimentos que le son entregados por el estómago y los intestinos y los líquidos nutritivos al resto del organismo, participa en el metabolismo del hierro y en la destrucción de eritrocitos en la vejez.

Cuando el bazo está enfermo aparecen síntomas acompañados de hemorragias frecuentes, sangrado abundante por la nariz, las encías sin causas aparentes de gingivitis, inflamación, ni enfermedades de las encías, trastornos digestivos, pérdida del apetito, anorexia, nauseas, diarreas, edemas, retención de líquidos, deficiencia inmune con infecciones frecuentes que aparecen con facilidad, apendicitis, meningitis, faringitis y otras, además de menstruaciones de ciclos largos y abundantes. El DLM se recomienda por sus beneficios para evitar las enfermedades del bazo.

Es importante evitar el uso indiscriminado de antibióticos y la automedicación sin ser indicado por el médico ya que puede dañar el bazo y las células inmunes. Tomar antibióticos innecesariamente debilita su capacidad para combatir infecciones cuando estos sí son necesarios. Esto permite a las bacterias desarrollar resistencia a los antibióticos.

Se considera que las enfermedades del sistema linfático pueden estar provocadas cuando el exceso de líquido se sale de las células y pasan al espacio intersticial y dificultan la circulación de la linfa a nivel de los pequeños vasos capilares linfáticos al comprimir estos, facilitando la acumulación de líquido formando el conocido edema.

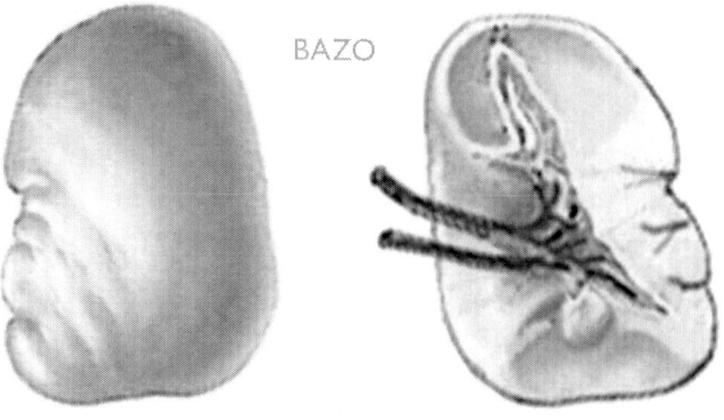

Cara Anterior   Cara Posterior

EL TIMO

El timo es un órgano del sistema linfático, se localiza en el mediastino por detrás del esternón y contiene la totalidad del sistema inmune, está formado por células epiteliales y linfoides, por terminaciones nerviosas y por dos lóbulos alargados que le dan forma de pirámides los que están recubiertos en forma de cápsula por material cortical y cada uno a su vez formado por varios lóbulos muy vascularizados o con numerosos vasos linfáticos.

El timo participa en la maduración de los córtex profundos o paracorteza y se forma en el feto en el tercer mes de gestación, donde se localiza en la tercera bolsa braquial, y con el nacimiento continúa su crecimiento hasta la pubertad donde alcanza su máximo tamaño, a partir de esta etapa de la vida y con el aumento de la edad se modifica por una atrofia constante o permanente que se produce en el mismo, con la sustitución del tejido epitelial por tejido adiposo con la vejez lo que provoca una disminución del nivel inmunológico y defensivo del organismo. Su estructura reticular permite que un número significativo de linfocitos, emigre a través de él para convertirse en células timoderivadas, con función inmunocompetente.

El timo tiene la función de diferenciar las células embrionarias en linfocitos "T", el timo las modifica morfológicamente y participa en su maduración y la del sistema linfático por la acción de sus hormonas llamadas "timolina", "timosina" y la "timopoyetina", por lo que su ausencia o desarrollo anormal da lugar a deficiencias en los linfocitos.

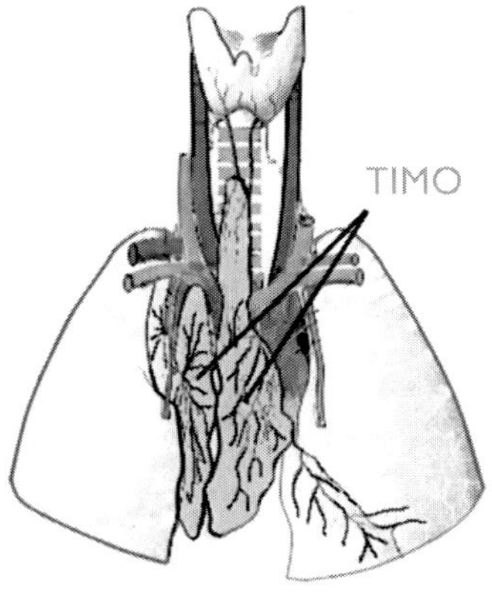

LAS AMÍGDALAS

Las amígdalas son extensiones de tejido linfoide y se localizan en la faringe o parte posterior de la garganta, cerca de la entrada de las vías respiratorias y componen el anillo linfático de Waldeyer, que tiene la función de proteger la entrada en la cavidad bucal y las vías respiratorias de bacterias, virus y otros gérmenes patógenos externos. Las amígdalas producen anticuerpos que pueden atrapar los gérmenes que causan las infecciones, y toman "muestras" de las bacterias y de los virus por lo que también pueden infectarse ellas mismas.

Las amígdalas funcionan como parte del sistema inmunológico del cuerpo al filtrar los gérmenes que tratan de invadir el cuerpo y que ayudan a desarrollar los anticuerpos que neutralizan los gérmenes que provocan infecciones respiratorias como la neumonía, bronquitis, laringitis, infecciones del oído, rinitis y sinusitis.

Cuando las bacterias u otros gérmenes patógenos penetran por la boca o la nariz, los linfocitos del anillo linfático de Waldeyer, se activan y desencadenan una rápida respuesta defensiva para combatir los gérmenes patógenos, pero cuando las infecciones son repetitivas y frecuentes pueden estar causada por la enfermedad inflamatoria de las amígdalas (amigdalitis), por lo que en la mayoría de los casos es necesario extirparlas por vía quirúrgica.

Por su localización en la faringe se le llaman: amígdala faríngea, lingual, palatina y tubárica.

- **Amígdala faríngea:** se localiza en el techo o bóveda de la faringe. Pueden provocar obstrucción nasal y vegetaciones. En los niños menores de 5 años pueden estar hipertrofiadas.
- **Amígdala lingual:** se localizan en la base de la lengua, es el tejido linfoide más voluminoso de la faringe.
- **Amígdala palatina:** se localizan a ambos lados del istmo de las fauces, anterior a la orofaringe, entre el velo del paladar. Se conocen popularmente como "anginas".
- **Amígdala tubárica:** se localizan rodeando el extremo faríngeo de la trompa de Eustaquio.

Las enfermedades más frecuentes que afectan las amígdalas son las infecciones repetidas de la garganta, la nariz o del oído y la hipertrofia u obstrucción que causa dificultades de la respiración o la deglución. Los abscesos alrededor de las amígdalas, la amigdalitis crónica y las infecciones de las cavidades dentro de las amígdalas que producen pus maloliente blanquecino o amarillento, pueden afectar las amígdalas provocando síntomas de dolor, inflamación, amígdalas y garganta rojas, fiebre, halitosis, inflamación de los ganglios linfáticos del cuello, dificultades para tragar y respirar, la respiración bucal crónica debido a la amigdalitis pueden provocar malformación de la cara y la infección crónica puede afectar la trompa de Eustaquio que comunica la parte posterior de la nariz con el oído interno, lo que puede provocar infecciones frecuentes del oído y la pérdida de la audición, con síntomas y manifestaciones de dolores crónicos del oído acompañado de fluido en el oído medio u otitis media. La mononucleosis infecciosa, que provoca la inflamación de las amígdalas puede obstruir la vía respiratoria. También la posibilidad de cáncer o un tumor puede afectar las amígdalas. El humo del cigarrillo puede provocar amigdalitis y los investigadores lo consideran como la primera causa de cáncer de amígdalas.

Cuando se tratan las infecciones de las amígdalas, causadas por el estreptococo, con antibióticos y las infecciones son repetidas a pesar de la terapia con antibióticos, es necesaria la extirpación de las amígdalas.

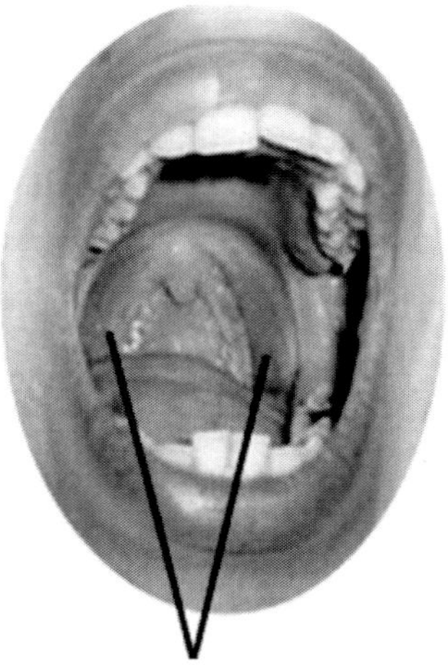

AMÍGDALAS PALATINAS

LA MÉDULA ÓSEA

La médula ósea es un tejido esponjoso formado por células madres hematopoyéticas (fabrican sangre), multipotencial que se localiza en las partes blandas del interior de los huesos largos, la pelvis, la cintura escapular, vertebras, esternón, costillas y el cráneo.

La médula ósea no es la médula espinal, que pertenece al Sistema Nervioso Central, esta se ubica en el interior de la columna vertebral y sus funciones son totalmente diferentes.

Existen dos tipos de médula ósea, la médula ósea amarilla que es tejido adiposo que no produce sangre y se localiza en los canales medulares de los huesos largos y la médula ósea roja con función hematopoyética que se localiza en el tejido esponjoso de los huesos planos, como la pelvis, el esternón, las costillas y las vértebras de la columna vertebral. La médula ósea roja, es a la que generalmente nos referimos como médula ósea, ya que esta es la que tiene función hematopoyética o sea es donde se produce la sangre, ya que está compuesta por las células madre, que producen los tres tipos de células sanguíneas: hematíes o glóbulos rojos (encargados de transportar el oxígeno a todas las células del cuerpo), plaquetas (encargadas de la coagulación de la sangre), y leucocitos (encargados de combatir las infecciones).

La médula ósea se puede extraer de un hueso de donante vivo, principalmente de la cadera o del esternón, mediante una punción o extracción sanguínea y mediante una transfusión trasplantarla al sistema sanguíneo de la otra persona, que se anexan a la médula ósea de los huesos del receptor siempre que exista compatibilidad de órganos entre el donante y el receptor.

La médula ósea puede ser alterada por infecciones que provocan una disminución en la producción de células sanguíneas y plaquetas, y provocar distintos tipos de cáncer, y también de las células precursoras mortíferas, que pueden aparecer en la médula ósea, lo que se conoce como leucemia. En la anemia aplásica la médula ósea no produce glóbulos rojos, mientras que un linfoma puede diseminarse a la médula ósea y dañar la producción de células sanguíneas.

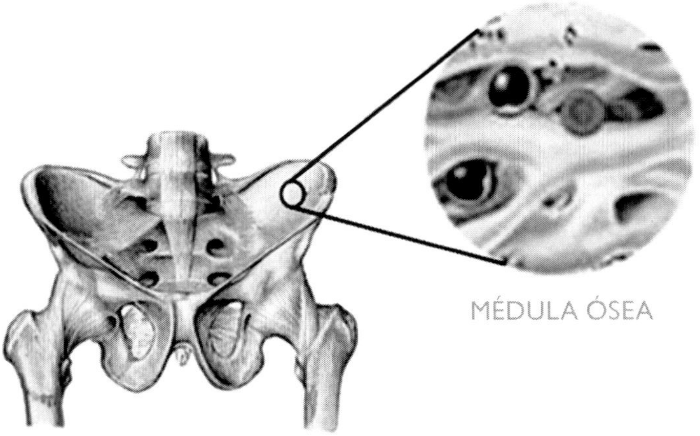

La osteoporosis o pérdida de la masa ósea, puede dañar a la médula ósea roja y la disminución del número de células sanguíneas. La exposición continua a la radiación también deteriora gran número de las células en la médula ósea, lo que disminuye el sistema inmunológico.

Para diagnosticar las enfermedades que afectan la médula ósea, generalmente se realiza un examen de la médula que consiste en extraer mediante una aguja especial una muestra de la médula roja del hueso ilíaco.

PLACAS DE PEYER

Las "placas de Peyer" están formadas por cúmulos de tejido linfático o nódulo linfático, que recubren interiormente las mucosas del intestino delgado, que es el órgano linfoide más grande del cuerpo por el número de linfocitos y la cantidad de inmunoglobulina que produce, lo que está muy relacionado con la gran cantidad de antígenos a los cuales estas células están expuestas diariamente. La mayor parte de estos folículos linfoides se ubican en la pared del íleon terminal y están formados principalmente por linfocitos B, que sintetizan inmunoglobulinas A, que a su vez van a realizar una función muy importante de inmunidad contra los agentes patógenos que atraviesen las paredes intestinales para que puedan ser combatidos por las células productoras de antígenos y presentados a los linfocitos T, para desencadenar la respuesta inmune, ya que la superficie de la mucosa intestinal está colonizada por una microflora que alcanza un gran número de células bacterianas en el intestino delgado y específicamente en el colon, sin embargo, de manera opuesta al estar estrechamente relacionada con el ambiente externo mediante la ingestión de alimentos es la vía a través de la cual la mayoría de los agentes patógenos inician los procesos infecciosos.

Los linfocitos se encuentran diseminados o en grupos anatómicamente bien organizados de hasta 80 o 100 folículos, lo que se conoce como placas de Peyer que tienen el objetivo de combatir los agentes patógenos en el tracto gastrointestinal que penetran con los alimentos, por lo que los mecanismos intestinales de defensa necesitan identificar correctamente la microflora simbiótica de los agentes patógenos exógenos o externos.

Las placas de Peyer se localizan bajo la mucosa del tracto gastrointestinal, y el apéndice del intestino que se localiza en la unión del intestino delgado con el colon, que también está completamente revestido por folículos linfáticos, algunos de estos linfocitos y células accesorias se asemejan a los ganglios linfáticos en cuanto a estructura y función.

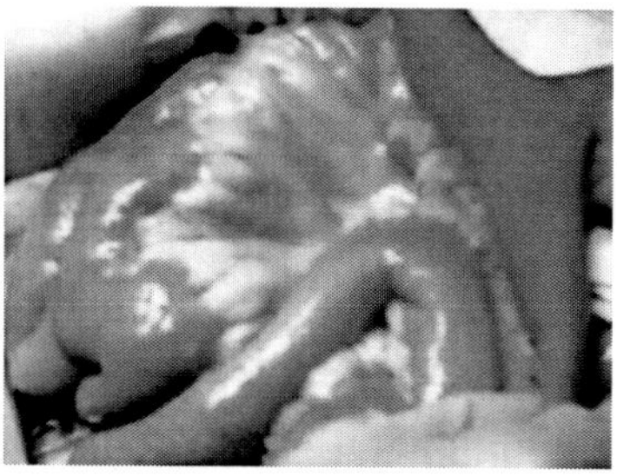

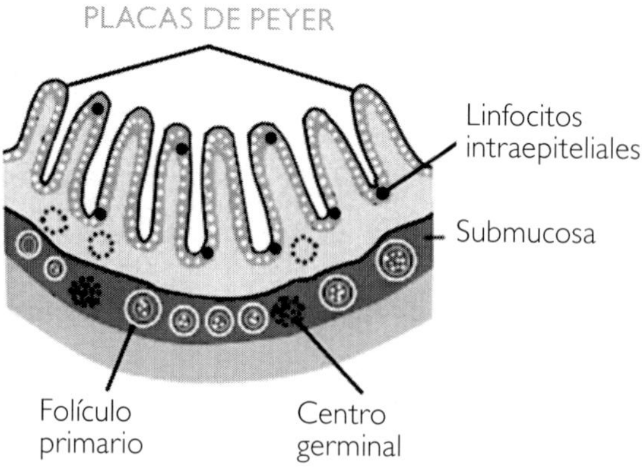

Las placas de Peyer protegen al organismo de agentes microbianos patógenos, sustancias de desechos, toxinas, procesos autoinmunes y células tumorales, ya que cuando se produce la penetración en el organismo de un agente nocivo (antígeno), se desencadena una respuesta (anticuerpo), y al reconocerlo como no propio es a lo que se llama inmunidad. En cambio, si lo reconoce, no se producen anticuerpos y se le llama entonces tolerancia inmunológica, ambas formas de respuesta se llaman respuestas inmunológicas. Para mantener el equilibrio biológico del organismo es necesario que las placas de Peyer funcionen normalmente formando una fuerte barrera defensiva contra la invasión de agentes nocivos, y de no funcionar adecuadamente se puede producir una inmunodeficiencia intestinal y en todo el organismo.

LOS GANGLIOS LINFÁTICOS

Los ganglios linfáticos son estructuras nodulares pequeñas de tamaño variables, suaves, normalmente no se pueden sentir al tacto mediante la palpación, la mayoría tienen una forma arriñonada o de un frijol haba, se encuentran a lo largo del trayecto y alrededor de los grandes vasos linfáticos, arterias y venas de todo el cuerpo, especialmente en la arteria aorta y las venas cava. En el cuerpo humano puede haber hasta 700 y se localizan agrupados en las zonas del cuello, cara, axilas, fosas supraclaviculares, huecos poplíteos y son una parte importante del sistema inmunitario. Participan en la detección y reconocimiento de bacterias, virus, microbios, infecciones y otras sustancias extrañas, para combatirlas, destruirlas y eliminarlas del organismo. Los ganglios linfáticos ayudan a proteger y a mantener el equilibrio de los fluidos del organismo produciendo diferentes tipos de glóbulos y linfocitos, filtrando y transportando linfa.

Existen dos tipos de ganglios linfáticos: regionales y colectores.

Los ganglios linfáticos producen los linfocitos que son las células del sistema inmunológico que tienen entre sus principales funciones reconocer los agentes patógenos, ayudar al cuerpo a combatir las infecciones, filtrar el líquido linfático y eliminar las bacterias, sustancias extrañas, células muertas y cancerosas. Cuando las bacterias penetran en el organismo son reconocidas en el líquido linfático, por los ganglios linfáticos y estos producen más glóbulos blancos para combatir las infecciones que estas puedan provocar, lo que hace que los ganglios aumenten su trabajo por la necesidad de producir más linfocitos y se inflamen que es cuando se pueden sentir a la palpación o por el dolor y el enrojecimiento en la zona que aparece en algunos casos. Los ganglios linfáticos también participan en la dilución o concentración de las proteínas linfáticas. La causa más común de los ganglios linfáticos inflamados es la infección, la cual puede aparecer si la infección es trivial o no.

Los vasos linfáticos aferentes llevan fluidos no filtrados y cargados de sustancias de desechos a los ganglios linfáticos para que sean filtrados, mientras que los vasos linfáticos eferentes sacan fluidos limpios y linfáticos al ser filtrado por los ganglios para incorporarlo a la sangre, donde ayudan a formar el plasma de la sangre.

GANGLIO LINFÁTICO

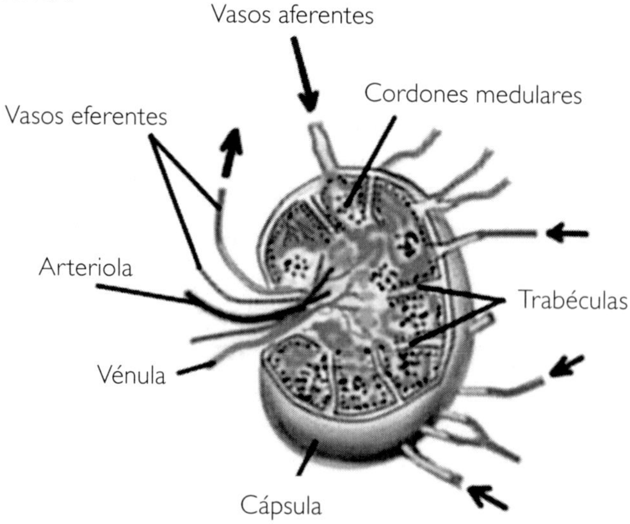

Los Ganglios Linfáticos en las principales regiones del cuerpo

CABEZA Y CUELLO:

Al igual que en el resto del cuerpo, los ganglios linfáticos de la región de la cabeza y el cuello se agrupan en cadenas distribuidas por los principales vasos sanguíneos, y se les denomina zonas del cráneo limítrofes, de acuerdo a la región anatómica en la que se distribuyen, como ganglios linfáticos occipitales, auriculares, mastoideos, parotídeos, submaxilares, submentonianos, cervicales anteriores, cervicales profundos, cervicales superiores y faríngeos. Hacia estos ganglios mediante los conductos o redes colectoras superficiales drenan los lóbulos nasales, los párpados, la región infraorbitaria, los labios, los tejidos musculares de la cara, mientras que mediante las redes colectoras profundas drenan la nariz, la laringe, tejidos cervicales hacia las amígdalas, y hacia los ganglios linfáticos cervicales profundos.

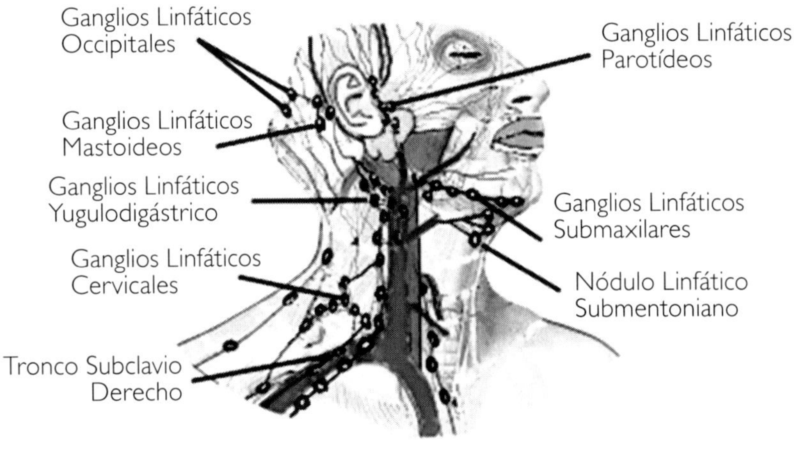

GANGLIOS LINFÁTICOS DE LA CABEZA Y EL CUELLO

TÓRAX, AXILAS Y SENOS:

En la región del tórax, los senos, el diafragma, los músculos, tejidos torácicos e intercostales y los hombros drenan mediante las redes colectoras superficiales hacia los ganglios linfáticos de las axilas. Los ganglios axilares forman una cadena de ganglios que van desde la axila hasta la clavícula. Los ganglios supraclaviculares se localizan encima de la clavícula y los ganglios infraclaviculares se localizan por debajo de la clavícula.

Se clasifican en ganglios linfáticos de nivel I, II y III, los ganglios del nivel I, se localizan en la axila y hacia ellos drena la linfa que proviene del seno. Los ganglios del nivel II, se localizan en la parte superior del tórax y reciben la linfa que proviene de los ganglios del nivel I, de la pared torácica y parte del seno. Mientras que los ganglios del nivel III se localizan debajo de la clavícula y hacia ellos llega la linfa que proviene del nivel I y II, de la pared torácica y de la parte superior del seno.

GANGLIOS LINFÁTICOS DE LAS AXILAS Y LOS SENOS

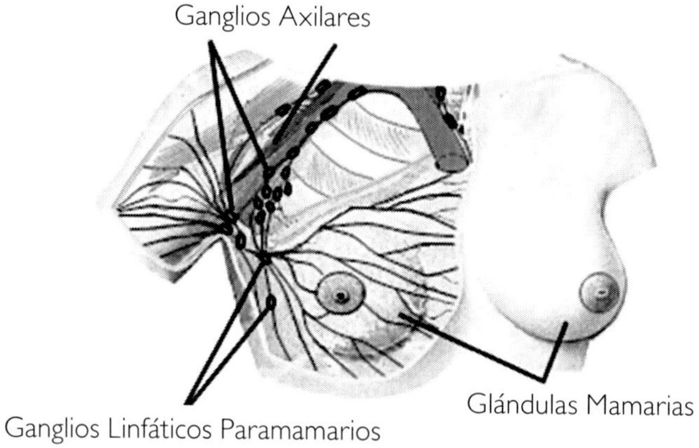

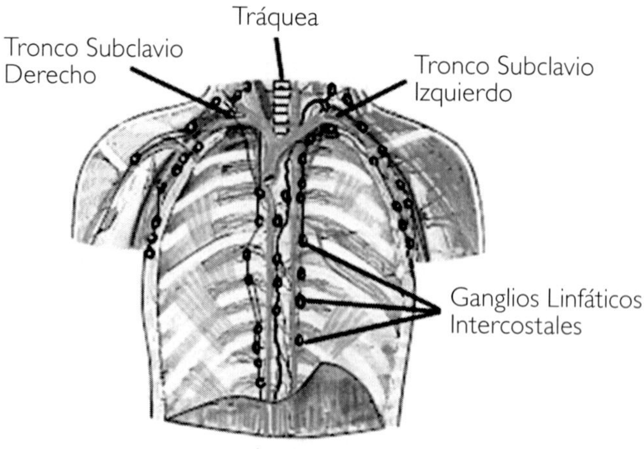

GANGLIOS LINFÁTICOS DEL TÓRAX

ABDOMEN Y VÍSCERAS:

En el abdomen los sobrantes o excesos de la digestión, grasas y otras sustancias procedentes de los intestinos mediante las redes colectoras profundas drenan hacia los ganglios linfáticos lumboaórtico ubicados alrededor de la arteria aorta y hacia los ganglios intestinales que se forman de las redes colectoras hepáticas, pancreáticas, esplénicas y gástricas. Mientras los órganos internos digestivos, incluyendo el corazón, el pericardio, los pulmones, la pleura, la tráquea, la parte torácica del esófago drenan mediante las redes profundas hacia los ganglios linfáticos viscerales que rodean todos los órganos mencionados, tomando el nombre del órgano al que drenan, por lo que se denominan, ganglios linfáticos intercostales, mediastinos anteriores y posteriores, diafragmáticos, esternales y bronquiales.

Los ganglios linfáticos de la cavidad abdominal se denominan como parietales y viscerales y forman los grupos de ganglios linfáticos circunflejos ilíacos, que lo conforman los ganglios que siguen el curso de la arteria ilíaca profunda. A la red de ganglios epigástricos que se localizan a lo largo de la arteria epigástrica inferior, rama de la arteria ilíaca externa, a la red de ganglios abdominal aórtica ubicados a lo largo de la arteria aorta y de la vena cava inferior, los que se localizan en el origen de la arteria mesentérica inferior y renal y a los ubicados alrededor de la vena cava inferior, llegan los vasos linfáticos que provienen de la cadena ilíaca común, de los testículos, de los ovarios, del útero, de las trompas de Falopio, de los riñones, suprarrenales, de la parte posterior del hígado y de la pared posterior del abdomen.

Los ganglios viscerales están formados por los grupos de la región esplénica que se localizan a lo largo de la arteria esplénica y la rama de la arteria celíaca, por los ganglios suprapancreáticos, por los ganglios del hilio del Bazo, por los ganglios gastroepiploicos, y por los ganglios de la coronaria estomáquica que se localizan a lo largo de la arteria gástrica izquierda, la rama de la arteria celíaca y de la región menor del estómago. También conforman los ganglios viscerales, los hepáticos ubicados a lo largo de la arteria hepática y la celíaca, y se denominan ganglios linfáticos suprapilóricos, gastropilóricos, pancreáticos, duodenales y retro pilóricos. Además, son ganglios linfáticos viscerales, los mesentéricos, que se localizan en la hoja del mesentérico y suman más de cien ganglios, y se dividen en ganglios yuxtaintestinales ubicados al borde del mesentérico de las asas intestinales, en ganglios intermedios que rodean las arterias intestinales, los ganglios centrales, que se distribuyen por la raíz del mesenterio, por los ganglios del colon que se distribuyen por detrás del colon y se llaman "cólicos derechos, superiores o izquierdo" según se ubican en el colon ascendente, transverso o descendente. Otros son los ganglios linfáticos rectales que se localizan en el recorrido de la arteria hemorroidal superior y de la rama de la arteria mesentérica inferior, formando los grupos de ganglios linfáticos anorectales y pararectales. Y los ganglios del ciego y del apéndice ubicados alrededor del apéndice.

GANGLIOS LINFÁTICOS DE LAS VÍSCERAS

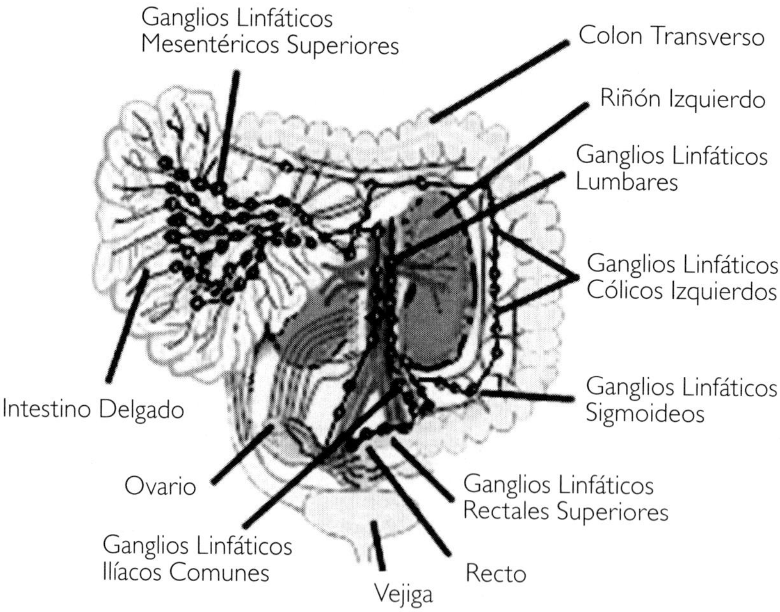

PELVIS:

Los ganglios linfáticos de la pelvis se localizan a lo largo de los vasos ilíacos externos, internos y comunes. Los ganglios linfáticos externos se localizan en el recorrido de la arteria y la vena ilíaca externa y a la derecha del ligamento femoral, son dos o tres y en ellos desembocan los vasos linfáticos que provienen de los ganglios inguinales superficiales y profundos, los que provienen del pene, de la vejiga, de la uretra, próstata y del útero. Los vasos eferentes de los ganglios linfáticos externos confluyen en los ganglios linfáticos ilíacos comunes.

Los ganglios linfáticos internos se localizan a lo largo de la arteria ilíaca interna, se relacionan con la pared lateral de la pelvis y con la región anterior del sacro, en ellos desembocan los vasos linfáticos que provienen del periné, de la pelvis, de la región posterior del muslo, de la región poplítea, y sus vasos eferentes confluyen en los ganglios linfáticos ilíacos comunes y los aórticos.

Los ganglios linfáticos comunes se localizan en la quinta vértebra lumbar y en el recorrido de los vasos ilíacos comunes, en ellos desembocan los vasos linfáticos que provienen de los ganglios linfáticos ilíacos internos y externos y de la pelvis. Sus vasos eferentes confluyen en los ganglios linfáticos de la región lumboaórtica.

GANGLIOS LINFÁTICOS DE LA PELVIS

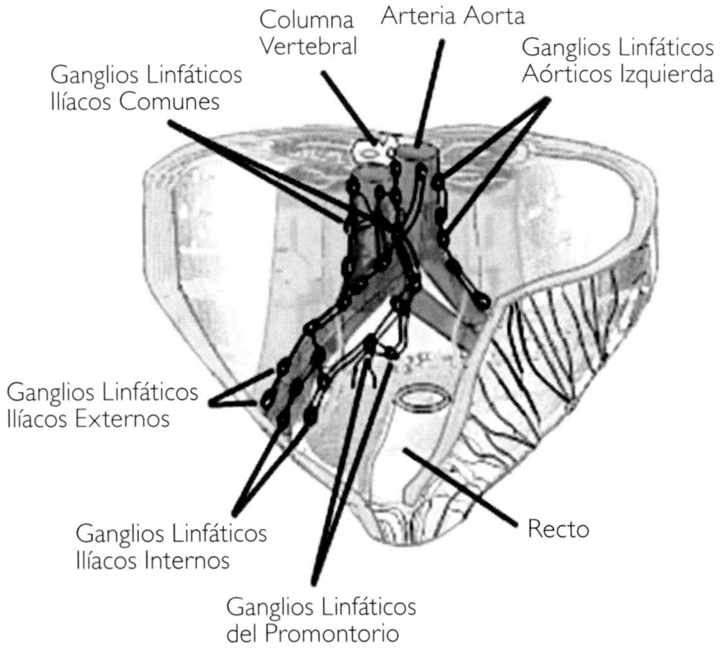

EXTREMIDADES SUPERIORES:

Las redes colectoras superficiales de todas las partes de las extremidades superiores se comunican con las redes colectoras superficiales del hombro, cuello, tórax y abdomen, y mediante las redes colectoras profundas de las extremidades superiores y colectores braquiales drenan hacia los ganglios de las axilas, las articulaciones, huesos, músculos, aponeurosis de todas las partes de las extremidades superiores y de las glándulas mamarias.

Las redes colectoras superficiales y profundas de las extremidades superiores, subescapular, del tórax, de las glándulas mamarias, los tejidos y músculos del tórax, del abdomen y de la región supraumbilical desembocan y vierten su contenido en el tronco linfático subclavicular o apical.

GANGLIOS LINFÁTICOS DE LAS EXTREMIDADES SUPERIORES

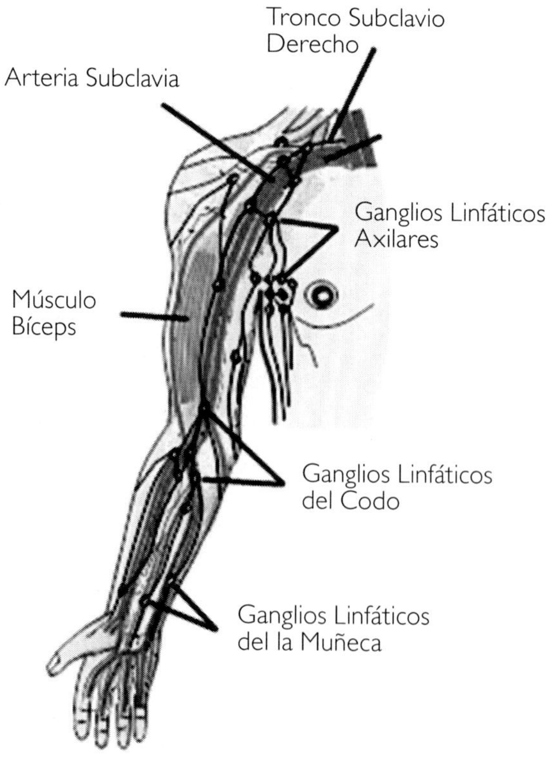

INGUINALES:

En los miembros inferiores el drenaje linfático profundo en general sigue el curso de las arterias, sin embargo, el drenaje linfático en la fascia superficial y la piel, tiende a seguir la gran vena safena (postero medial) y la pequeña vena safena (antero lateral y pie). Virtualmente todo el drenaje linfático pasa a través de los ganglios linfáticos poplíteos e inguinales.

Las redes colectoras superficiales de todas las partes de las extremidades inferiores se comunican con las redes colectoras superficiales de la pelvis y mediante las redes colectoras profundas de las extremidades inferiores drenan hacia los ganglios de la región inguinal (inguinofemoral), las articulaciones, huesos, músculos, aponeurosis de todas las partes de las extremidades inferiores y del plexo ilíaco interno y externo que se comunica con la red lumboaórtica.

Las redes colectoras superficiales y profundas de las extremidades inferiores y de la región supraumbilical desembocan y vierten su contenido en el tronco linfático inguinal.

GANGLIOS LINFÁTICOS INGUINALES

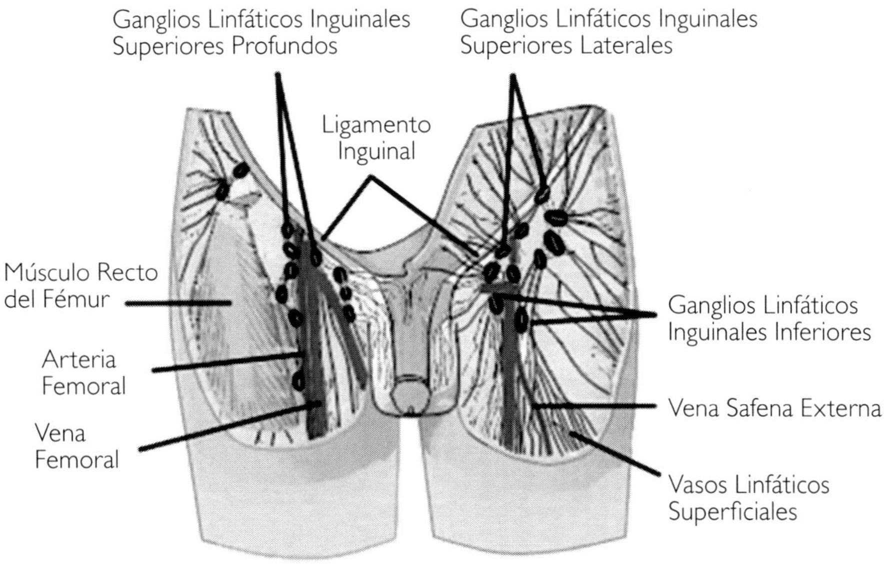

Los ganglios linfáticos superficiales inguinales, que normalmente son de ocho a doce, están ubicados en el espesor del tejido conectivo subcutáneo por delante de la fascia lata, donde la vena safena mayor se acoda y desemboca en la vena femoral, donde se reconocen los ganglios linfáticos superiores laterales, los inguinales profundos y los inguinales inferiores. A los ganglios linfáticos inguinales superficiales laterales llegan los vasos linfáticos que provienen de la región subumbilical de la pared abdominal, del periné, de los genitales externos, de los glúteos, del muslo y de la pierna.

Los ganglios linfáticos profundos, que suelen ser dos o tres, se localizan próximos a la vena femoral, en el triángulo de Scarpa, cerca del ligamento inguinal o de Gimbernat y se llama ganglio de "Cloquet". Estos ganglios reciben los vasos linfáticos que provienen de los ganglios linfáticos superficiales y los vasos linfáticos que provienen de la región poplítea, los vasos linfáticos eferentes de los ganglios inguinales se dirigen hacia la pelvis donde desembocan en los ganglios linfáticos ilíacos externos.

EXTREMIDADES INFERIORES:

La estación tibial anterior, está formada por el nódulo tibial anterior que se localiza en la porción superior de la arteria tibial anterior, por delante de la región superior de la membrana interósea, donde llegan los vasos linfáticos que se originan en la zona profunda de la planta del pie, y rodea los vasos linfáticos profundos de la región anterior de la pierna para confluir en el nódulo linfático tibial anterior. Los vasos linfáticos eferentes continúan su recorrido desde la parte anterior de la pierna hacia la parte posterior y superior del espacio interóseo de la pierna, desembocando en los nódulos de la región poplítea.

La región poplítea, está formada por cuatro u ocho nódulos linfáticos los que se localizan en el tejido adiposo de la fosa poplítea, entre los cóndilos del fémur y se conocen como intracondiloideos, en la superficie posterior de la cápsula articular de la rodilla (yuxta-articulares), y en la desembocadura de la vena safena menor en la vena poplítea (yuxtasafenos), en los que desembocan los vasos linfáticos que provienen de la región tibial anterior, los que provienen de la planta del pie, de los tibiales posteriores y peroneos, los que provienen de la articulación de la rodilla y de la región poplítea. La región poplítea también recibe los vasos linfáticos que provienen del dorso del pie, los superficiales de la pierna y los que provienen de los safenos internos. Desde la región poplítea varios vasos linfáticos siguen el curso de la vena femoral para desembocar en los nódulos inguinales profundos, otros continúan por el recorrido del nervio ciático para desembocar en los ganglios linfáticos de la región hipogástrica de la pelvis.

GANGLIOS LINFÁTICOS DE LAS EXTREMIDADES INFERIORES

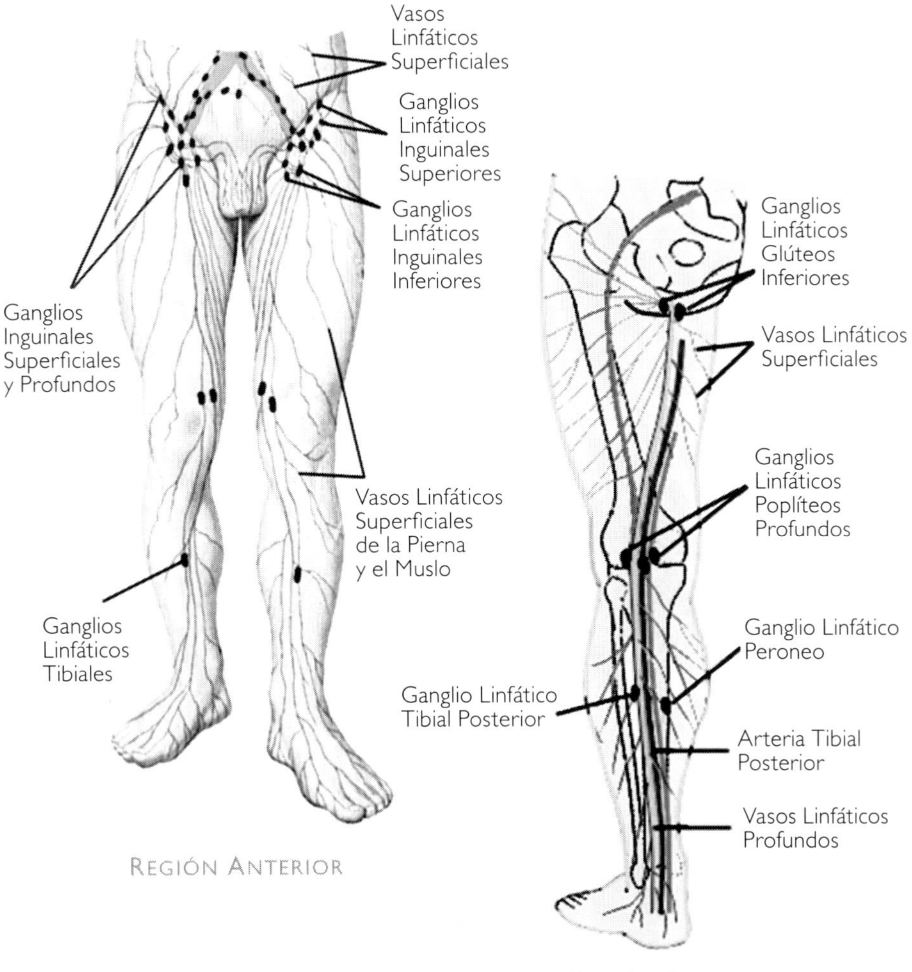

REGIÓN ANTERIOR

REGIÓN POSTERIOR

FUNCIÓN DE LOS GANGLIOS LINFÁTICOS:

Los ganglios linfáticos funcionan como un sistema de filtración biológica, cuando el organismo es invadido por agentes patógenos externos (bacterias, virus, hongos, microbios, etc.), pero también son importantes para determinar si las células cancerosas han logrado diseminarse a otras partes del cuerpo, ya que algunos tipos de cánceres se diseminan por medio del sistema linfático, y una de las primeras partes del cuerpo que utilizan para diseminarse son los ganglios linfáticos cercanos o proximales al área afectada.

Para saber si el cáncer se ha diseminado a otras partes del cuerpo es importante hacer una biopsia al ganglio linfático centinela, que pueden ser más de uno, que es el primer o los primeros ganglios linfáticos a donde las células cancerosas tienen mayor probabilidad de diseminarse desde un tumor primario

Mediante la biopsia se extirpa y se examina el ganglio linfático centinela para determinar si hay células cancerosas presentes. Si el resultado de la biopsia es positivo indica que el cáncer está presente en el ganglio linfático centinela y que podría encontrarse en otros ganglios linfáticos cercanos y en otros órganos, mediante la biopsia también el médico puede conocer el estadio del cáncer. Si el resultado es negativo indica que el cáncer no ha adquirido aún la capacidad para diseminarse a otros órganos o a los ganglios linfáticos cercanos.

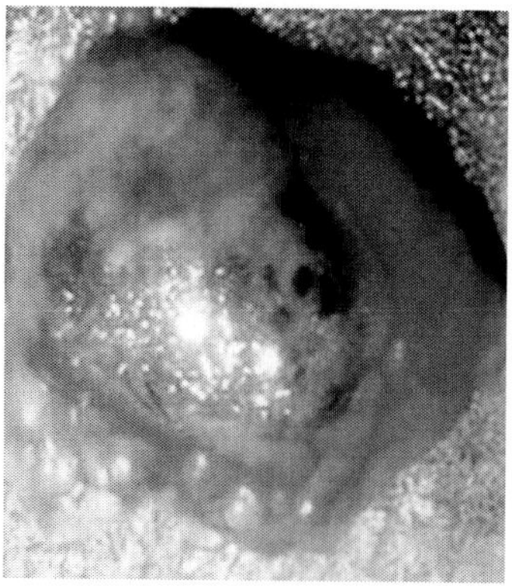

GANGLIO LINFÁTICO CENTINELA CON CÉLULAS CANCEROSAS

La biopsia del ganglio linfático centinela, generalmente se realiza para determinar la diseminación y el estadio del cáncer de seno y del melanoma, teniendo en cuenta que las células cancerosas del seno tienen mayor probabilidad de diseminarse primero a los ganglios linfáticos que se localizan en la axila, próximos al seno afectado. Mientras que los cánceres de seno próximos al centro del pecho o cerca del esternón, las células cancerosas pueden diseminarse primero a los ganglios linfáticos debajo del esternón antes de que se diseminen a la axila. En la actualidad también se estudian estas posibilidades en otros tipos de cáncer.

4

La Linfa

La linfa es un líquido viscoso claro, transparente o incoloro, que se origina del líquido o fluido intersticial, el cual se filtra de los vasos sanguíneos pequeños llamados capilares. El líquido intersticial contiene numerosas sustancias como proteínas, glucosa y oxígeno, y su principal función es nutrir a las células del organismo, suministrándole el oxígeno y nutrientes que necesitan para su funcionamiento. El líquido intersticial recoge también los desechos de las células y otras sustancias como bacterias, virus y microorganismos para eliminarlos de los tejidos del organismo.

La linfa toma un color lechoso o blanquecino en la región abdominal producto del proceso digestivo que se filtra desde el capilar arterial al espacio intersticial o intercelular y contiene elementos que no pueden ser transportados por la circulación venosa o de retorno como grasas, proteínas, desechos del metabolismo, fibrinógeno, glóbulos blancos, urea, toxinas, virus, bacterias y sustancias de desechos.

La linfa es similar al plasma sanguíneo y está compuesta por glóbulos blancos, por linfocitos que son las células del sistema inmunológico, por agua, por restos celulares, y también por líquido proveniente de los intestinos, llamado quilo, con alto contenido de grasas y proteínas. Su volumen es de un 16% del cuerpo, en una persona de peso y talla media.

El sistema linfático y el aparato circulatorio se relacionan estrechamente por sus funciones de recogida, transporte, defensa, por sus componentes celulares, como los linfocitos "T" y "B", plaquetas, macrófagos, por los anticuerpos presentes tanto en la sangre como en la linfa esenciales para combatir las bacterias, virus, e infecciones y para la cicatrización de las heridas. Mientras que la parte líquida de la sangre es el plasma y está compuesto por grasas, urea, azucares, proteínas, aminoácidos, hormonas, vitaminas y nutrientes, los elementos celulares de la sangre lo componen los glóbulos blancos, glóbulos rojos, los leucocitos, plaquetas, basófilo, neutrófilo, eritrocitos y los eosinófilos. En los elementos celulares de la linfa están los macrófagos y numerosos linfocitos producidos por los ganglios linfáticos, los que al pasar por el bazo y el timo se transforman en los linfocitos "B" y "T", que son los principales defensores del organismo.

FORMACIÓN DE LA LINFA

La presión de la sangre empuja ciertas cantidades de plasma a través de las paredes de los capilares, hacia los espacios intersticiales del tejido circundante, mientras los eritrocitos y otros compuestos quedan en el interior de los vasos sanguíneos. Parte del agua y otras sustancias atraviesan libremente el endotelio, mientras que otras sustancias por el gradiente de presión pasan a través de los poros de diferentes tamaños que interrumpen las paredes de los vasos sanguíneos y una gran cantidad del líquido intersticial en exceso se reabsorbe en las zonas donde disminuye la presión en los vasos, el resto del líquido intersticial es drenado por los vasos linfáticos.

De las células embrionarias no diferenciadas de la médula ósea se forman y desarrollan las células embrionarias totipotentes de las que se originan la línea linfoides encargadas de producir linfocitos y plasmocitos y la línea mieloides encargada de producir hematíes, megacariocitos fabricantes de plaquetas, eosinófilos, monocitos y macrófanos, neutrófilos y los glóbulos blancos basófilos. Por esto la zona que más produce células sanguíneas es donde abunda la médula ósea roja, que se localiza principalmente durante la infancia en todos los huesos, el hígado y el bazo, mientras que en el adulto se localiza en los huesos del cráneo, la pelvis, las vértebras, el esternón, los dos huesos del fémur y las costillas. En estos se forman los glóbulos blancos basófilos, neutrófilos, y eosinófilos, grandes cantidades de linfocitos, macrófagos y monocitos. También se forman y maduran los glóbulos rojos y las plaquetas encargadas del transporte de los gases y de la coagulación. Los linfocitos se producen en los ganglios linfáticos y también en el bazo y el hígado. Todas las células de la sangre y la linfa tienen un tiempo de vida limitado, los glóbulos rojos al pasar por la médula espinal pueden durar como máximo unos 3 meses, ya que terminan destruyéndose en el bazo y en el hígado para renovar el hierro contenido en la hemoglobina, lo que demuestra la continua renovación de todos los componentes celulares que se realiza en la médula ósea y la importancia de la misma para la defensa del organismo, especialmente cuando aparecen infecciones e inflamaciones que son fagocitados por los macrófagos y las enzimas del hígado, el bazo y los ganglios linfáticos, para ser renovados.

En estado normal, en todo nuestro organismo sólo se forman de 1,5 a 2 litros de linfa; cantidades que aumentan considerablemente cuando se establece una situación de linfostasis o acúmulo de líquido en los tejidos.

La función de la linfa es nutrir los tejidos, elevar los mecanismos de defensa del organismo, producir macrófagos, transportar los linfocitos, reparar los tejidos y formar parte de todos los tejidos del organismo menos del tejido nervioso.

La linfa fluye por los vasos linfáticos del cuerpo y se dirige hacia su parte superior para llegar a dos grandes conductos localizados en la base del cuello, donde se vacía en el torrente sanguíneo.

LA DEFENSA INMUNITARIA

Las células que componen el sistema inmunitario, se relacionan entre sí a través de moléculas que pueden ser solubles como las inmunoglobulinas, citocinas y moléculas de contacto, entre otras. Poseen características propias con capacidad de aprendizaje, capacidad microbicida y microbiostática, poseen memoria molecular que le permite diferenciar y reconocer muy bien lo propio de lo que no pertenece a él o al organismo. Cuando se produce la penetración en el organismo de un agente nocivo o sustancias extrañas (antígeno), se desencadena una respuesta (anticuerpo), y al reconocerlo como no propio es a lo que se llama inmunidad, ya que una vez fabricados, estos anticuerpos permanecen en el organismo, de manera que, si el mismo antígeno vuelve a penetrar, el sistema inmunológico ya cuenta con los anticuerpos para combatirlo. Mientras que si el agente patógeno es reconocido no se producen anticuerpos y se le llama entonces tolerancia inmunológica, ambas formas de respuesta se llaman "respuestas inmunológicas".

En la inmunidad aparecen sustancias químicas solubles que no provocan daños en el organismo, pero cuando la inmunidad transcurre con daños, se conoce como alergia o hipersensibilidad. La reacción inmunitaria puede ser de *tipo inmediata*, la que puede durar desde varios minutos hasta 2 horas o *alergia humoral o tardía*, la que puede durar desde 12 horas hasta 72, la que recibe el nombre de alergia celular.

La célula del sistema inmune es el linfocito, que tiene la responsabilidad de reconocer al antígeno, esta se divide en *linfocito* T y *linfocito* B, que se encuentran en las secreciones de las superficies mucosas de las vías aéreas y son derivados desde la amígdala nasofaríngea. Los *linfocitos* T provocan reacciones inmunitarias mediadas por células, como el rechazo a injertos, a los tumores, a las respuestas de hipersensibilidad cutánea retardada y a las enfermedades autoinmunes. Los *linfocitos* B son los precursores directos de las células plasmáticas y sintetizan y aportan a la circulación las moléculas de inmunoglobulinas responsables de la respuesta humoral. Cantidades suficientes de linfocitos T controlan la actividad de los linfocitos B, y ambos se encuentran agrupados con receptores de membrana capaces de reconocer individualmente estructuras moleculares diferentes (antígeno). La capacidad de reconocimiento del sistema inmunológico está dada por la suma de las especificidades aportadas por todas las clases de linfocitos T y B que lo forman. Mientras que los fagocitos son células que destruyen a los organismos invasores e incluyen varias células diferentes y el tipo más común son los *neutrófilos* que tienen funciones específicas para garantizar que el cuerpo reaccione adecuadamente a un determinado tipo de agente invasor, los neutrófilos especialmente atacan a las bacterias. Cuando existe una infección bacteriana en el organismo el número de neutrófilos en sangre aumenta debido a la infección.

Las inmunoglobulinas son proteínas elaboradas por plasmocitos y algunos linfocitos que se encuentran en el suero, tejidos y se degradan en la luz intestinal y en el sistema retículo endotelial. Su función es asociarse a los antígenos, para inactivar a los agentes patógenos invasores del organismo como son las toxinas, los microbios u otras sustancias patógenas, por lo que las inmunoglobulinas son las mediadoras de la inmunidad humoral o inmediata.

Según sus propiedades fisicoquímicas y biológicas, las inmunoglobulinas se dividen en la IgA, IgM, IgG, IgE e IgD y específicamente las IgA, la IgM y la IgE, son producidas por inmunocitos presentes en las secreciones de la nasofaringe. La IgA es la más abundante en el suero, sus anticuerpos representan la clase de inmunoglobulina predominante en las secreciones externas, los que brindan protección inmunológica específica para todas las superficies mucosas al bloquear la penetración de agentes patógenos, ya que tiene un amplio efecto antimicrobiano y antitumoral. La IgM es la primera inmunoglobulina que el feto sintetiza, para desarrollar sus defensas y tiene una amplia acción en la respuesta inmune precoz, especialmente frente a los antígenos bacterianos no proteicos. Mientras que la IgG ocupa hasta el 80% del suero y es el único anticuerpo que atraviesa la placenta y llega al feto, activando sus defensas inmunes hasta aproximadamente 6 meses después del nacimiento. Sus anticuerpos constituyen la mayoría de las defensas corporales contra bacterias, toxinas, virus y sustancias extrañas.

La IgE, se encuentra en pequeñas cantidades en el suero y es conocida como anticuerpo antireagínico. La IgD interviene en la maduración de los linfocitos B, y está presente en el suero en cantidades muy pequeñas.

El Tejido Linfoide Asociado a las Mucosas (MALT), como vimos anteriormente, compuesto por varios tejidos linfoides organizados en folículos que se localizan en las superficies mucosas de las vías digestivas, respiratorias y genitourinarias, es el principal responsable del inicio y preparación de la respuesta inmune en cada una de las mucosas, especialmente la del tejido linfoide que se encuentra en las placas de Peyer, compuestas por folículos linfoides de la mucosa cercana a la pared del intestino delgado y a lo largo del tubo gastrointestinal.

Muchos de los agentes infecciosos penetran en el organismo, a través de las mucosas, ya que las superficies de las mucosas tienen las condiciones ideales para la penetración de la mayoría de los agentes patógenos al organismo humano y el moco adherido a la superficie constituye una parte esencial del sistema inmune. A través de las mucosas el organismo mantiene un estrecho contacto con el medio ambiente, ya que las mucosas son altamente vulnerables a la penetración e invasión de microorganismos patógenos. Cuando penetra un agente patógeno en el organismo se desencadena un proceso clave a nivel de las mucosas, donde el agente patógeno, ya sean bacterias, virus u otros se adhieren a las mucosas enriqueciéndose de los nutrientes a través de este mecanismo de adherencia que permite la multiplicación bacteriana ya que a través de ella las bacterias, toxinas y sustancias patógenas encuentra la vía para penetrar en los órganos, tejidos y las células del epitelio y su transporte, originándose la formación antigénica y la respuesta inmune inicial a nivel local. Esta respuesta inmune es posible por la producción de anticuerpos para la síntesis de la inmunoglobulina IgA secretora, los que conforman las primeras defensas contra la invasión de agentes patógenos hacia los tejidos. Los anticuerpos producidos por la inmunoglobulina IgA secretora predominante en la saliva, en las secreciones intestinales y en el tracto respiratorio están presentes en las secreciones externas y le aporta propiedades antimicrobianas a las células epiteliales durante su transporte a través del epitelio, ya que es la inmunoglobulina predominante en las secreciones externas la que le confiere una protección inmunológica a todas las superficies mucosas. De igual manera la inmunoglobulina IgM en secreciones está relacionada con el componente secretor, aunque en menor concentración que la IgA. Mientras que la concentración de la inmunoglobulina IgG en secreciones puede ser igual, o mayor que la IgM, aunque su transporte no está asociado al componente secretor. Las inmunoglobulinas IgE suelen aparecer en secreciones, en casos de reacciones alérgicas que afecten el tejido mucoso.

La vida media de la inmunoglobulina IgA, suele ser de 7 días como máximo, por esto algunas de ellas se convierten en células B para garantizar un suplemento continuo de anticuerpos IgA en las mucosas de las vías respiratorias.

El intestino es el órgano linfoide más grande del cuerpo por el número de linfocitos y la cantidad de inmunoglobulina que produce. La mucosa intestinal está colonizada por una microflora con un gran número de células bacterianas en la última porción del intestino y en el colon que por una parte ayudan a combatir los agentes patógenos y por otra se relacionan con el ambiente externo, sirviendo de vía para la penetración de agentes patógenos que dan origen a los procesos infecciosos. La mucosa intestinal está cubierta por una capa única y numerosa de células absortivas o enterocitos, cubiertas por mucus y las *Goblet cells* que sintetizan el mucus, las *Paneth cells* presente en el intestino delgado, que contienen gránulos secretorios con lisozimas e inmunoglobulinas IgA e IgE, de células entero endocrinas que liberan hormonas al tejido conectivo en respuesta a cambios en el ambiente exterior, y por las células M que tienen la función de transportar antígenos y anticuerpos hacia la región vasolateral rica en linfocitos. Las células M también pueden transportar macromoléculas, como la ferritina, las toxinas del cólera, virus, bacterias, sustancias extrañas, parásitos y partículas del látex. Además existen mecanismos no inmunes que participan en las defensas del organismo como el mucus, la motilidad intestinal, la acidez gástrica, el jugo pancreático, la bilis y el jugo intestinal, que ayudan a mantener un nivel inmune fuerte y capaz de defender al organismo de los agentes patógenos.

La inmunidad puede ser *innata o natural*, e incluye las barreras externas del cuerpo, como la piel y las membranas mucosas que hace que los gérmenes que afectan a otras especies no afecten a los humanos. Inmunidad *adquirida o activa*, que se desarrolla durante el transcurso de la vida, comprende la actividad de los linfocitos y se desarrolla a través de la inmunización mediante la vacunación y que puede durar para toda la vida, y como inmunidad *pasiva* que se desarrolla a través de los anticuerpos de la leche materna que inmunizan temporalmente al niño contra las enfermedades infecciosas que la madre padeció, lo que puede proteger al niño durante los primeros años de vida, ya que generalmente dura poco tiempo. Aunque con el transcurso de los años, el sistema inmunológico al estar en contacto con diferentes tipos de gérmenes, adquiere inmunidad contra estos, lo que hace que la inmunidad del organismo cada vez sea más fuerte.

5

Enfermedades Linfáticas e Inmunológicas

Como ya sabemos el sistema inmunológico es el encargado de proteger al organismo contra los agentes patógenos externos, de los factores epidemiológicos como virus y bacterias, de los cambios climáticos del frio, la humedad, el calor, el viento frío o caliente, entre otros. Por todo esto una buena circulación linfática es fundamental para mantener el nivel inmunológico en condiciones normales, mientras que una circulación linfática deficiente afecta y deteriora el sistema inmunológico y puede provocar inmunodeficiencias, que permiten la entrada con facilidad de los agentes patógenos antes mencionados. Se ha podido demostrar que las personas con inmunodeficiencias presentan mayor riesgo de contraer enfermedades virales, bacterianas y están más expuestas a ser afectadas por los cambios climáticos o ambientales. En estos casos el sistema inmunológico, tiene la función de detectar que tipo de virus, bacteria o agente patógeno ha penetrado en el organismo y tiene la responsabilidad mediante el sistema linfático de activar las células inmunológicas (linfocitos) y otros mecanismos defensivos para combatir y eliminar estos agentes nocivos, pero cuando el nivel inmunológico está dañado o está afectado aparecen las enfermedades conocidas como autoinmunes que es cuando el sistema inmune ataca a las células, tejidos y órganos del cuerpo, en vez de atacar a los agentes patógenos. También pueden aparecer otras enfermedades por deficiencias inmunológicas como el asma, las alergias, por agentes oportunistas antes de la espera quirúrgica o prequirúrgica, y postquirúrgica, por trasplantes, injertos, entre otros, con posibles complicaciones por causas inmunes.

Las enfermedades inmunológicas, pueden ser por inmunodeficiencias primarias o por deficiencias de anticuerpos, en las que son comunes las diarreas frecuentes, y enfermedades de las vías respiratorias altas como rinitis, catarros, bronquitis, gripes frecuentes, sinusitis, neumonías y bronquiolitis muy frecuente en los niños. Por inmunodeficiencia celular, cuando la deficiencia inmunológica está asociada a un defecto de las células inmunológicas o linfocitos, como en las personas trasplantadas con médula y otros órganos. Por afección de la fagocitosis, por trastornos de los anticuerpos del pulmón y de la piel, que facilitan la aparición de enfermedades del pulmón como neumonía o infecciones frecuentes y afecciones de la piel como herpes, dermatitis alérgicas, impétigos, entre otras. Por ejemplo, la propagación linfógena centrípeta de una infección bacteriana a lo largo de los vasos linfáticos, origina la linfangitis con su cuadro local, regional y toxoinfeccioso general.

La presencia de otras enfermedades frecuentes o a repetición, pueden ser consideradas como causas de la deficiencia inmunológica, como las infecciones renales, la desnutrición, algunos trastornos metabólicos, la aparición de tumores frecuentes, algunos tipos de leucemias y anemias, las infecciones respiratorias frecuentes en pacientes asmáticos, amigdalitis repetitivas y el envejecimiento prematuro. Cuando las infecciones virales son frecuentes, las infecciones urinarias, las de las vías respiratorias altas, las pulmonares, las digestivas y las intestinales y el médico sospecha de que las posibles causas pueden ser por deficiencia inmune, indicará pruebas clínicas para la medición de las inmunoglobulinas de los tipos IgG, las IgM, y las IgA, y también para evaluar la capacidad del organismo de producir anticuerpos contra los serotipos de estreptococos, entre otras que el médico considere necesarias y en estos casos puede también indicar el tratamiento mediante el Drenaje Linfático Manual (DLM).

Entre los factores que también pueden disminuir el nivel inmunológico, están los nutricionales por la ingesta de grasas de origen animal, de grasas hidrogenadas o transgénicas, que aumentan considerablemente el riesgo de padecer infecciones por causas inmunes. La carencia de zinc, está muy asociada a la deficiencia inmune, teniendo en cuenta varias investigaciones que refieren la relación del zinc con algunas gammas, linfoquinas, y han demostrado que con el aumento en la dieta de alimentos ricos en zinc o la aplicación de suplementos dietéticos con zinc, se aumenta la producción de estas inmunoglobulinas. Muy directamente las enfermedades por causas inmunes como las dermatitis, herpes, afecciones de la piel, de las vías respiratorias altas, mejoran considerablemente cuando se les suministra zinc, a través de la dieta o mediante suplementos y se les realiza el Drenaje Linfático Manual.

El estrés sostenido es un proceso desencadenante de las enfermedades inmunológicas, son numerosas las investigaciones que refieren la relación entre el estrés y la inmunidad. Un ejemplo puede ser la ulcera duodenal provocada por estrés ya que el estrés puede hacer disminuir la inmunidad sobre todo la th1, lo que es aprovechado por el Helicobacter pylori para colonizar la mucosa y provocar la ulcera, lo que se conoce como mecanismo neuroquímico.

El estrés sostenido provoca una disminución de la noradrenalina y un exceso de adrenalina, los trastornos del sueño causados por el estrés como el insomnio evitan la liberación de la hormona del crecimiento (gsh) que tiene acción antiestrés, esta hormona es liberada por la hipófisis durante la fase profunda del sueño aumentando la inmunidad celular th1 y la reparación de los tejidos dañados.

Las enfermedades alérgicas se desencadenan por el aumento de la inmunidad th2, cursan con aumento de eosinófilos que es un tipo de glóbulo blanco que se relaciona con enfermedades autoinmunes th2 en las que aumentan las inmunoglobulinas o anticuerpo IgG, las cuales se relacionan con el estrés y la disminución de la inmunidad celular th1, ya que ambos tipos de inmunidad son inversas. Algunos especialistas señalan que si en estos casos se administran corticoides, se deprime más esta inmunidad, ya que los corticoides desinflamaran la zona afectada, con mejoría transitoria pero aparecerán efectos adversos graves y se deteriorara más esta inmunidad con la consecuente aparición de enfermedades infecciosas y otras. Sin embargo generalmente se trata el estrés con ansiolíticos, el asma con corticoides y las enfermedades autoinmunes con corticoides, etc., y en pocos casos se indica la aplicación del DLM. Por estas razones es necesario tratar el estrés y la alteración inmunitaria.

El Drenaje Linfático Manual es indispensable para elevar las funciones del sistema inmunológico, aumentando la inmunidad frente a las infecciones bacterianas principalmente respiratorias, activa los linfocitos "T" y favorece la producción de anticuerpos e inmunoglobulinas que estimulan la fagocitosis que promueve la creación de glóbulos blancos y los rojos, participa como modulador de la conducción nerviosa, en la síntesis y liberación de neurotransmisores como la endorfina.

La deficiencia inmune además de provocar bajo nivel inmunológico aumenta la acción de los radicales libres, baja tolerancia a la glucosa, debilidad y fatiga muscular, agotamiento, cansancio, y facilita la penetración de enfermedades oportunistas del sistema inmune, entre otras. Por lo que el tratamiento con Drenaje Linfático Manual es importante para mantener un buen nivel inmunológico.

El DLM junto con el aumento en la dieta de alimentos ricos en vitamina C, y minerales como el magnesio, cobre y hierro, también han demostrado un aumento del nivel inmunológico, especialmente en la producción de las inmunoglobulinas IgG presentes en la saliva y de algunas gamma globulinas por su acción inmune estimulante.

El Drenaje Linfático Manual, al activar principalmente las inmunoglobulinas IgG, y de los anticuerpos que actúan contra las infecciones del tracto respiratorio alto, especialmente sinusitis, otitis, amigdalitis, faringitis a repetición y las del tracto intestinal elevando a su vez el nivel inmunológico, contribuye además a eliminar los radicales libres que son tóxicos para el organismo, ayudando al sistema inmune a limpiar y barrer los desechos causantes de infecciones y la oxidación.

6

Retención de Líquidos

EL AGUA

Es imprescindible para la vida y sin ella no podemos vivir en la mayoría de los casos más de 5 o 7 días, ya que el agua participa en la mayoría de las funciones del organismo humano.

El cuerpo humano está compuesto por casi las dos terceras partes de agua, lo que representa aproximadamente el 70% del cuerpo, el agua compone la mayoría de las células de nuestro organismo. El cerebro está compuesto por el 75% de agua, y la sangre y la linfa por el 92% de agua, los huesos por el 22% y los músculos por el 75% de agua, por lo que la carencia de agua puede favorecer la aparición de algunas afecciones y enfermedades. El agua se encuentra presente en el cuerpo en los compartimientos orgánicos que conforman el líquido intracelular y el extracelular, su distribución depende de la solución de los iones y de las moléculas, de la carga eléctrica de los electrolitos, de las concentraciones de los solutos no electrolíticos como la glucosa, la urea, de las proteínas y de los aminoácidos, entre otros compuestos que por difusión pueden atravesar las membranas celulares, la pared de los vasos capilares y linfáticos hasta que el agua se equilibre en el interior y en el exterior de la membrana celular lo que se conoce como "osmolaridad".

Entre las principales funciones del agua en el organismo están la de regular la temperatura corporal, es necesaria para exhalar y humedecer el aire cargado de oxígeno (O_2), a través del agua se transportan los nutrientes y el oxígeno a todas las células del cuerpo y participa en la absorción de los mismos, participa en la transformación de nutrientes en energía (ATP), protege y amortigua los órganos internos, y lubrica y forma parte de la sinovia de las articulaciones. El agua limpia nuestros riñones de substancias tóxicas, ayuda en el equilibrio de los electrolitos que regulan la presión sanguínea, humedece los ojos, la boca y las texturas, ayuda a mantener el volumen de sangre, el agua ayuda a la absorción de los minerales que el organismo necesita, como el cobre, manganeso, cobalto y magnesio, entre otros.

Biológicamente el agua es insustituible para la vida y permite diversas reacciones en los compuestos orgánicos que promueven el ADN, por lo que todas las formas de vida en menor o mayor medida dependen del agua y es esencial en los procesos metabólicos de todos los seres vivos, desde su función "anabolizante" que permite la extracción de agua de las moléculas, a través de reacciones químicas enzimáticas que consumen energía, permite el crecimiento de moléculas de mayor tamaño como los triglicéridos y las proteínas, y mediante su función metabólica participa en el "catabolismo", donde el agua actúa como un disolvente de los enlaces entre átomos, reduciendo las moléculas de aminoácidos, glucosas y ácidos grasos, produciendo ATP (energía), por lo que estos procesos metabólicos no se pueden realizar sin agua. La respiración celular es otro proceso que no se puede realizar sin agua, todas la células vivas necesitan procesar la oxidación del hidrogeno y el carbono para obtener la energía solar y procesar el agua y el CO_2.

El agua protege al organismo contra los resfriados, los catarros, las infecciones, evita la formación de cálculos en los riñones y puede protegernos contra algunos tipos de cáncer. El agua es necesaria para disolver y transportar y eliminar las secreciones, para que las funciones fisiológicas vitales se desarrollen con normalidad. El organismo necesita eliminar diariamente más de un litro de agua de su constitución y lo hace principalmente a través de la orina cargada de los productos de desechos de la purificación de la sangre. Para restablecer el equilibrio metabólico del agua, el cuerpo tiene que reponer esas pérdidas bebiendo agua, directamente, o ingiriendo líquido o alimentos que la contengan, de no ser así, entonces se comienza el proceso de deshidratación, que puede terminar si no se detiene a tiempo con pérdida de la vida.

En la piel, el agua juega un papel muy importante al hidratarla y mantenerla tersa, suave, elástica, y nutrida, activa la eliminación de los desechos tóxicos y la actividad de las glándulas sudoríparas, debido a la evaporación del agua a través de la piel, se puede sudar y eliminar calor o cuando la temperatura externa es mayor, regulando la temperatura corporal y también a través de las mucosas.

Entre las propiedades más importantes del agua es que es el líquido más disolvente, por lo que se considera el disolvente universal y es una de la propiedad, más importante para el organismo, por su capacidad en la formación de puentes de hidrógeno, siendo la disolución de los nutrientes el medio donde se producen las reacciones del metabolismo, debido a que las enzimas y nutrientes necesitan de un medio acuoso para que puedan ser transformados en energía.

Las pérdidas de agua que se producen por la orina, por la respiración, y las heces, principalmente en las diarreas y por la piel a través del sudor, es necesario recuperarla para mantener el equilibrio hídrico y todas las funciones imprescindibles para la vida, mediante el agua que bebemos, las bebidas y la que contienen los alimentos. Beber 2 litros de agua al día es importante para favorecer la hidratación, estimular los jugos gástricos, ayudar a disminuir los efectos de los edemas que pueden formarse durante el sueño por la disminución de las funciones fisiológicas y metabólicas, y también activar la eliminación de desechos tóxicos, ya que el organismo pierde agua por distintas vías y debe ser recuperada para compensar las pérdidas.

Por todas estas razones mencionadas, es de suma importancia al terminar una sesión de Drenaje Linfático Manual, darle al paciente un litro de agua para que lo beba despacio durante 10 a 15 minutos, para favorecer los procesos fisiológicos de eliminación y de recuperación que se producen en el organismo durante varias horas posterior a la sesión del DLM.

LOS LÍQUIDOS CORPORALES Y EL ORGANISMO HUMANO

Los líquidos son partes de los componentes básicos del cuerpo humano, en ocasiones aumentan, y en determinadas condiciones pueden disminuir gradualmente. Las cantidades y la composición de los líquidos corporales por lo general se mantienen constantes independientemente de los consumos diarios de agua y de los alimentos sólidos que la contienen. Cuando el riñón no excreta adecuadamente, es importante tener presente las cantidades de agua que se bebe por el mecanismo de la sed, y también el agua que se consume en los alimentos sólidos.

A los líquidos del organismo pertenecen las lágrimas, el sudor, la sinovia, el moco, las secreciones y la saliva. Los líquidos se distribuyen por las articulaciones, las aperturas, los tuétanos y su función es nutrirlos y humedecerlos.

Las pérdidas de los líquidos corporales, pueden aumentar con la aparición de varias enfermedades, como la fiebre, por diarreas, por problemas respiratorios, cardiovasculares y renales, por sangrados, por la artritis, por la enfermedad reumática, por causas degenerativas, por los cambios de temperatura ambiental, entre otros. El equilibrio de los líquidos corporales en el organismo, en condiciones normales de salud, depende del consumo del agua tanto la líquida, como la contenida en los alimentos sólidos, como de las funciones y cambios fisiológicos, y de la eliminación o excreción por la orina, la piel, las heces, entre otras.

La necesidad de beber líquidos está en consonancia con las necesidades del organismo para lograr el equilibrio de los líquidos corporales a nivel celular. Las alteraciones en la distribución y excreción de los líquidos pueden ser la causa de distintas afecciones y enfermedades. Ejemplo: Cuando hay escasez de líquidos en el organismo humano tiene lugar la sequedad de los ojos, de la garganta, de la nariz, la boca, lengua y la piel; por la escases de líquidos en los Intestinos puede tener lugar la constipación o estreñimientos es decir, el organismo se deshidrata y por estar asociados a la misma fuente de la sangre puede ser causante de la escases de sangre. Cuando hay exceso, retención o acumulación de líquidos corporales, se afectan también las funciones del organismo como los pulmones, por lo que se puede producir tos con flema, edemas, palpitaciones, problemas cardiovasculares. Las carencias y los excesos son perjudiciales en todos los sentidos y también en el consumo de agua.

La transpiración se produce a través de la piel, directamente mediante las glándulas sudoríparas, que son las encargadas de la producción del sudor que tiene sustancias que también se encuentran en la orina como la urea, ácido úrico, sales de sodio, potasio, fosfatos, calcio, magnesio, entre otros y de su eliminación por los poros. Es un proceso fisiológico y mediante la transpiración el organismo regula la temperatura corporal, y está dirigido por mecanismos del sistema nervioso.

Mediante la transpiración, se eliminan toxinas, sustancias de desechos del metabolismo y parte de los líquidos corporales. Los trastornos de la transpiración pueden provocar cambios en el equilibrio de los líquidos y del agua en el organismo y puede ocurrir por varios factores internos y externos como el aumento o bajada de la temperatura por causas del clima o por condiciones de trabajo expuesto a altas o bajas temperaturas y por algunas enfermedades. El organismo requiere de cierta cantidad de agua para excretar las toxinas, los materiales de desecho provenientes de la alimentación y del metabolismo, ya que éstos no pueden ser eliminados en forma semisólida.

La pérdida excesiva de agua a través de la piel ocurre habitualmente por aumento de las pérdidas insensibles por la piel o por los pulmones, y puede aumentar por la presencia de algunas enfermedades infantiles y en los ancianos, que pueden tener grandes pérdidas de agua por transpiración, y por la diuresis excesiva en pacientes con diabetes por la carencia de la secreción de la hormona anti-diurética, entre otras causas.

La hormona anti-diurética es la arginina-vasopresina, que es producida en el hipotálamo y es transportada por la proteína neurofisina hasta la Hipófisis y al disminuir la osmolaridad, permite la liberación del excedente de agua por el riñón y la redistribución de la osmolaridad de los líquidos corporales. La hormona anti-diurética juega un papel importante, para retener agua cuando sea necesaria para el organismo o para eliminarla cuando está en exceso.

La orina se forma por la filtración de los glomérulos que son un nudo de capilares sanguíneos muy finos y por la presión hidrostática en los vasos capilares de estos que tiene que ser superior a la presión oncótica de las proteínas plasmáticas, la presión intratubular y de la cápsula de Bowman la que recoge el agua y las demás sustancias que componen la orina, pasando de aquí al nefrón que se encarga de la reabsorción de las sustancia necesarias para el organismo como la glucosa y el agua, desechando las sustancias toxicas.

En las personas con salud normal se filtran por los glomérulos, aproximadamente 100 litros al día. El riñón puede eliminar hasta 15 litros de orina al día, mientras que la disminución de excreción de orina después de beber abundante agua, puede ser indicativo de afección renal, insuficiencia renal, reducción de la secreción de la hormona anti-diurética, con retención de líquidos, formación de edemas, entre otros. Las personas con hipertensión, retienen cantidades elevadas de agua, por estas razones el DLM resulta beneficioso como tratamiento de la hipertensión arterial al favorecer la eliminación de líquidos y evitar la formación de edemas.

El equilibrio del sodio depende de la ingestión y la excreción, y las funciones renales son las encargadas de regular el exceso o el déficit de volumen, para evitar la hipertensión o la hipotensión. El riñón es el regulador más importante del equilibrio de sodio y cuando se produce un aumento en el volumen del líquido extracelular, por el aumento de sodio, la excreción de sal aumenta para logran el equilibrio normal. Pero de manera contraria, por la disminución de sodio por diferentes factores, o por algunas enfermedades como insuficiencia cardiaca o hepática, entre otras, el riñón retiene sodio para restablecer el volumen circulatorio efectivo y se estimulan sus mecanismos que retienen el sodio en el nefrón, que se asocia al aumento del gasto cardíaco, se reduce la actividad simpática, disminuye la producción de la hormona anti-diurética, entre otras, que hacen que el riñón aumente el llenado de todos los vasos sanguíneos, arterias, venas y capilares y los vasos linfáticos, aumente la presión intersticial, aumentando la excreción de sal y agua para regular el exceso. La cantidad total de los líquidos del organismo, en condiciones normales es generalmente constante debido a los mecanismos de control que mantienen el equilibrio entre las cantidades ingeridas y las excretadas.

LA RETENCIÓN DE LÍQUIDOS

El agua se encuentra a nivel "intracelular", dentro de las células de cada tejido. A nivel "intra-vascular", dentro de los vasos sanguíneos y linfáticos, junto con la sangre y a nivel "intersticial", formando parte del líquido intersticial que está en los tejidos, alrededor de las células. Estas estructuras están separadas entre sí por la membrana permeable que permite la entrada del líquido cargado de nutrientes y oxígeno, y la salida de este cargado de desechos metabólicos, toxinas, y de dióxido de carbono, la retención de líquidos se produce cuando se afecta este proceso de intercambio por determinadas causas fisiológicas y por la aparición de algunas enfermedades del riñón, del hígado, del corazón, por trastornos circulatorios y linfáticos, por la hipertensión arterial, durante el embarazo, por trastornos menstruales y hormonales, por la formación de metástasis, por trombosis, por el sedentarismo o poca actividad física sistemática, por el uso de algunos medicamentos como los corticoides y anticonceptivos, por la ingesta de una dieta inadecuada, tanto por la carencia de nutrientes o por el consumo dañino de algunos alimentos y elevadas cantidades de sal, entre otras. Los líquidos pasan desde las demás estructuras hacia el espacio intersticial donde se acumulan y no se movilizan, quedando retenidos, con síntomas y manifestaciones por la acumulación de agua u otras sustancias líquidas principalmente en la zona de los tobillos, piernas, abdomen, brazos y manos, por un desequilibrio en el nivel de líquidos del organismo, dificultando la circulación de estos por los vasos sanguíneos y provocando la retención en los tejidos y en las zonas mencionadas.

LA FORMACIÓN DE EDEMAS

La acumulación de electrolitos con características químicas muy parecidas al plasma sanguíneo y de agua en el espacio extracelular da paso a la formación de edemas, que generalmente se produce por causas del aumento del contenido proteico en el fluido intersticial, muy frecuente en los procesos inflamatorios. Por el aumento de la presión hidrostática en los vasos capilares. Por la disminución de la presión oncótica del plasma provocada por una hipoproteinemia. Por el aumento de la secreción de la aldosterona que a la vez aumenta la absorción de sodio en el túbulo colector de los riñones. Para que se considere como edema es necesario que la retención de electrolitos y agua supere el 10% del peso corporal.

En la mayoría de los casos el edema se forma no como una patología propia, sino como síntoma acompañante por la presencia de otras enfermedades. Por estas razones es importante determinar la existencia de las enfermedades que lo provocan para establecer las estrategias de su tratamiento con el Drenaje Linfático Manual con el objetivo de disminuir el líquido acumulado del espacio extracelular y promover la excreción de sal y sodio por la orina, ayudar a regular las cantidades de líquidos que necesita el organismo para llevar a cabo sus funciones y desechar las cantidades que no necesita, evitando así la retención de los mismos, y también ayudar a regular la presión sanguínea. La estrategia terapéutica también estará dirigida a la eliminación de la ingesta de sal en la dieta y la disminución de los alimentos ricos en sodio hasta que desaparezca el edema, con el aumento de alimentos diuréticos, y en los casos necesarios con el uso de medicamentos diuréticos, indicados por el médico con el objetivo de aumentar la eliminación de orina o la diuresis. Los alimentos ricos en potasio, contrarrestan los niveles de sodio en el organismo y juntos con el DLM, favorecen el equilibrio electrolítico y evitan la retención de líquidos a nivel intersticial. Antes de aplicar el DLM, es necesario que el médico diagnostique adecuadamente el origen del edema, ya que no todos los edemas pueden ser tratados con DLM, como los edemas provocados por insuficiencia cardiaca descompensada, que se producen con síntomas de hinchazón asimétrica en las piernas y pies y los edemas por insuficiencia de la circulación venosa, entre otros.

LAS COMPLICACIONES DE LOS EDEMAS

EDEMA PULMONAR:

Aunque los pulmones poseen mecanismos intrínsecos que le permiten defenderse y prevenir la formación del edema pulmonar, siempre que las condiciones de permeabilidad microvascular pulmonar sean normales, como las condiciones del gradiente oncótico plasma-intersticio, la integridad de las membranas microvasculares de los capilares pulmonares, la gran capacitancia linfática y la baja presión hidrostática vascular. A pesar de estos mecanismos de seguridad, la formación de edema pulmonar es frecuente en algunas personas y en aquellos pacientes que se encuentran en situación de shock.

EDEMA MIOCÁRDICO:

Debido a la posible sobrecarga intravascular, con la consecuente sobrecarga de líquidos y por el aumento de volumen, disminuye la contractilidad miocárdica del corazón, por lo que en estas condiciones el miocardio puede favorecer la formación de edemas. La insuficiencia cardiaca derecha descompensada, también puede dar lugar a edemas simétricos en las piernas, que empeoran al estar de pie, con la aparición de la piel azulada (cianótica) y enrojecida. En estos casos el DLM está totalmente contraindicado.

EDEMA CEREBRAL:

El edema cerebral es el resultado de un desequilibrio entre las presiones hidrostáticas y oncótica en el lecho cerebral, y puede ser frecuente en personas en shock, con la consecuencia de posibles daños cerebrales y de la barrera hematoencefálica. Para evitar esto el cerebro posee dos mecanismos de protección, que son la autorregulación vascular y la barrera hematoencefálica.

Edemas mesentéricos:

El edema intestinal puede ser frecuente en los casos de disfunciones gastrointestinales, por una nutrición inadecuada, por bacteriosis intestinal, enteropatías linfostáticas, entre otros factores, que produce una hiperplasia de los vasos linfáticos que recogen la linfa a nivel del quilo intestinal, lo que produce un edema de la pared intestinal con su consecuente efecto sobre el metabolismo de la albúmina y el desarrollo de diarreas. El DLM abdominal profundo, junto con el vendaje compresivo abdominal, ejercicios respiratorios y una dieta adecuada resultan positivos en el tratamiento de los edemas mesentéricos.

Edemas cutáneos:

El aumento del líquido transvascular sistémico que diluye las proteínas plasmáticas fuera de los capilares hacia el intersticio, favorece la formación de edemas hísticos, con la consecuente disminución del aporte de oxígeno (hipoxia), en la zona de aparición, que afectan los procesos antiiflamatorios, la recuperación de lesiones, el alivio del dolor, fragilidad de la piel, formación de úlceras, deficiencias inmunológicas, infecciones y otras que dañan la salud y la estética de la piel. En algunos edemas cutáneos en DLM, resulta beneficioso, pero en los casos de infecciones y úlceras en la piel no es conveniente la aplicación del drenaje manual, no obstante en estos casos debe estar indicado por el médico.

Edemas linfostáticos o linfedemas:

Generalmente se produce por el aumento de proteínas en el líquido intersticial que estimulan a los fibroblastos del tejido conjuntivo de la región dañada a aumentar la producción de mayor cantidad de tejido conjuntivo, que con el paso del tiempo, da lugar a la formación de placas endurecidas o nódulos en el área afectada, generalmente cuando el hematoma es extenso o por trastornos de la circulación linfática. Entre los edemas linfostáticos los más frecuentes suelen ser los de origen traumático por roturas de fibras, por fracturas, luxaciones, hematoma o distensiones. Pueden ser de tipo "funcional" por defecto de funcionamiento como el espasmo de los linfangiones, porque las capas de los vasos linfáticos se hacen más porosas o permeables y la linfa se vierte al espacio intersticial, o como el signo de Stemmer, en el que se produce un pellizcamiento de la piel del dorso y del segundo dedo del pie, generalmente por un proceso infeccioso en el que el organismo trata de evitar la propagación de la infección, lo que provoca que los vasos linfáticos de la zona afectada se estrechen y se produzca un espasmo de los linfangiones evitando que se cierren lo que facilita el retorno de la linfa, por el mal funcionamiento de las válvulas linfáticas. De tipo "orgánico", por el deterioro físico o lesión de los grandes troncos o vasos linfáticos, que dificulta el drenaje de la linfa como se observa cuando se aplica radioterapia o en determinadas afecciones en las que se produce fibrosis con endurecimiento, también por la presencia de un tumor, o prendas de vestir que compriman los ganglios y vasos linfáticos, o por una destrucción importante provocada por traumatismo (contusiones, golpes, fracturas, heridas, esguinces), edemas postoperatorios o por extirpación quirúrgica. Entre los más frecuentes se encuentran los edemas por trastornos de la circulación venosa o "Fleboedemas", que aparecen como resultado de una insuficiencia de la circulación venosa, con la formación de varices, flebitis, trombosis, entre otros signos y manifestaciones acompañantes, lo que provoca un aumento de la presión sanguínea intracapilar que da lugar a un aumento elevado de la filtración de líquido al espacio intersticial que no puede ser vaciado normalmente por la circulación linfática, dando lugar a un edema blando que generalmente suele tener una evolución positiva a la posición elevada de las piernas y al vendaje compresivo, pero si este edema persiste resistiéndose al tratamiento, pueden aparecer signos de insuficiencia valvular y pequeñas aberturas en las paredes de los capilares linfáticos, lo que provoca una insuficiencia mecánica del sistema linfático vascular o el conocido linfedema. Si el edema está acompañado de una flebitis, tromboflebitis o trombosis, el DLM, estará contraindicado hasta que se resuelvan estas manifestaciones.

EDEMAS LINFODINÁMICOS:

Se produce por el aumento de la carga linfática provocado por trastornos circulatorios, cardíacos, renales, traumatismos, fracturas, roturas de miofibrillas, luxaciones o distensiones, quemaduras, por trastornos menstruales. El DLM está contraindicado por la poca cantidad de proteína en sangre en este tipo de edema en la fase aguda. En la fase de recuperación se puede aplicar si el médico lo considera conveniente.

Mixedemas:

Aparece principalmente en los pies, las manos y en la cara, se produce generalmente por el acumulo de proteínas o mucopolisacáridos en el espacio intersticial con la aparición del mixedema y los trastornos de la glándula tiroides también puede ser una de sus causas más frecuente. El Drenaje Linfático Manual resulta beneficioso en los casos de mixedemas por la acción en el drenaje de las proteínas, siempre que el médico lo indique.

Lipedemas:

Aparece con más frecuencia en las caderas, muslos, piernas y tobillos, por trastornos de la circulación linfática de estas zonas del cuerpo, provocados por la acumulación de la grasa corporal, por lo que también se conoce como síndrome de piernas grasosas. Se recomienda el DLM, por sus beneficios sobre la circulación linfática.

Las personas sedentarias con poca actividad física, o las sometidas a largos tratamientos medicamentosos, a regímenes estrictos de dietas para adelgazar, para mantener el peso, o por otros motivos, las mujeres que no mantienen una nutrición balanceada, ya sea por fines estéticos o por anorexia, y los que padecen de enfermedades linfáticas suelen tener desequilibrios fisiológicos y presentar alta predisposición a retener líquidos. Para estas personas la forma más sana de eliminar líquidos, es mediante un estilo de vida nutricional, e higiénico con la aplicación sistemática o frecuente del Drenaje Linfático Manual (DLM). De esta manera se evitará que el líquido se acumule en los tejidos preferentemente de las extremidades inferiores y provoque una hinchazón o linfedema.

El Drenaje Linfático Manual, acompañado de ejercicios tenso-activos por las contracciones de los músculos de las extremidades superiores e inferiores, abdomen y tórax, permite activar la circulación linfática y de retorno venoso, lo que ayuda eficazmente a reducir la hinchazón y sus síntomas, eliminar la infección y mantener el equilibrio de los líquidos corporales.

7

Metodología del Drenaje Linfático Manual –DLM–

Partiendo de que los beneficios del DLM no son de larga duración, más bien son temporales y, en ocasiones, a corto plazo, es necesario aplicar el DLM de forma sistemática y dosificada metodológicamente por el linfoterapeuta e indicada y supervisada por el médico, cuando se traten enfermedades.

Para obtener resultados satisfactorios mediante las manipulaciones del DLM, primeramente es necesario un diagnóstico realizado por el médico, para evaluar el tipo de afección linfática, si precisa o no DLM, el que indicará la duración, y las regiones del cuerpo donde se debe aplicar. Posteriormente el linfoterapeuta deberá realizar con gran precisión y técnica las maniobras manuales de Drenaje Linfático, de forma muy lentas y suaves y sin que produzca dolor para el paciente, que es lo que diferencia precisamente el DLM de un masaje terapéutico o clásico normal, en el que en este último las manipulaciones pueden ser más fuertes o profundas como el amasamiento, la percusión y las presiones, las que pueden aumentar el daño de los vasos linfáticos afectados o agravar las patologías linfáticas existentes.

La duración de una sesión de Drenaje Linfático Manual estará determinada por el tipo y por el daño de la enfermedad, el que se determinará por el médico en coordinación con el linfoterapeuta, cuando se aplica para el tratamiento de enfermedades. En la estética, referente al tiempo también se tendrá en cuenta la afección a tratar, pero cuando se realiza DLM de manera general en todo el cuerpo, la duración no debe ser menor a una hora, para activar la circulación de la linfa hacia los ganglios linfáticos, facilitar la evacuación y eliminación de las sustancias de desechos y demás funciones del DLM. Generalmente, el tiempo puede durar entre 15 a 20 minutos cuando se realiza en la cara y el cuello, sobre 30 minutos cuando se realiza en el tórax posterior o anterior. Una sesión general en todo el cuerpo puede durar entre una hora y media a dos horas.

Es importante primeramente lograr la relajación total del paciente y especialmente de las zonas a tratar, para lo que es necesario indicarle una postura cómoda, flexionando las rodillas con el apoyo de un rodillo moldeable en la región poplítea cuando el paciente o cliente este en la posición en decúbito supino para facilitar la relajación de los músculos lumbares y abdominales y que los brazos y antebrazos se mantengan en una posición anatómica cómoda y relajada. Se debe apoyar la curvatura o lordosis cervical encima de un rodillo blando y pequeño que se adapte o moldee a la región cervical. De la misma manera se facilitará una postura cómoda y relajante en la posición en decúbito prono apoyando la parte anterior de los pies en un rodillo blando, la cara dentro del hueco de la camilla con apoyo de la frente de manera que se mantenga bien relajada y los brazos al lateral del cuerpo también bien relajados, para facilitar la relajación de todos los segmentos musculares, mantener una respiración rítmica con la relajación del diafragma y facilitar la vasodilatación de los vasos linfáticos para lograr el buen funcionamiento de las válvulas linfáticas. Siempre cumpliendo el principio básico del DLM indicado por su creador el Dr. Emil Vodder, sobre la aplicación suave e indolora de las manipulaciones, manteniendo el ritmo lento y la dirección del flujo linfático.

La presión a ejercer sobre la piel será muy suave por lo que no debe superar los 40 torr (unidad de presión), en ninguna parte del cuerpo. Los movimientos de las manipulaciones se realizarán de forma cíclica y se mantendrá el ritmo de las contracciones de las válvulas de los vasos linfáticos que es aproximadamente entre 6 a 10 pulsaciones cardiacas, imitando la motilidad de las contracciones de los angiones linfáticos, facilitando que la linfa circule correctamente y sin obstruirse o enlentecerse por la acción del empuje mejorando la reabsorción del exceso de líquidos, proteínas, grasas, elementos de desechos y toxinas, lo que le permite a los ganglios linfáticos actuar con eficacia por la producción de linfocitos.

En todos los casos, tanto en el Drenaje Linfático Manual con fines terapéuticos, como estéticos se iniciará siempre vaciando las cadenas ganglionares del cuello y de la fosa supraclavicular donde se localiza la zona "términus" o cisterna linfática y en la que los grandes vasos linfáticos vierten el contenido de la circulación linfática a las venas subclavias y las venas yugular, para pasar a formar parte de la sangre a través de la circulación venosa. De igual manera en todos los casos se debe vaciar también la cisterna del quilo, antes de iniciar el DLM en otras zonas del cuerpo y realizar las manipulaciones siempre de proximal a distal. Si la retención de líquido es considerable, antes de drenar las zonas todavía libres o en buen estado, debemos drenar primeramente los cuadrantes linfáticos vecinos sanos, pues de esta manera se ejerce un "efecto de succión" sobre el cuadrante afectado por el linfedema, lo que contribuye a mejorar el vaciado del mismo, y seguidamente realizaremos el empuje y los círculos fijos hacia los cuadrantes vecinos sanos, previamente drenados.

En cada manipulación es necesario adaptar las manos del linfoterapeuta a la superficie del cuerpo a tratar y las presiones deben realizarse entre 20 a 40 mmHg. Presiones superiores pueden colapsar los vasos linfáticos.

El desagüe se comienza por la raíz del miembro y las manipulaciones se realizan desde lo proximal a distal, con el objetivo de activar la circulación de la linfa, para que ésta no se estanque ni se sature de agentes patógenos, toxinas o gérmenes nocivos. Las manipulaciones del DLM van dirigidas a facilitar el paso de la linfa hacia los ganglios linfáticos regionales superficiales.

El Drenaje Linfático Manual (DLM), hasta la actualidad no se ha podido sustituir por otras técnicas manuales, ni por instrumentos, ni aparatos de tecnologías modernas. La presoterapia y el drenaje acuático no es comparable con los beneficios y efectos del DLM, ya que estas técnicas modernas solo drenan líquido intersticial y no son capaces de hacer drenar proteínas, ni otras sustancias como el cortisol,

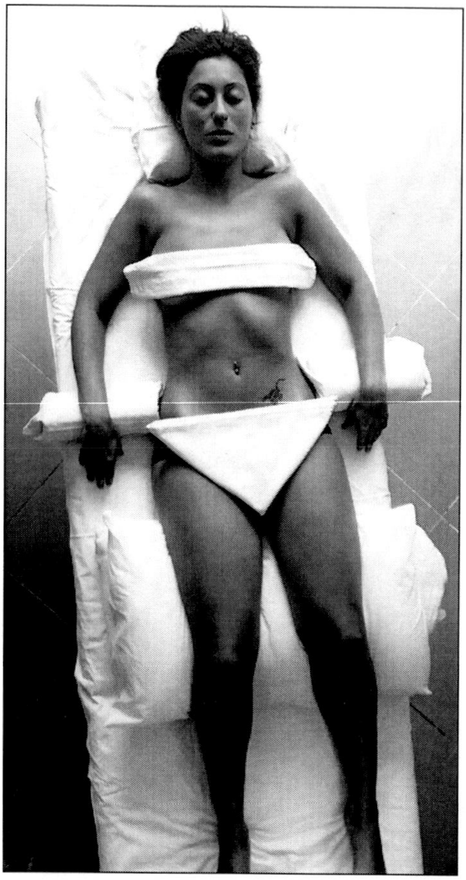

◄ POSICIÓN RECOMENDADA PARA DLM EN DECÚBITO SUPINO

POSICIÓN RECOMENDADA PARA DLM EN LA PARTE INTERNA DEL MUSLO ▼

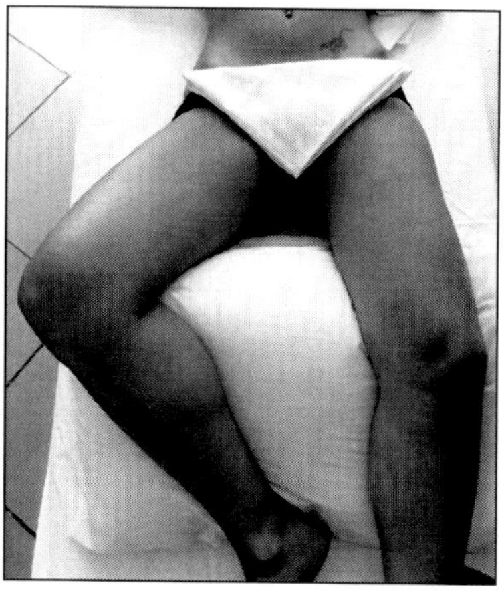

y en algunos casos pueden crear hipertensión hídrica y de los tejidos por la escasa posibilidad de evacuación de los líquidos en las zonas proximales, aunque debemos reconocer que los resultados del DLM no son de larga duración, por lo que es necesaria la aplicación frecuente y mediante varias sesiones de tratamiento que pueden irse espaciando con la evolución satisfactoria de la enfermedad o de la región a tratar. El tratamiento de DLM puede estar apoyado con vendajes para la contención y protección del edema y con un programa de ejercicios físicos terapéuticos sistemáticos y dosificados, especialmente de ejercicios tenso-activos.

OBJETIVOS DEL DRENAJE LINFÁTICO MANUAL

- Aumentar la función del retorno venoso
- Reducir o eliminar los edemas
- Reducir el estancamiento capilar y de las venas
- Aumentar la velocidad de la circulación de la linfática y del retorno venoso
- Mejorar la permeabilidad capilar linfática
- Mejorar la atonía vascular

BENEFICIOS DEL DRENAJE LINFÁTICO MANUAL

- Fortalece y regenera el sistema linfático, al mejorar la circulación de la linfa
- Flexibiliza las paredes (túnica) de los vasos linfáticos, por lo que evita su esclerosis
- Fortalece las válvulas semilunares de los vasos linfáticos
- Fortalece los capilares linfáticos
- Estimula las funciones de los ganglios linfáticos (linfoglándulas)
- Mejora la circulación de retorno
- Regula el tono de las fibras musculares lisas y de las estriadas
- Eleva el sistema defensivo inmunológico al activar la maduración de los linfocitos
- Facilita la relajación neuromuscular y mental, por su efecto neurosedante y relajante sobre el sistema nervioso vegetativo (simpático y parasimpático).
- Mejora la maduración de las células linfáticas al estimular las funciones del timo y el bazo
- Inhibe los estímulos dolorosos con una mejor respuesta en el alivio del dolor, por su acción analgésica y sedante
- Tonifica la función renal
- Disminuye los procesos inflamatorios
- Tiene efecto antiedematizante
- Ayuda a reducir la retención de líquidos, hinchazón de los pies, abdomen, o sensación de pesadez en piernas y brazos, en los paciente obesos

- Evacuación de las venas profundas y superficiales
- Depura el organismo y la piel al eliminar las toxinas y sustancias de desechos
- Tiene beneficios de protección, al modular la respuesta del sistema inmunológico frente a la invasión de bacterias, virus y otras sustancias extrañas o agentes patógenos externos
- Evita la acumulación de líquidos y la absorción de las grasas
- Facilita la absorción de las vitaminas solubles desde el aparato digestivo y su transporte por el sistema circulatorio
- Retarda el envejecimiento celular y de la piel, retarda la aparición o formación de arrugas o líneas de expresión, reduce y evita la formación de bolsas en los párpados y ojeras
- Aporta grandes beneficios en los procesos postoperatorios de cirugía estética, ya que contribuye a acelerar la curación de los tejidos, evita que se produzcan edemas, reduce la inflamación y el dolor y acelera la cicatrización quirúrgica
- Aporta una agradable sensación de bienestar.

INDICACIONES DEL DRENAJE LINFÁTICO MANUAL

El Drenaje Linfático Manual, tiene resultados terapéuticos en un gran número de enfermedades, por lo que se puede indicar para el tratamiento de las afecciones siguientes:

- En la mayoría de los tratamientos oncológicos, y edemas por radiación
- Linfedemas congénitos o adquiridos
- Linfangitis
- Elefantiasis
- En la recuperación y cicatrización postquirúrgica y cirugías estéticas
- Edemas linfoestáticos
- Linfedema esencial o enfermedad de Milroy-Nonne (forma hereditaria de edema linfangiectásico)
- Edemas por mastectomía o extirpación de los senos

- Edemas postquirúrgicos
- Edema de origen reumático
- Edema dermatológico
- Edemas faciales y sinusitis
- Edemas por cicatrices por heridas o traumatismos (hematomas, luxaciones)
- Edemas del deporte (distensiones musculares, desgarros musculares, por sobre cargas físicas o por sobre uso)
- Edema por quemaduras
- Edemas del sistema nervioso (cefaleas, migrañas, vértigos, mareos)
- Edemas menstruales
- Edemas del embarazo
- Fibromialgia
- Artrosis
- Artritis
- Pancreatitis
- Hematomas
- Hernia Hiatal
- Halitosis
- Diarreas
- Acidez gástrica
- Estreñimiento
- Hemorroides
- Colitis
- Colelitiasis
- Colesterol y Triglicéridos
- Ecogenicidad Hepática
- Obesidad
- En algunos tipos de cáncer
- Síndrome premenstrual
- Leucorrea
- Síndrome de ovarios poliquísticos
- Hipogalactia
- En las inter-crisis de Asma

- Enfermedad Pulmonar Obstructiva Crónica (EPOC)
- Neumonía
- Bronquitis y catarro común
- Sinusitis
- Rinitis – Rinorrea
- Hipo
- Tos
- Neuropatías
- Alcoholismo
- Tabaquismo
- Migraña
- Cefaleas
- Esclerosis Múltiple
- Enfermedad Celiaca
- Estrés, ansiedad (distonía neurovegetativa), para la reducción o eliminación de las elevadas cantidades del cortisol (hormona del estrés).
- Insomnio
- Litiasis Renales
- Prostatitis
- Cistitis
- Retención de orina
- Incontinencia de orina
- Gota, tendinitis, capsulitis
- Hernias discales
- En la restauración de fracturas y lesiones de ligamentos
- Lesiones de los Tejidos Blandos
- Osteoporosis
- Calambres musculares
- Resfriados
- Ulceras de decúbitos o por presión

LOS TRATAMIENTOS CON DRENAJE LINFÁTICO MANUAL EN LA ESTÉTICA

- Tratamientos limpiadores
- Tratamientos humectantes
- Tratamientos antiarrugas
- Tratamientos astringentes
- Tratamientos suavizantes
- Celulitis
- Tratamiento y prevención de estrías
- Dermatitis no infecciosas
- Acné
- Psoriasis
- Trastornos de las varices
- Queloides
- Caída del cabello
- Bolsas debajo de los ojos
- Arrugas y edemas en las manos
- Piernas cansadas

TRATAMIENTOS EN LOS QUE SE DEBE EXTREMAR LA PRECAUCIÓN

- En las neoplasias o tumores cancerígenos, posterior a la intervención quirúrgica, radioterapia o quimioterapia, el médico indicará la posible aplicación del Drenaje Linfático Manual, ya que los resultados de numerosas investigaciones, señalan los beneficios postquirúrgicos de esta terapia manual.
- Hipertensión
- Hipotensión
- Inflamaciones agudas (cólico nefrítico, gota)
- Algias pélvicas.
- Tratamiento de insuficiencias venosas
- Enfermedades auto-inmunoalérgicas (lupus, artritis reumatoide)
- Asma bronquial en la fase de intercrisis o lejos de la última crisis, o un mes después

CONTRAINDICACIONES

- Neoplasias y cáncer
- En edemas por insuficiencia cardíaca congestiva, por el riesgo de aumentar el trabajo o gasto cardíaco
- Infarto del Miocardio
- Anginas de pecho
- Tumores malignos
- Hipertensión severa
- Hipotensión severa
- Síndrome del seno carotídeo
- Estados post-tromboflebitis, en trombosis
- Edemas linfodinámicos (pocas proteínas en sangre)
- Edema nefrótico o insuficiencia renal crónica
- Flebitis, trombosis o tromboflebitis en curso
- Enfermedades de la glándula tiroides (hipertiroidismo)
- Edemas inflamatorios por infecciones agudas o enfermedades infecciosas de la piel
- En el asma bronquial en fase de crisis aguda, ya que puede provocar un estado vago tónico excesivo y agravar la crisis. Para aplicar el DLM, es necesario esperar al menos dos meses desde la última crisis asmática, y no aplicarlo en la zona del esternón.
- Infecciones agudas por el riesgo de diseminación linfática
- En heridas infectadas o abiertas, purulentas o supurantes
- En estados febriles
- En casos de desnutrición
- Cáncer de piel o nevus
- En los casos de existir una infección aguda con signo de calor, rubor y dolor, se debe elevar el miembro el mayor tiempo posible y no se debe realizar el DLM, ni el vendaje, pues con el DLM favoreceríamos la difusión de la infección por vía linfática. El médico indicará seguramente antibióticos.

8

Manipulaciones del Drenaje Linfático Manual

Las manipulaciones del DLM tienen dos objetivos principales: uno de *evacuación*, y otro de *reabsorción o captación*; para los que se realizan maniobras de "*llamada o evacuación*" (*maniobra de Leduc*), y la otra de "*reabsorción*". Las manipulaciones se realizan en forma de presiones estáticas suaves y lentas sin fricciones o sin deslizamiento de los dedos o la palma de la mano del linfoterapeuta sobre la piel del paciente, y pueden ser en forma de empuje, circulares o con movimientos de bombeo, teniendo siempre presente la lentitud normal de la circulación linfática, las contracciones del linfangión y que las manipulaciones del DLM actúan principalmente sobre los ganglios y colectores linfáticos superficiales. Estas manipulaciones estimulan la producción de linfoquinas que aumentan la filtración de los capilares vasculares. Primeramente se debe drenar las zonas proximales y seguidamente las distales, siempre en la dirección del recorrido de la circulación linfática.

Las maniobras de "*llamada o evacuación*" se realizan primeramente a distancia del edema y en el sentido de los ganglios linfáticos más cercanos. Se realizan con el objetivo de estimular la movilidad de los vasos linfáticos de la zona a tratar y evacuar la acumulación de líquidos o linfa de las cisternas linfáticas. Son las maniobras de presiones con las yemas de los dedos y las palmas de las manos, como el desagüe y el bombeo.

Las maniobras de "reabsorción o captación" se realizan posteriormente y solamente sobre la zona del edema. Se realizan con el objetivo de favorecer la reabsorción del líquido intersticial por los capilares sanguíneos y por los vasos linfáticos superficiales. Son las maniobras estáticas que se realizan con las falanges de los dedos, sin deslizamiento o fricción sobre la piel del paciente. Como el empuje, círculo fijo y el movimiento dador.

Cuando se terminan de realizar las maniobras de "reabsorción o captación", seguidamente se vuelven a realizar las maniobras de "llamada o evacuación" en la zona distal del edema, para estimular la movilidad de los vasos linfáticos colectores con el objetivo de evacuar la linfa que se ha captado o colectado. Tanto las maniobras de "reabsorción o captación" como las de "llamada o evacuación", se repiten y se alternan varias veces en dependencia de la magnitud del edema.

Según su creador, el Dr. Emil Vodder, para realizar correctamente el Drenaje Linfático Manual, las manipulaciones tienen que hacerse únicamente de forma manual para lograr el drenaje de la linfa teniendo en cuenta los tres factores siguientes:

1. "La Lógica": La linfa circula en una sola dirección (hacia el corazón), por estas razones las manipulaciones se realizarán siempre en la misma dirección y dirigidas hacia las estructuras ganglionares comenzando por desahogar la salida, liberando la zona del "términus" en las fosas supraclaviculares. De no realizarse el desagüe inicial en la zona términus, el drenaje no se realiza correctamente ya que la linfa que estamos haciendo circular desde otras regiones del cuerpo se acumula o estanca en la región del cuello o las fosas supraclaviculares donde desembocan todos los líquidos del cuerpo.

2. "La Presión": La que debe realizarse de forma muy suave, casi imperceptible, sin provocar dolor y sin desplazamiento o deslizamiento de los dedos del linfoterapeuta sobre la piel del paciente. Especialmente mediante el empuje y la relajación de los tejidos de la piel.

3. "El Ritmo": El DLM se realiza de acuerdo al ritmo propio de la circulación linfática, que es entre 4 y 5 segundos, haciendo una pausa entre 1 o 2 segundos, de manera repetitiva y constante. Teniendo en cuenta las contracciones fisiológicas de los vasos linfáticos.

ROCES SUPERFICIALES

- **Modo de ejecución:** Se pueden realizar roces superficiales antes de comenzar el DLM con una mano o con las dos manos, sobre la zona o el segmento a tratar. A esta manipulación se le denomina "rose superficial", porque no se realiza presión alguna sobre la piel del receptor, solo se realizan roses superficiales generalmente con las yemas de los dedos aunque también pueden utilizarse las palmas de las manos pero sin provocar distensión del tejido sobre el que se aplica.
- **Presión:** Superficiales.
- **Ritmo:** Lento y suave.
- **Aplicación:** En todas las zonas y regiones del cuerpo.
- **Objetivos:** Favorecer los estados de relajación físico y mental del receptor, establecer la empatía entre el linfoterapeuta y el receptor, movilizar el umbral del dolor y promover su alivio. Favorecer las condiciones para posteriormente con las manipulaciones del DLM, activar la circulación de la linfa, calentar la piel, promover la vasodilatación de los capilares y vasos superficiales.

DESAGÜE

- **Modo de ejecución:** El desagüe es la primera manipulación que se debe aplicar. Es una manipulación de influencia profunda a nivel de la piel. Se realiza de dos formas: desagüe con las yemas de los dedos pulgares y con la región cubital de la mano. El desagüe con las yemas de los dedos se realiza en zonas de las cisternas linfáticas, especialmente en la fosa supraclavicular "zona términus", en las axilas, y en la región de las ingles. Se realiza ejerciendo presión con la yema del dedo pulgar en una sola dirección en el área o zona a tratar, realizando el contacto con toda la yema del pulgar y regresando al punto de partida reduciendo la presión o el contacto.

  Con la región cubital de la mano en la región inguinal y con las falanges de los dedos en la región del abdomen para hacer desagüe en la cisterna del quilo. Se realiza colocando los dedos extendidos y ejerciendo presión en una sola dirección un centímetro por encima del ombligo para hacer drenar la linfa intestinal o cuando se produce una alteración de los vasos linfáticos que recogen la linfa intestinal (quilo), lo que da lugar a un edema de la pared intestinal y heces diarreicas. La combinación de una alimentación en que las grasas sean de cadena corta, la práctica de ejercicios respiratorios y el desagüe abdominal profundo han dado buenos resultados en estos trastornos.

- **Presión:** Moderada.
- **Ritmo:** Lento y suave.
- **Aplicación:** En las fosas supraclaviculares y en la zona de la cisterna del quilo.

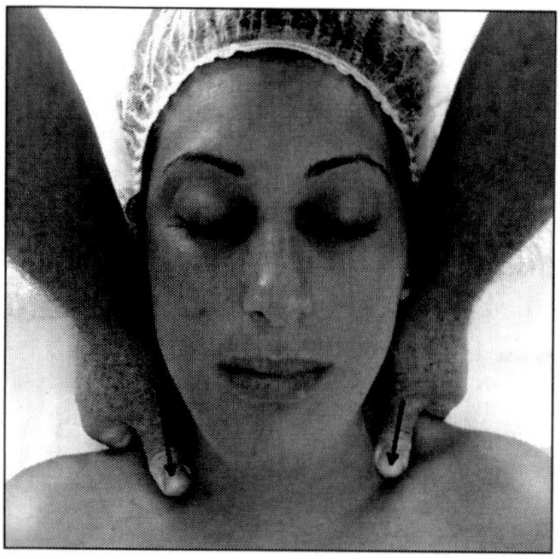

▲ DESAGÜE con las yemas de los pulgares en la Fosa Supraclavicular derecha e izquierda

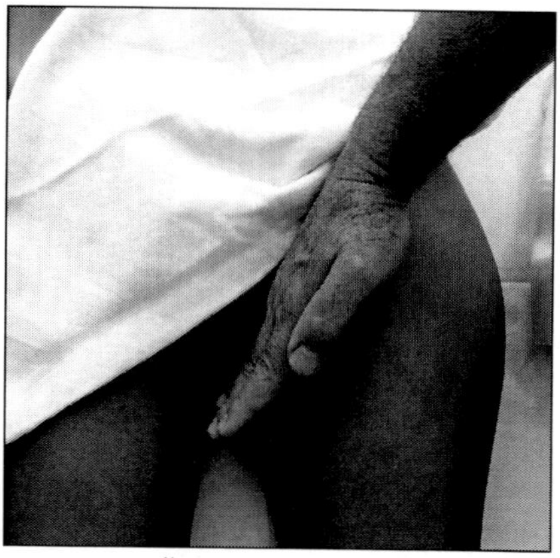

▲ DESAGÜE con la parte cubital de la mano del linfoterapeuta en la Región Inguinal

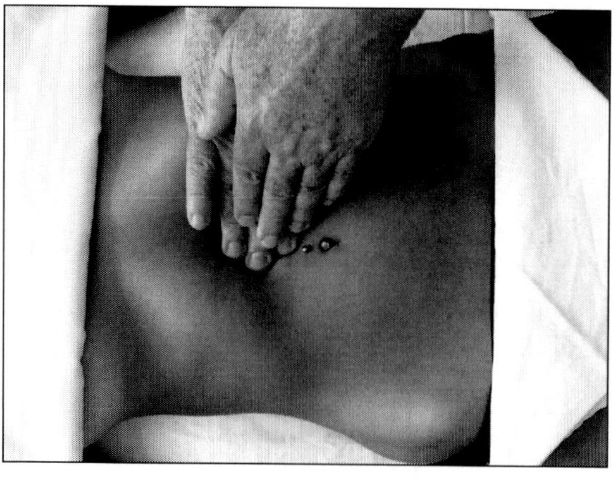

◄ DESAGÜE con las yemas de los dedos en la Cisterna del Quilo

- **Objetivos:** Favorecer el vaciado de la linfa en la zona términus, de la región inguinal de las zonas ganglionares y de la cisterna linfática del quilo, con el fin de activar la circulación de la linfa, facilitar la eliminación de los desechos que se acumulan en estas zonas y promover la producción de linfocitos.

PRESIÓN

- **Modo de ejecución:** La presión es una manipulación de influencia media a nivel de la piel. Se realiza con las yemas de los dedos pulgares. La presión con las yemas de los dedos se realiza especialmente en los espacios interdigitales de los dedos de las manos y de los pies. Se realiza ejerciendo presión moderada con la yema del dedo pulgar en una sola dirección en el área o zona a tratar, realizando el contacto con toda la yema del pulgar y regresando al punto de partida reduciendo la presión o el contacto.
- **Presión:** Moderada.
- **Ritmo:** Lento y suave.
- **Aplicación:** En los espacios interdigitales de los dedos de las manos y los pies.
- **Objetivos:** Favorecer la evacuación de los líquidos y de la linfa acumulada en los pliegues interdigitales de los dedos de las manos y los pies, facilitar los estados de relajación físico y mental del receptor, actuar sobre el umbral del dolor y promover su alivio. Favorecer las condiciones para aplicar las demás manipulaciones.

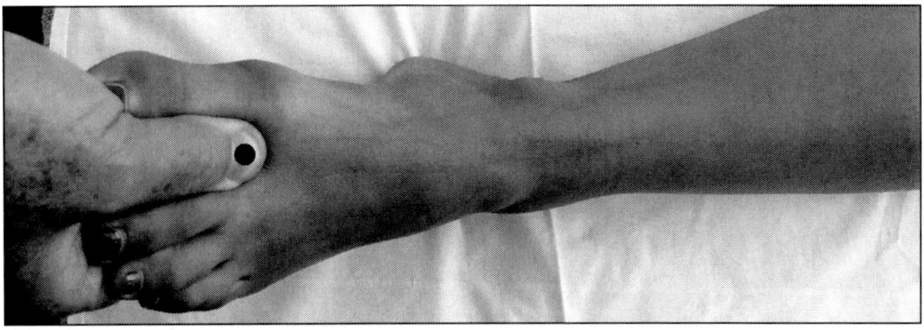

PRESIÓN en los Espacios Interdigitales del Pie

EMPUJE LINEAL O TANGENCIAL

- **Modo de ejecución:** El empuje es una manipulación de influencia superficial a nivel de la piel. Se realiza de dos formas: con las yemas de los dedos índices y medio o con las yemas de los cuatro dedos de la mano excepto el dedo pulgar en una sola dirección, seguido de la fase gradual de descompresión, para facilitar que la piel se escape debajo de la mano y regrese a su posición inicial. En el empuje se realiza presión superficial sin friccionar, ni deslizarse sobre la piel, de forma que se pueda movilizar o desplegar superficialmente el tejido sobre el que se realiza el empuje. A continuación del empuje se separa el contacto con la piel levantando los dedos para soltar el tejido y facilitar que regrese a su posición inicial. Se aplica en las extremidades superiores e inferiores, en el tórax, en el abdomen, nuca, cuello, cara y cuero cabelludo. En la cara hacia los ganglios parotídeos y el mentón. En el cuello hacia las fosas supraclaviculares. En la nuca se aplica desde la región occipital hacia los hombros. En la espalda alta hacia la región de las axilas y en la espalda baja o lumbar hacia los glúteos. En el tórax hacia las axilas y en el abdomen hacia las ingles.

  En las extremidades superiores se comienza de proximal a distal, para esto se comienza en el brazo dos centímetros por encima del pliegue anterior del codo hasta lo más próximo posible a las axilas. Posteriormente se realiza en el antebrazo dos centímetros por encima desde el pliegue de la muñeca hasta dos centímetros antes del pliegue anterior del codo y en las manos desde la segunda falange de los dedos de las manos. En las extremidades inferiores se comienza igualmente desde proximal a distal comenzando por el muslo dos centímetros por encima del pliegue anterior de la rodilla hasta lo más próximo posible a la región inguinal. A continuación en la pierna dos centímetros por encima desde el pliegue del pie hasta dos centímetros antes del pliegue de las rodillas y por último en los dedos de los pies.
- **Presión:** Superficiales.
- **Ritmo:** Lento y suave.
- **Aplicación:** En las extremidades superiores (antebrazo y brazo), y en las extremidades inferiores (pierna y muslo), nuca, cuero cabelludo, cara, cuello, tórax, abdomen y la espalda.

- **Objetivos:** Favorecer el drenaje de la linfa hacia las cadenas ganglionares de las axilas, la ingle, parotídea, mentón y fosa supraclavicular.

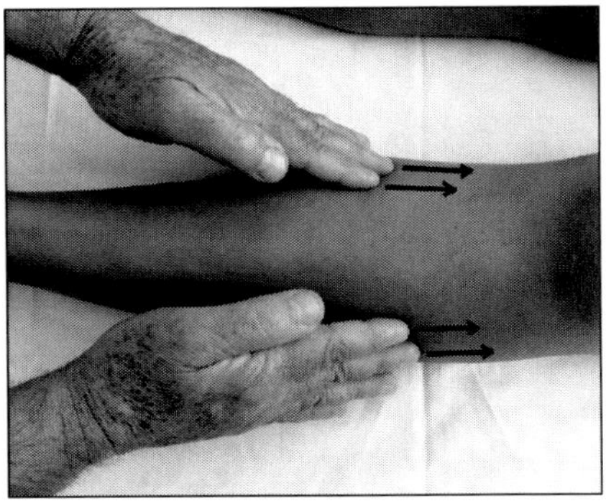

▲ EMPUJE en la Región Lateral de la Pierna

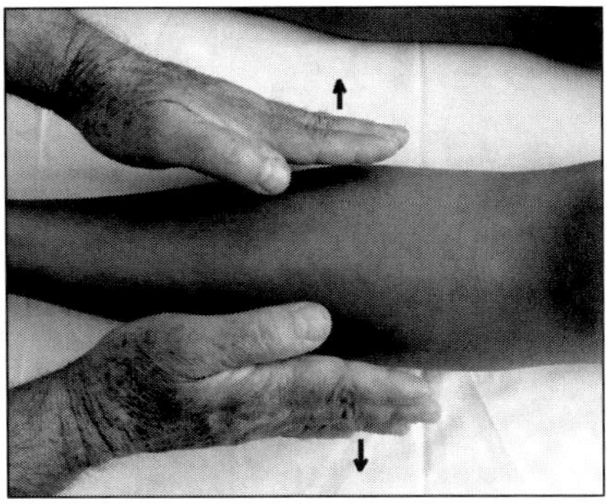

▲ DESCOMPRESIÓN o separación del contacto con la piel para que el tejido regrese a su posición inicial

Movimientos Rotatorios: El linfoterapeuta coloca la palma de la mano sobre la zona a tratar, con el pulgar separado en un ángulo de 90°, realizando un ligero empuje hacia delante con un giro leve en dirección al dedo meñique, seguido de la fase gradual de descompresión, para facilitar que la piel regrese a su posición inicial.

- **Presión:** Superficial.
- **Ritmo:** Lento y suave.
- **Aplicación:** En las extremidades superiores (antebrazo y brazo), y en las extremidades inferiores (pierna y muslo), glúteos, tórax, abdomen y la espalda.
- **Objetivos:** Es una maniobra de reabsorción o captación, para favorecer la recolección de la linfa.

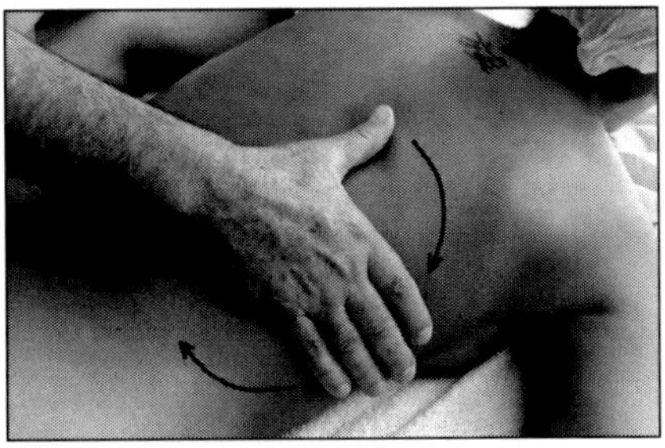

▲ Movimientos Rotatorios en la Región de la Espalda

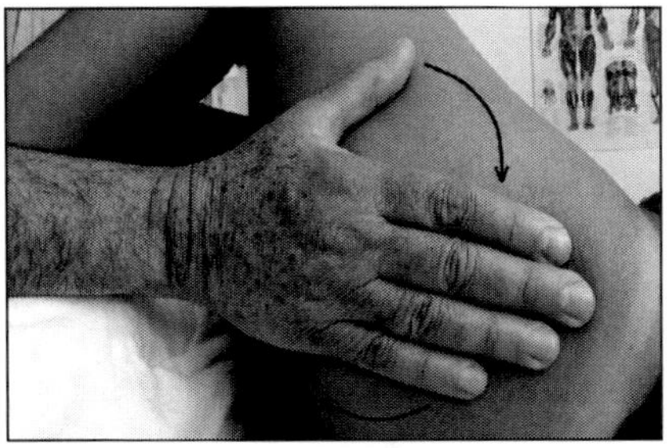

▲ Movimientos Rotatorios en la Región Externa del Muslo

CÍRCULO FIJO

- **Modo de ejecución:** El círculo fijo es una manipulación de influencia superficial a nivel de la piel. Se realiza desde proximal a distal y de dos formas: con las yemas del dedo índice y medio de ambas manos o con las yemas de los cuatro dedos de la mano excepto el dedo pulgar, en ambos casos en una sola dirección, hacia las cadenas ganglionares más próximas. En el círculo fijo se realiza presión superficial de manera que los dedos del linfoterapeuta queden adheridos a la zona de contacto para evitar la fricción de forma que se pueda movilizar o desplegar superficialmente la piel y el tejido subyacente en forma de círculo. El movimiento circular con las yemas de los dedos del linfoterapeuta, parte de un punto inicial (ejemplo: en la figura punto A) y termina en el mismo punto de partida (punto A), con un empuje superficial a continuación en la dirección del drenaje hasta sentir el límite de la elasticidad de la piel, donde al final se realiza una fase de descompresión, para facilitar el regreso de la piel a su posición inicial.

  Se aplica en las extremidades superiores e inferiores, en el tórax, en el abdomen, nuca, cuello, cara y cuero cabelludo. En la cara hacia los ganglios parotídeos y el mentón. En el cuello hacia las fosas supraclaviculares. En la nuca se aplica desde la región occipital hacia los hombros. En la espalda alta hacia la región de las axilas y en la espalda lumbar hacia los glúteos. En el tórax hacia las axilas y en el abdomen hacia las ingles.

  En las extremidades superiores de comienza en el brazo dos centímetros por encima del pliegue anterior del codo hasta lo más próximo posible de las axilas. En el antebrazo se inicia dos centímetros por encima desde el pliegue de la muñeca hasta dos centímetros antes del pliegue anterior del codo, y en las manos se comienza por los dedos.

  En las extremidades inferiores se comienza por el muslo dos centímetros por encima del pliegue anterior de la rodilla hasta lo más próximo posible a la región inguinal. En la pierna dos centímetros por encima desde el pliegue del pie hasta dos centímetros antes del pliegue anterior de la rodilla y en los pies por los dedos.

- **Presión:** Superficiales.
- **Ritmo:** Lento y suave.
- **Aplicación:** En las extremidades superiores (antebrazo y brazo), y en las extremidades inferiores (pierna y muslo), nuca, cuero cabelludo, cara, cuello, tórax, abdomen y la espalda.
- **Objetivos:** Con la movilización circular del tejido sobre el que se aplica, se favorece la recolección del líquido sobrante y linfa, los que se puede drenar hacia las cadenas ganglionares de las axilas, la ingle, parotídea, mentón y fosa supraclavicular.

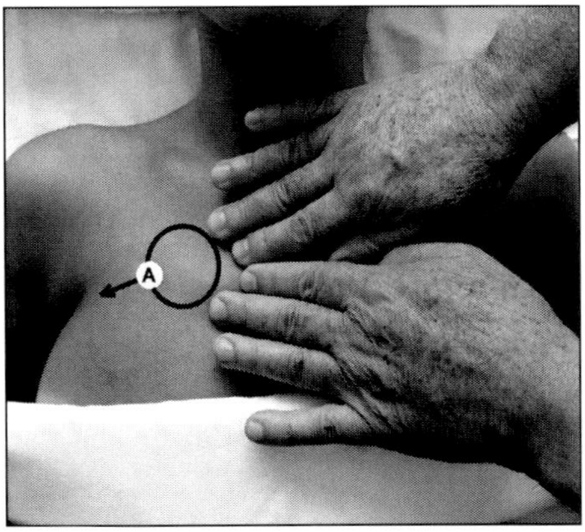

◀ Punto de partida y terminación del CÍRCULO FIJO (Punto A)

MOVIMIENTO DADOR

- **Modo de ejecución:** El movimiento dador (se asemeja al movimiento que se realiza al lanzar los dados), es una manipulación de influencia superficial a nivel de la piel. Se realiza de dos formas: con el pliegue interdigital del dedo pulgar y del dedo índice o lo que es lo mismo con las interfalángicas y metacarpofalángicas extendidas, y con la región radial de las manos del linfoterapeuta, también se realiza con los pliegues interdigitales de ambas manos, colocando las dos manos de forma circular sobre la zona a tratar.

  El movimiento dador se realiza solamente en las extremidades superiores e inferiores desde proximal a distal. Para esto en las extremidades superiores se comienza por el brazo dos centímetros por encima del pliegue anterior del codo hasta lo más próximo posible de las axilas. En el antebrazo dos centímetros por encima desde el pliegue de la muñeca hasta dos centímetros antes del pliegue anterior del codo. En las extremidades inferiores se comienza por el muslo dos centímetros por encima del pliegue anterior de la rodilla hasta lo más próximo posible a la región inguinal. En las piernas dos centímetros por encima desde el pliegue del pie hasta dos centímetros antes del pliegue anterior de la rodilla.

- **Presión:** Superficiales.
- **Ritmo:** Lento y suave.
- **Aplicación:** En las extremidades superiores (antebrazo y brazo), y en las extremidades inferiores (pierna y muslo)
- **Objetivos:** Favorecer el drenaje de la linfa del antebrazo y brazo hacia las axilas y de las piernas y muslos hacia la ingle, con el fin de activar la circulación de la linfa hacia las regiones ganglionares de las axilas y de las ingles.

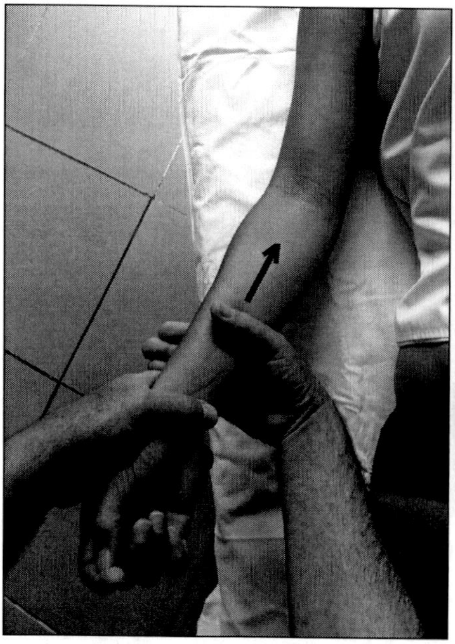

▲ MOVIMIENTO DADOR
con el pliegue interdigital del dedo pulgar y el dedo índice en la Región del Antebrazo

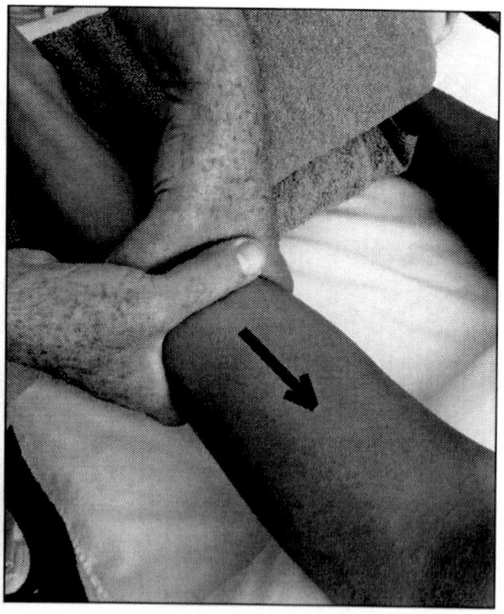

▲ MOVIMIENTO DADOR
con los pliegues interdigitales de ambas manos, colocando las dos manos en forma circular en la Región de la Pierna

BOMBEO

- **Modo de ejecución:** El bombeo se puede realizar de las dos formas siguientes: se coloca la palma de la mano perpendicularmente en contacto sobre la zona a tratar, realizando presión con un ligero empuje hacia delante, hasta el límite del movimiento, seguida de la fase gradual de descompresión, para facilitar que la piel regrese a su posición inicial. También se puede realizar colocando la yema del dedo pulgar o del dedo índice o con la región radial de la mano y seguidamente se realiza flexión de la articulación hasta el límite máximo de flexión. Esta última forma de bombeo se realiza solamente en las zonas ganglionares de las articulaciones de las extremidades superiores e inferiores.

  En las extremidades superiores se realiza desde la posición en decúbito supino, realizando presión con el dedo pulgar sobre el pliegue anterior de la articulación del codo y flexionando el antebrazo sobre el brazo.

  En las extremidades inferiores se realiza en la posición decúbito prono, presionando con la yema del dedo pulgar el pliegue poplíteo y flexionando la pierna sobre el muslo.

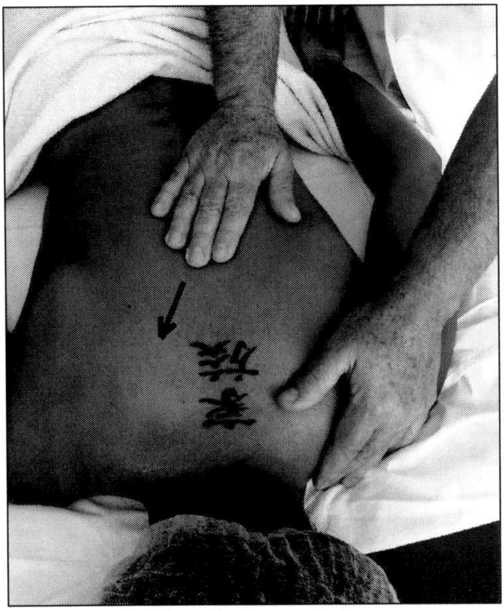

◀ BOMBEO: Con la palma de la mano perpendicularmente en contacto sobre la zona a tratar, realizar presión con un ligero empuje hacia delante, hasta el límite del movimiento, seguida de la fase gradual de descompresión, para facilitar que la piel regrese a su posición inicial.

- **Presión:** Superficial, pero de forma simultánea con la flexión.
- **Ritmo:** Lento y suave.
- ***Aplicación:*** En las extremidades superiores (flexión del antebrazo sobre el brazo), y en las extremidades inferiores (flexión de la pierna sobre el muslo).
- **Objetivos:** Favorecer el bombeo y el drenaje de la linfa del antebrazo y brazo hacia las axilas y de las piernas y muslos hacia la ingle, con el fin de bombear para activar la circulación de la linfa hacia las regiones ganglionares de las axilas y de la ingle.

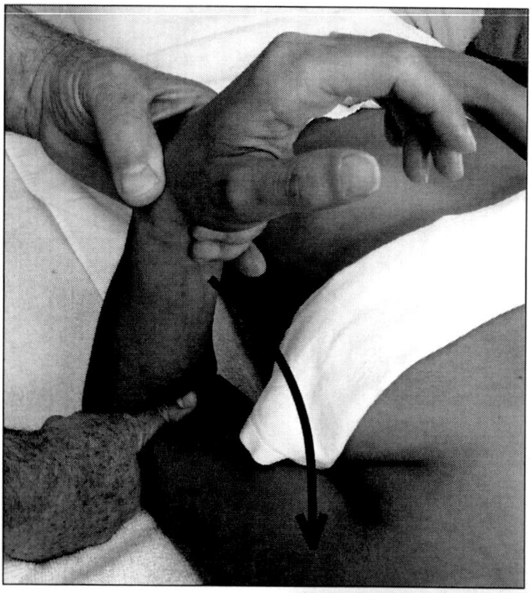

◄ BOMBEO con presión en el Pliegue Anterior de la Articulación del Codo

Flexión del antebrazo sobre el brazo para hacer BOMBEO ▼

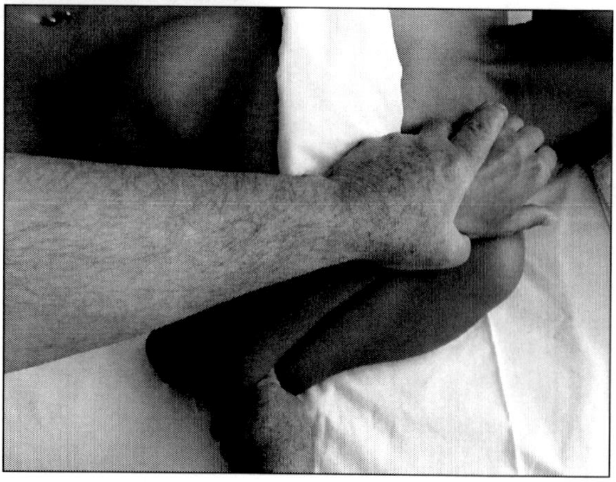

Pasos Técnicos Recomendados

1. PRIMER PASO

Preparación del cliente y aplicación de las manipulaciones del Drenaje Linfático Manual (DLM)

a) Posición adecuada según la zona a tratar
b) Limpieza de la piel y secado
c) Rose Superficiales para lograr la relajación muscular y mental
d) Desagüe de las cisternas linfáticas (fosa supraclavicular, zona términus y cisterna del quilo), y pliegues interdigitales
e) Empuje lineal desde proximal a distal
f) Círculos fijo desde proximal a distal
g) Movimiento dador desde proximal a distal
h) Bombeo en las zonas ganglionares y movilizaciones de las articulaciones
i) Ejercicios tenso-activos
j) Enfriamiento mediante pulverización

* Cada paso puede repetirse de 3 a 5 veces, manteniendo el ritmo, controlando la presión y la descompresión, y manteniendo la dirección de la circulación linfática.

2. SEGUNDO PASO

Vendaje por zonas (solo donde sea necesario)

El vendaje por zonas solo se debe realizar donde sea necesario y se puede hacer con vendas elásticas de tela, gasas, neopreno y otros materiales destinados al mismo. Como sabemos los miembros superiores e inferiores del cuerpo humano tienen forma de cono por lo que el vendaje se comenzará por la parte más estrecha o distal de los miembros superiores e inferiores, hacia la parte más ancha o proximal a la línea media.

3. TERCER PASO

Ejercicios tenso-activos (contracciones estáticas)

Los ejercicios tenso-activos son ejercicios de contracciones estáticas, donde no se realizan movimientos de flexión, ni extensión o sin la movilización de las articulaciones proximales, con el objetivo de activar de manera fisiológica normal las contracciones musculares que actúan directamente sobre las válvulas linfáticas de los vasos linfáticos y promover la circulación de la linfa por sus propios mecanismos y la circulación de retorno o venosa.

Para realizarlos correctamente el paciente levanta el miembro a ejercitar y hace una contracción fuerte hasta el límite máximo de sus posibilidades, manteniendo la contracción entre 6 a 12 pulsaciones y relajándolo totalmente también entre 6 a 12 pulsaciones, realizándolo de forma repetitiva hasta 12 veces, con aumento gradual de las cargas y de manera sistemática, preferentemente todos los días. Posteriormente y en la medida que mejore la enfermedad positivamente realizar ejercicios físicos terapéuticos activos sistemáticos y dosificados, siempre cumpliendo los principios médicos-pedagógicos del ejercicio físico terapéutico.

4. CUARTO PASO

Recomendaciones higiénicas generales y nutricionales para mantener una adecuada circulación linfática y un buen nivel inmunológico

Para mantener la buena función del sistema linfático y una adecuada circulación de la linfa, se debe tener en cuenta las medidas higiénicas necesarias como secar correctamente los pies después del baño, recortar las uñas con frecuencia, limpiándolas y ablandándolas antes con agua, usar talcos fungicidas en casos de micosis, cambiar diariamente los calcetines o medias, mantener una higiene y protección adecuada de los pies, y usar un calzado adecuado y cómodo.

Una dieta adecuada, es fundamental para mantener el nivel inmunológico en condiciones normales, de manera contraria, una dieta deficiente y carente de nutrientes esenciales para el sistema inmunológico puede provocar inmunodeficiencias, que permiten la entrada con facilidad de agentes patógenos.

Se ha podido demostrar que las personas con desnutrición, presentan mayor riesgo de contraer enfermedades virales, bacterianas y están más expuestas a ser afectadas por los cambios climáticos o ambientales. Una dieta rica en alimentos que contenga zinc, puede estimular y elevar el nivel inmunológico. El aumento en la dieta de alimentos ricos en vitamina C y minerales como el magnesio, cobre y hierro, también han demostrado un aumento del nivel inmunológico, especialmente en la producción de las inmunoglobulinas IgG presentes en la saliva y de algunas gamma globulinas por su acción inmune estimulante, esto explica los beneficios del limón, la naranja y otros cítricos en las infecciones de las vías respiratorias altas. Por lo que es importante el consumo en la dieta de alimentos ricos en vitamina C, magnesio, cobre y hierro, además de alimentos ricos en antioxidantes.

El aumento en la dieta de alimentos energéticos estimula el sistema inmunológico, por lo que es recomendable la ingesta diaria de más de 1100 a 1300 kilocalorías, con un plan de ejercicios físicos sistemáticos y dosificados, para evitar el aumento de peso y la obesidad. Los fermentos lácteos como el yogur y el kéfir, que están elaborados con bacterias probióticas, aumentan el nivel inmunológico, principalmente de las inmunoglobulinas IgG, y con anticuerpos que actúan contra las infecciones del tracto respiratorio alto, especialmente sinusitis, otitis, amigdalitis, faringitis a repetición y las del tracto intestinal.

El consumo de ácidos grasos esenciales, omega-3 y omega-6, elevan el nivel inmunológico, y también los alimentos antioxidantes como las frutas y las verduras frescas y crudas ya que contribuyen a eliminar los radicales libres que son tóxicos para el organismo, ayudando al sistema inmune a limpiar y barrer los desechos causantes de infecciones y la oxidación.

9

Dirección del Drenaje Linfático Manual

REGIÓN ANTERIOR DEL CUERPO

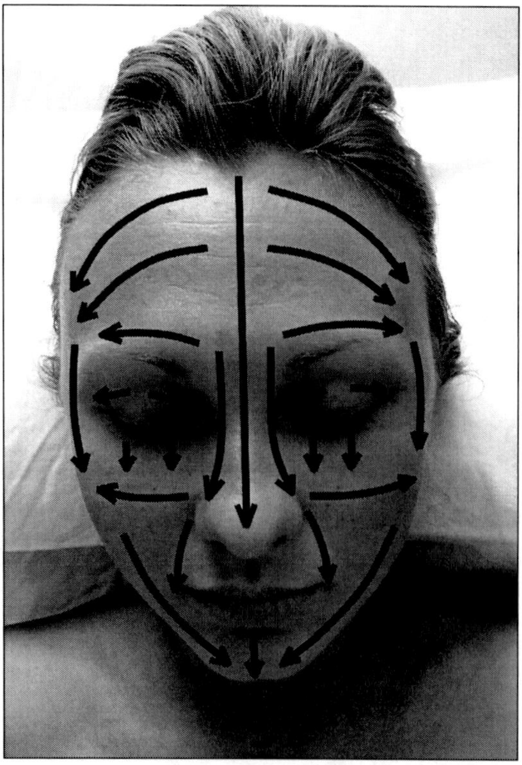

CARA

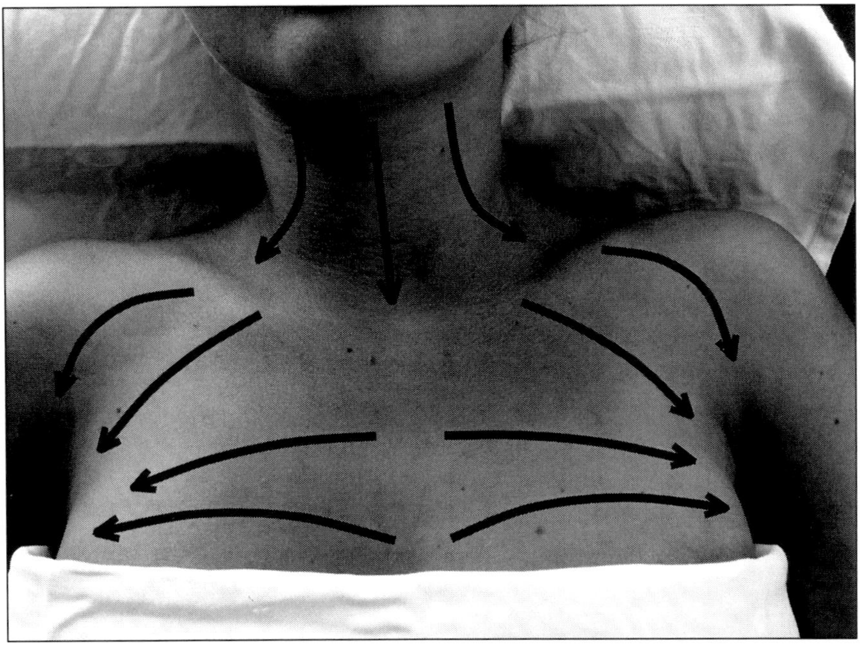

CUELLO Y PECHO

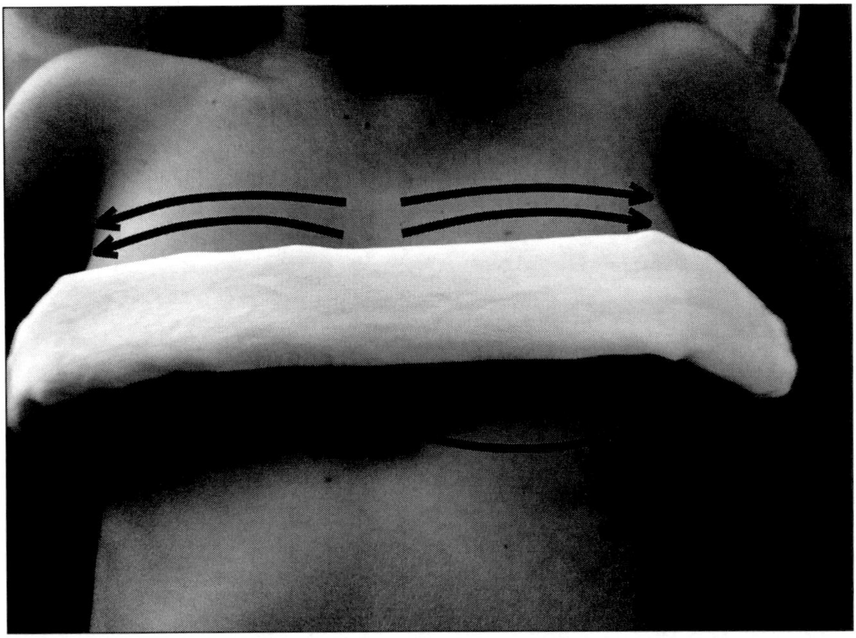

SENOS

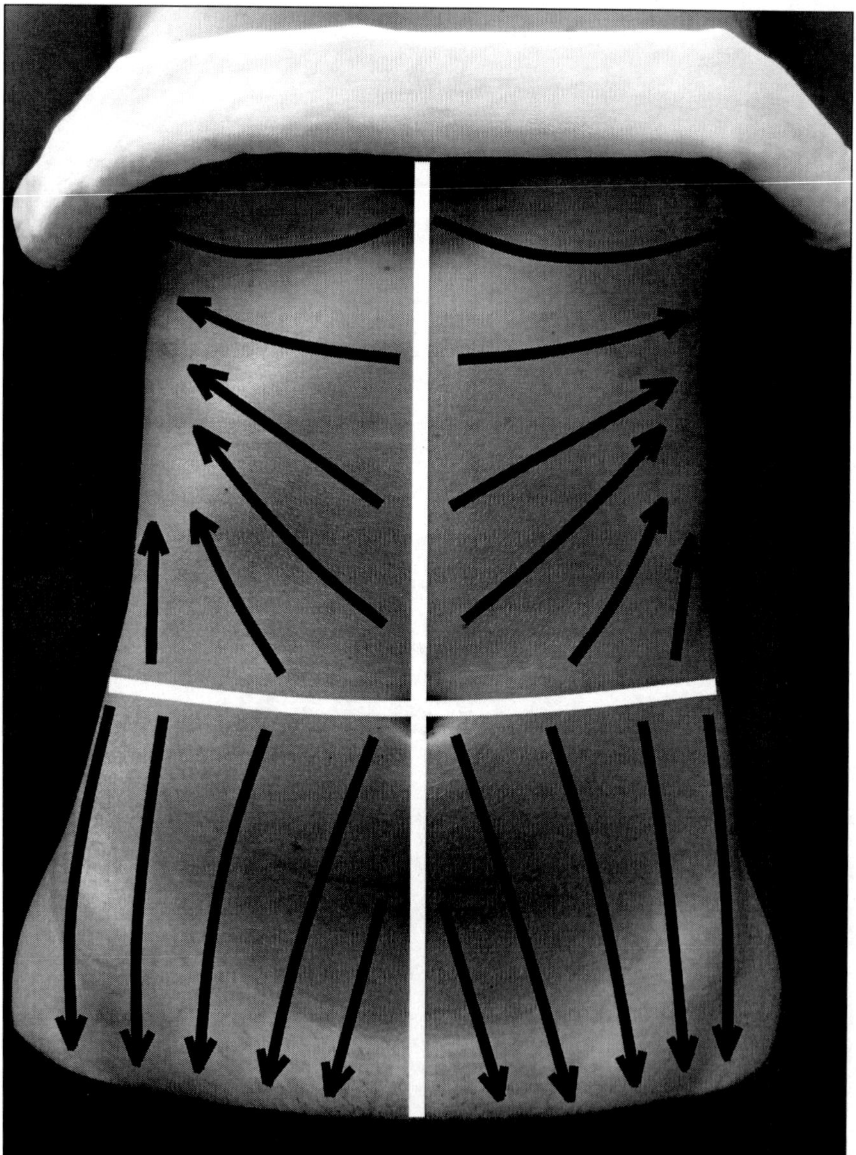

TÓRAX Y ABDOMEN

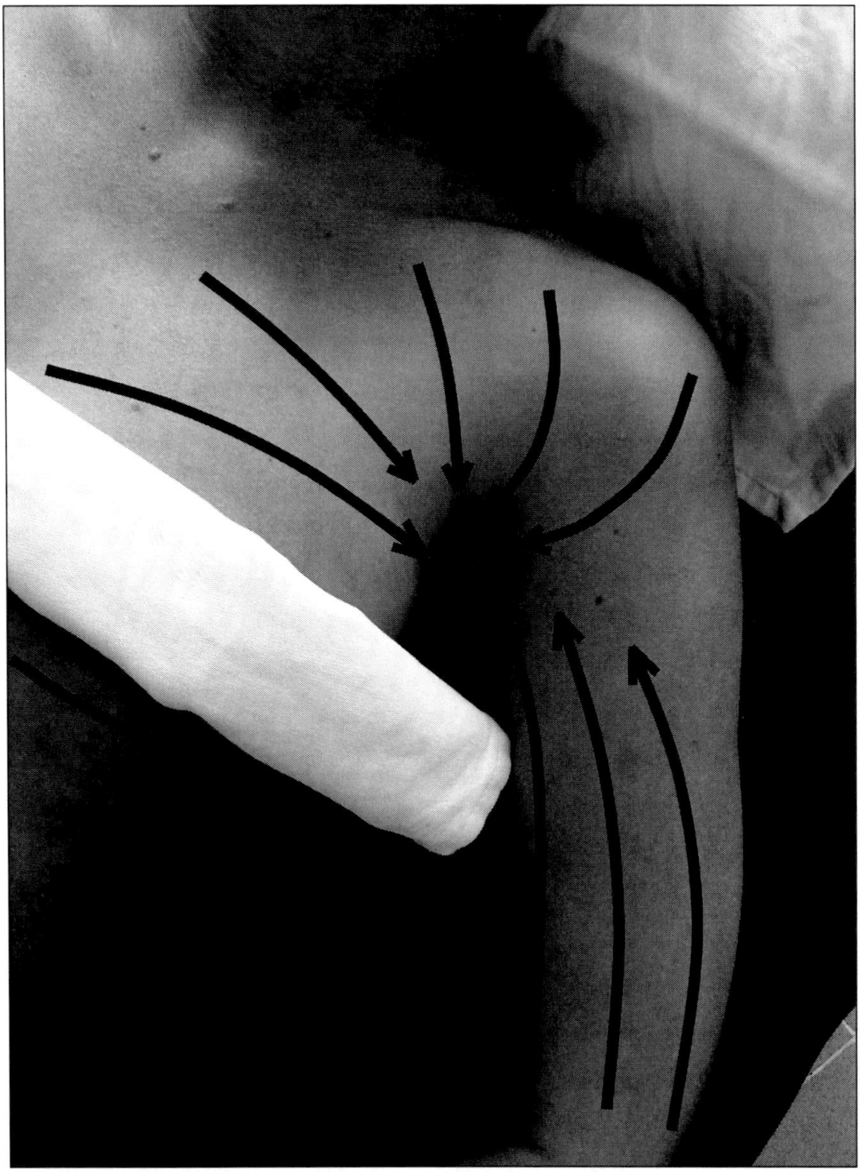

REGIÓN DEL HOMBRO, SENOS Y BRAZO:
HACIA LA AXILA

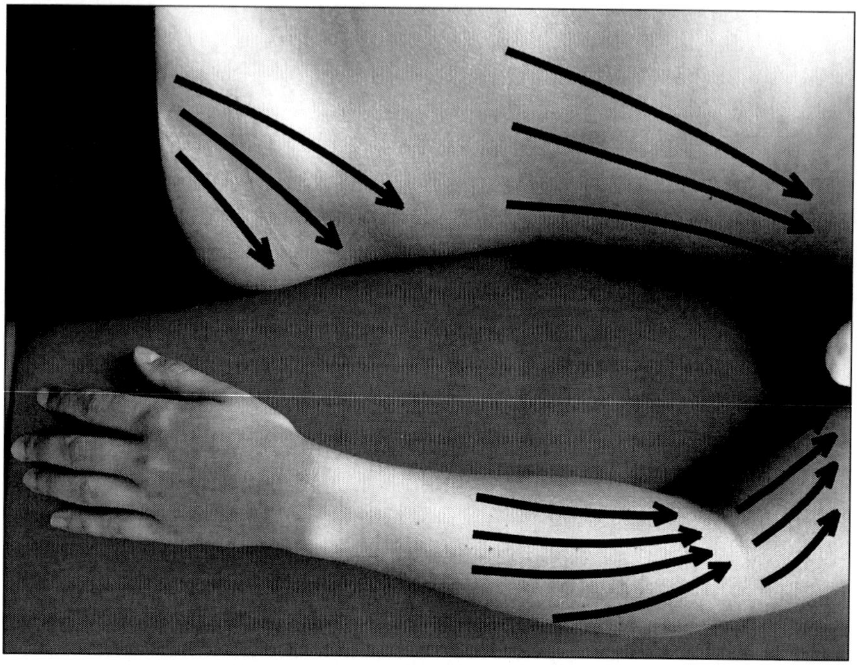

REGIÓN COSTAL Y MIEMBROS SUPERIORES

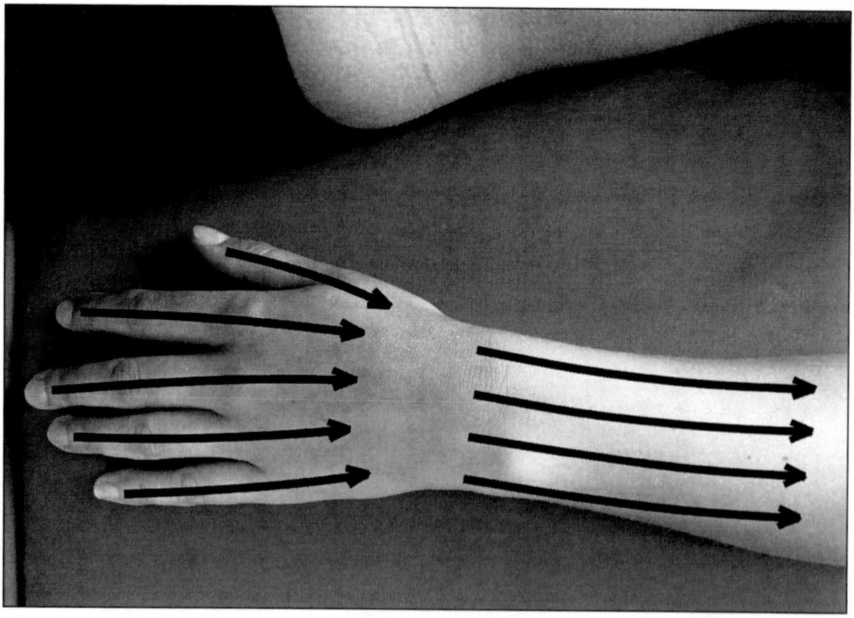

REGIÓN POSTERIOR DE LA MANO Y EL ANTEBRAZO

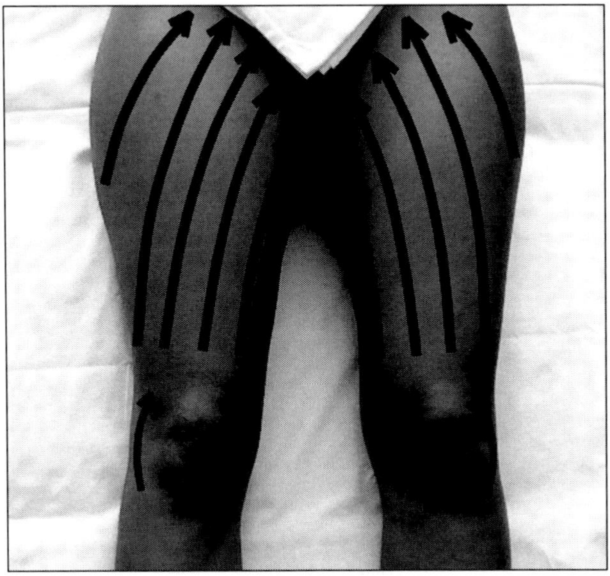

◀ REGIÓN ANTERIOR DE LOS MUSLOS Y LAS RODILLAS

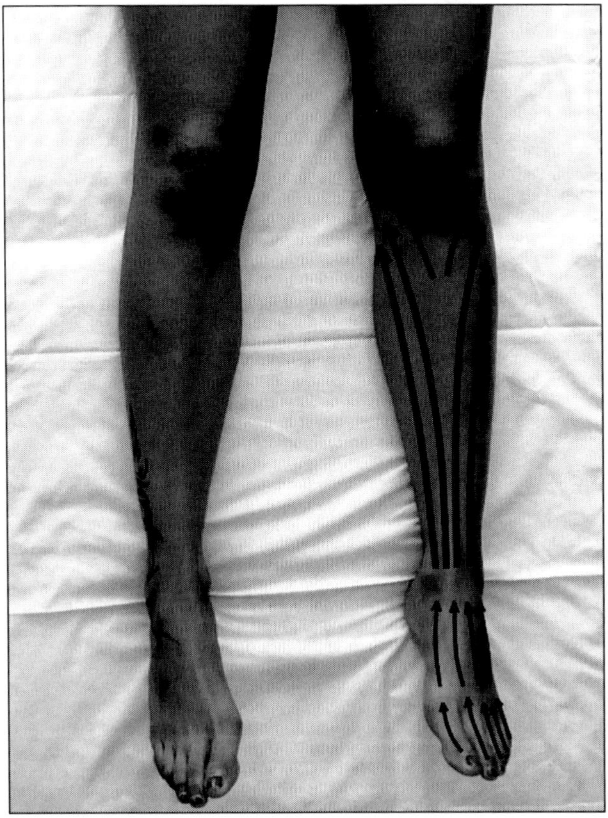

◀ REGIÓN ANTERIOR DE LA PIERNA Y EL PIE

REGIÓN POSTERIOR DEL CUERPO

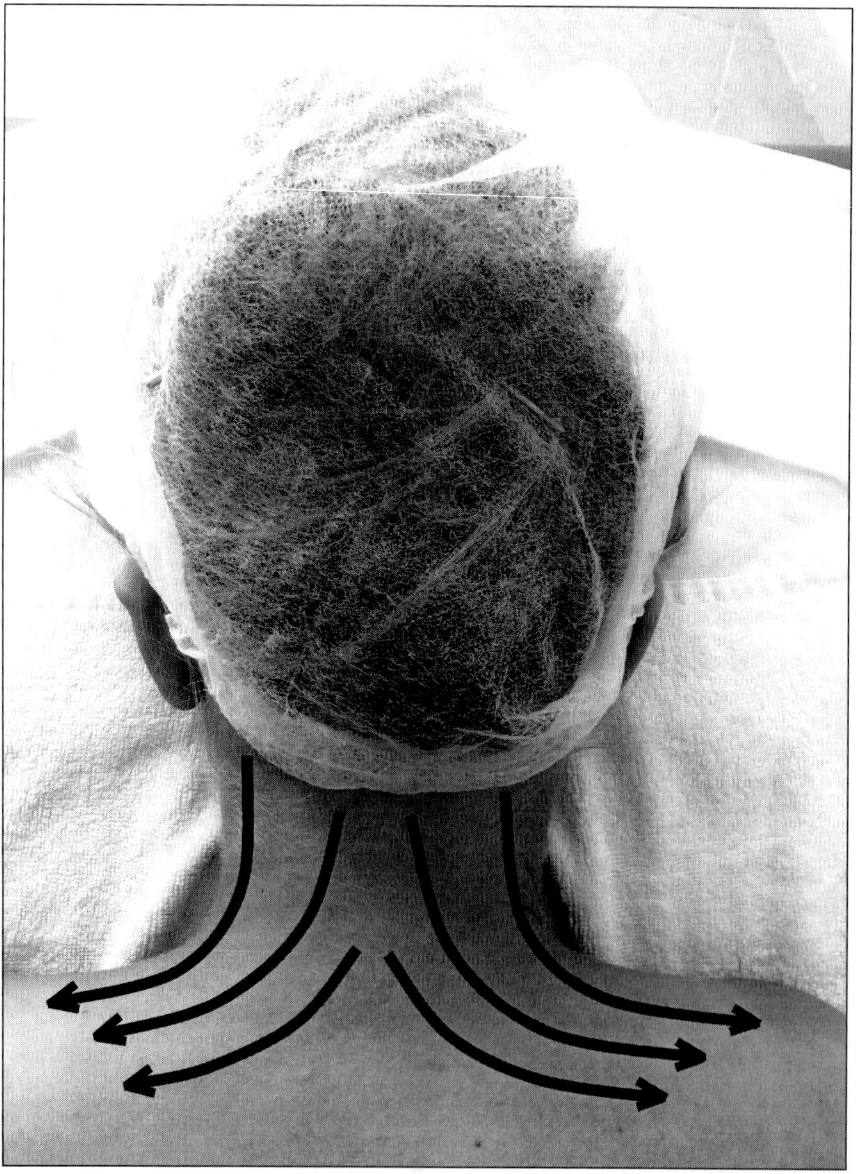

REGIÓN DE LA NUCA

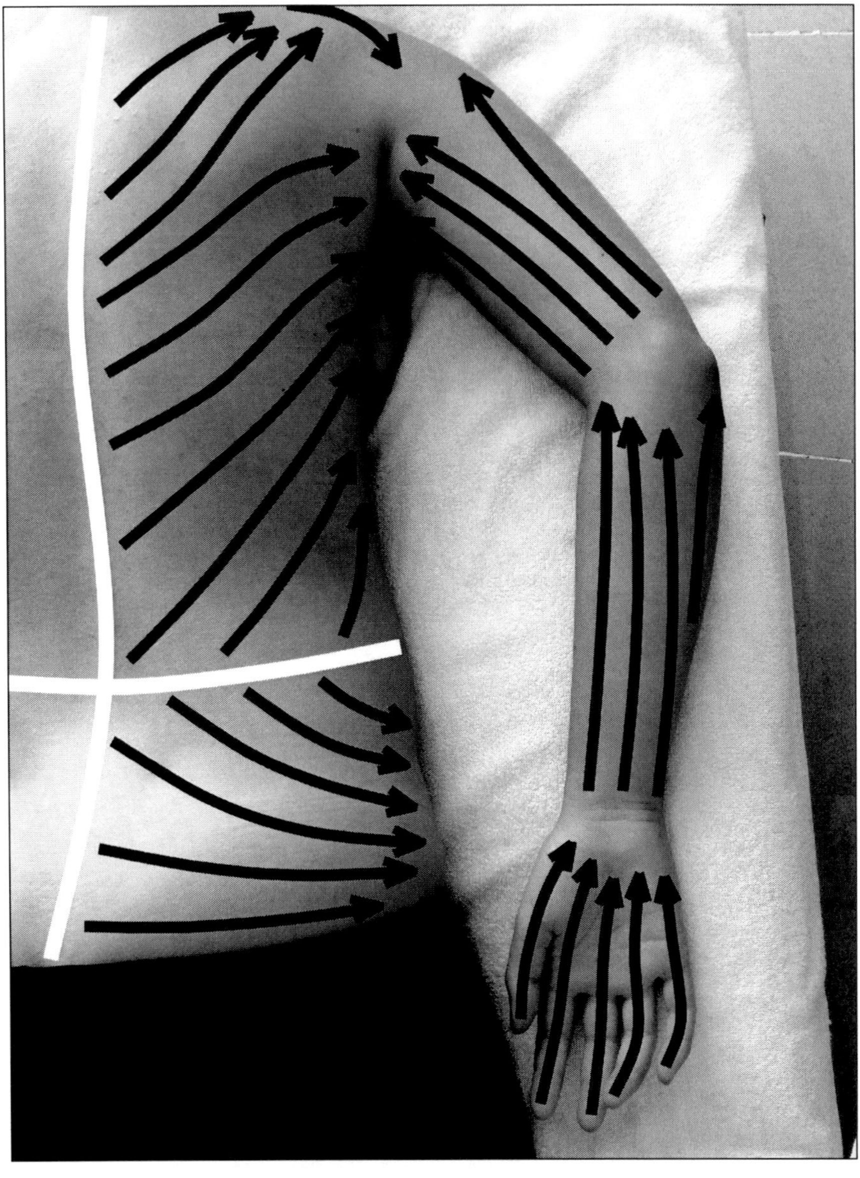

BRAZO, ANTEBRAZO Y MANO,
REGIÓN DORSAL Y LUMBAR

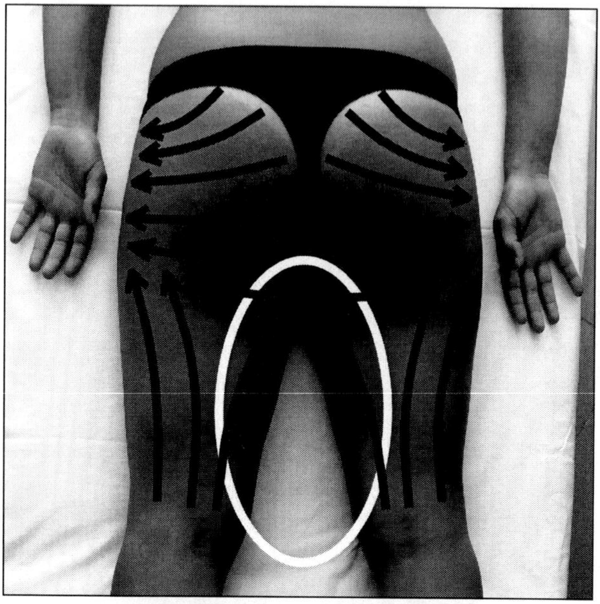

GLÚTEOS Y MUSLOS

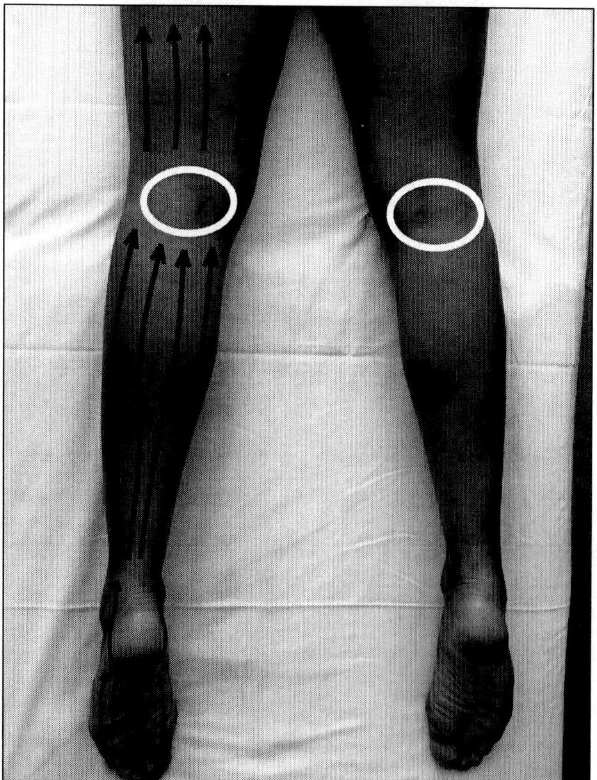

REGIÓN DE LA ZONA POPLÍTEA, PIERNA Y PIE

10

Metodología de Aplicación del Drenaje Linfático Manual

Posición en Decúbito Supino

PRIMER PASO

DESAGÜE DE LAS FOSAS SUPRACLAVICULARES

- **Metodología de aplicación:** Antes de aplicar el DLM, es necesario realizar el desagüe en la región "términus", fijando los dedos de las dos manos en la región posterior de ambos trapecios y, con las yemas de los pulgares de ambas manos, realizar bombeo en la región de las fosas supraclaviculares derecha e izquierda.

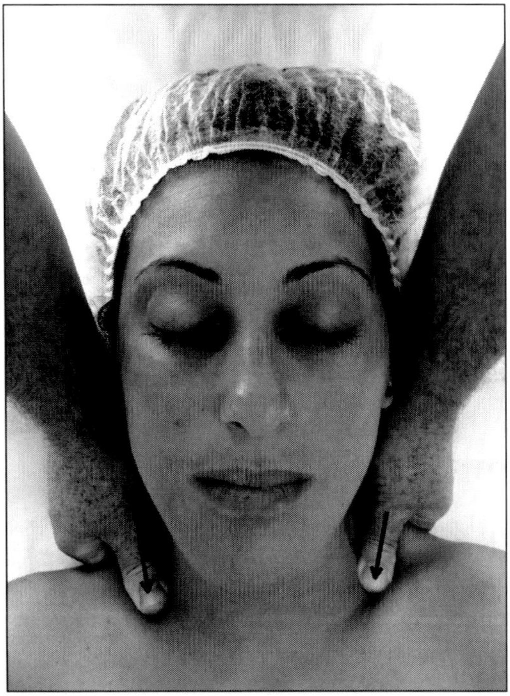

REGIÓN DEL CUERO CABELLUDO

- **Metodología de aplicación:** Abrir una línea directriz en el cabello para aplicar las manipulaciones del DLM, directamente sobre el cuero cabelludo. Se abrirán tantas líneas sean necesarias en las diferentes regiones de la cabeza.

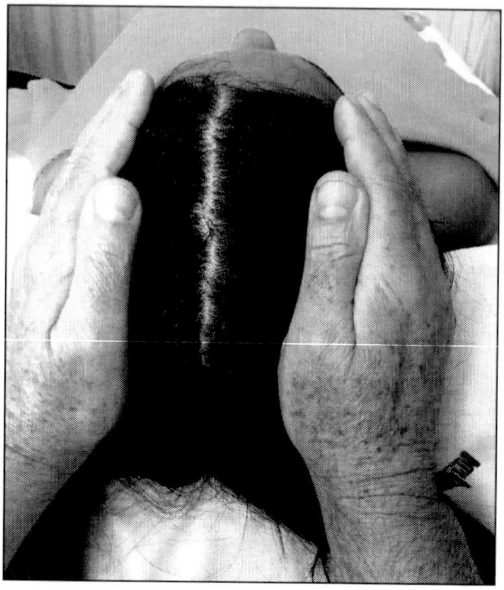

EMPUJE EN EL CUERO CABELLUDO

- **Metodología de aplicación:** Con la yema del dedo del medio, realizar empuje hacia la región frontal. Se puede realizar el empuje a ambos laterales de la línea media, siempre con la yema de uno de los dedos (izquierdo o derecho).

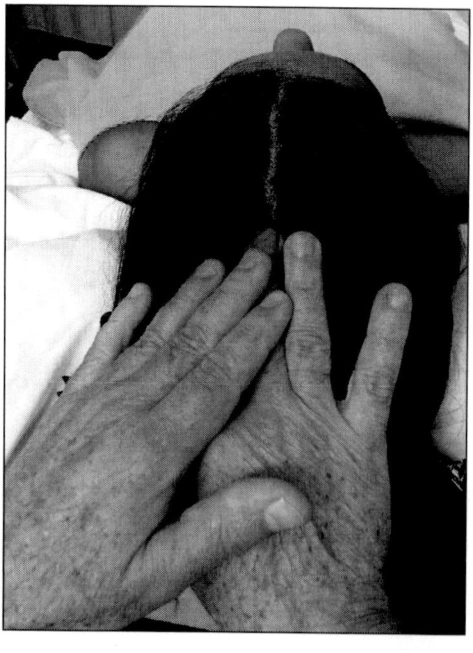

REGIÓN FRONTAL

EMPUJE EN LA REGIÓN FRONTAL

- **Metodología de aplicación:** Con las yemas de ambos dedos del medio, realizar el empuje en toda la región frontal en dirección hacia la nariz.

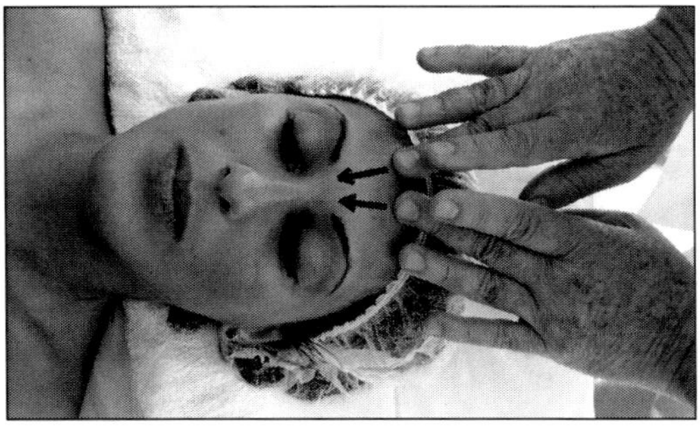

EMPUJE EN LA LÍNEA MEDIA FRONTAL

- **Metodología de aplicación:** Con las yemas de los dedos del medio de cada mano del linfoterapeuta, realizar empuje en la línea media frontal en dirección hacia la nariz.

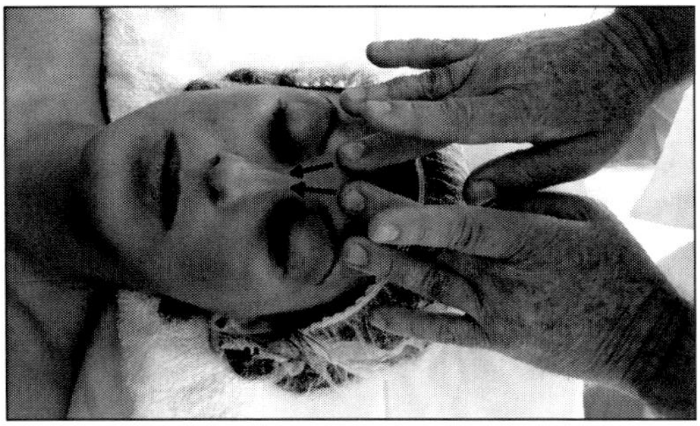

EMPUJE EN EL ENTRECEJO

- **Metodología de aplicación:** Con las yemas de los dedos del medio de las manos del linfoterapeuta, realizar empuje en el entrecejo en dirección hacia la nariz.

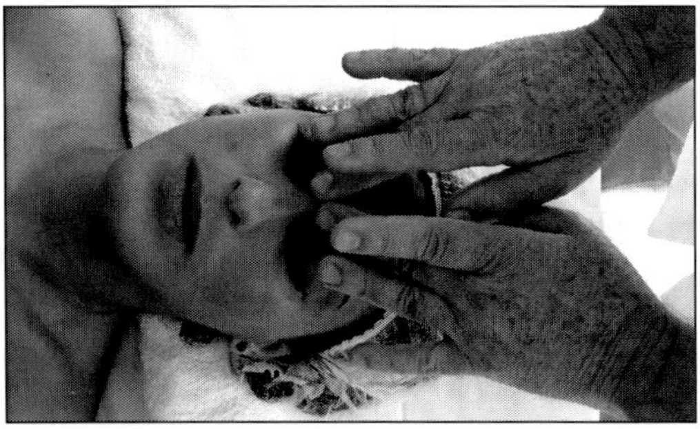

CÍRCULO FIJO EN LA REGIÓN FRONTAL

- **Metodología de aplicación:** Con las yemas de los dedos del medio de ambas manos, realizar círculo fijo en toda la región frontal en dirección hacia la nariz.

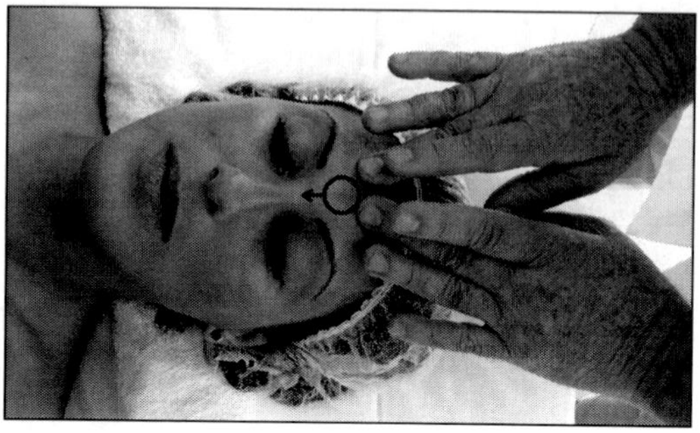

EMPUJE EN LA NARIZ

- **Metodología de aplicación:** Con las yemas de los dedos del medio de las manos del linfoterapeuta, realizar empuje en los laterales de la nariz en dirección hacia la punta de la nariz.

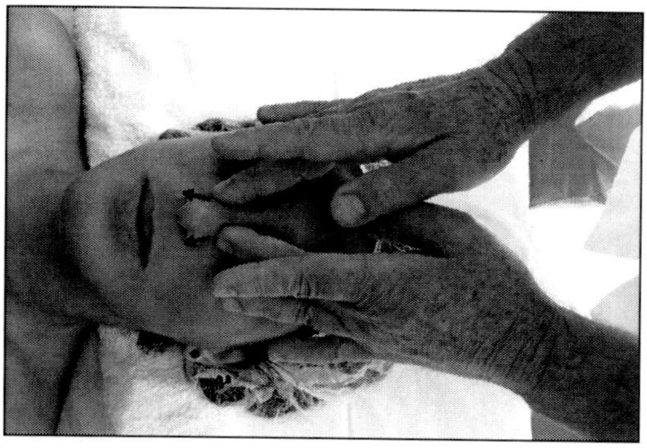

CÍRCULO FIJO EN EL ENTRECEJO

- **Metodología de aplicación:** Con las yemas de los dedos del medio de ambas manos, realizar círculo fijo en el entrecejo en dirección hacia la nariz.

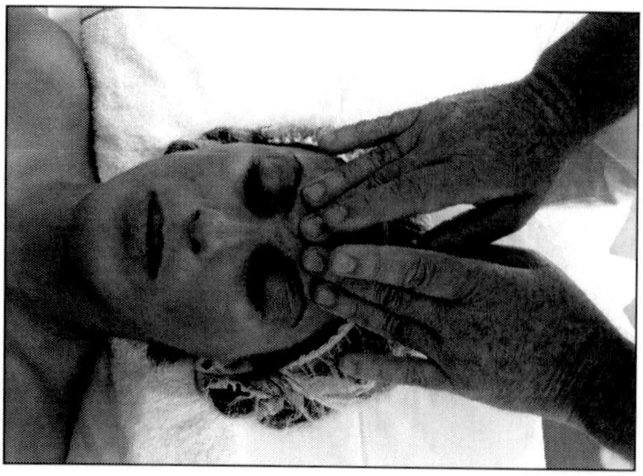

EMPUJE EN LA REGIÓN SUPRAORBITAL

- **Metodología de aplicación:** Con las yemas de los dedos del medio de las manos del linfoterapeuta, realizar empuje en la región supraorbital, en dirección hacia los ganglios parotídeos.

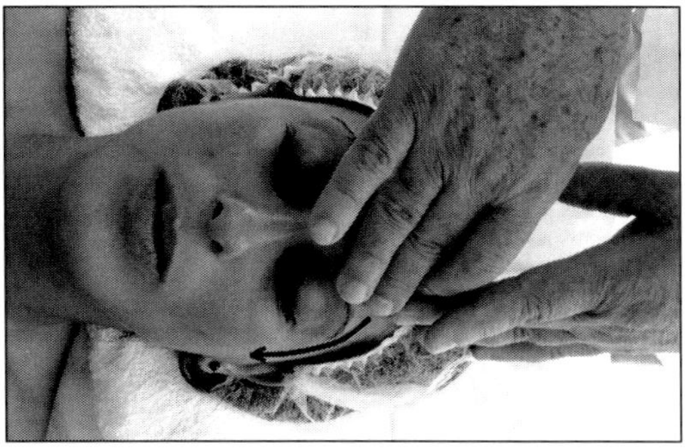

EMPUJE EN LA REGIÓN DE LAS SIENES

- **Metodología de aplicación:** Con las yemas de los dedos del medio de ambas manos, realizar empuje en la región de las sienes en dirección hacia la región de los ganglios parotídeos.

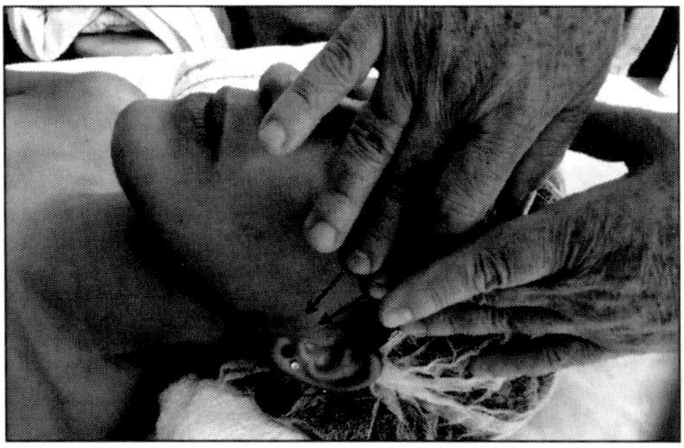

CÍRCULO FIJO EN LA REGIÓN DE LAS SIENES

- **Metodología de aplicación:** Con las yemas de los dedos del medio de ambas manos, realizar círculo fijo en la región de las sienes en dirección hacia los ganglios parotídeos.

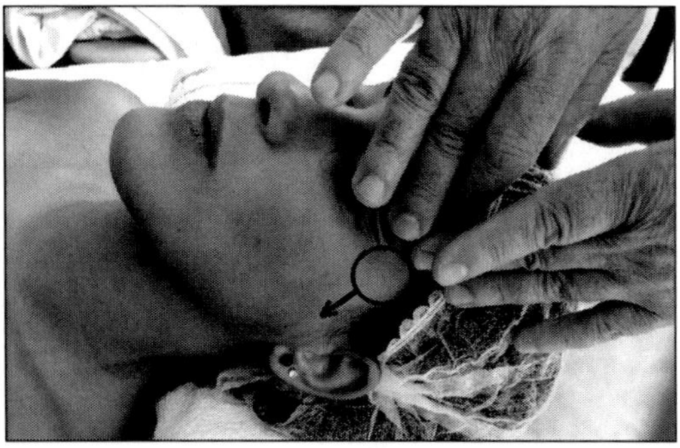

PRESIÓN EN EL ÁNGULO INTERNO DE LOS OJOS

- **Metodología de aplicación:** Con la punta de los dedos índice, realizar presión para drenar sobre el ángulo interno de los ojos.

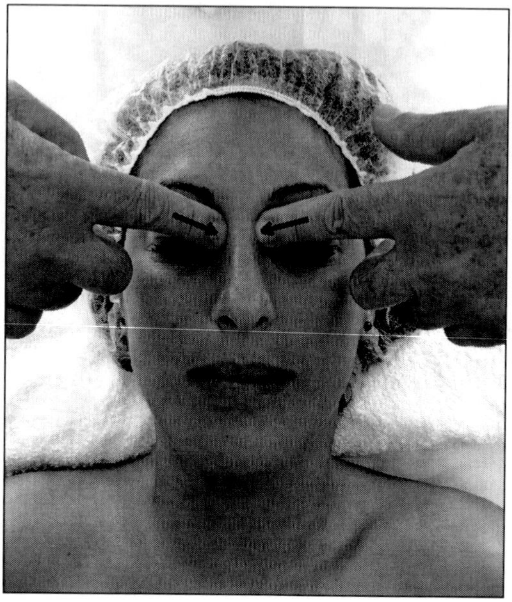

PRESIÓN LEVE SOBRE LOS PÁRPADOS

- **Metodología de aplicación:** El linfoterapeuta fija la punta de los dedos índice en el ángulo interno de ambos ojos del cliente y realiza un movimiento de la mano hacia abajo para realizar presión leve sobre los párpados con las falanges medias de ambos dedos, con el objetivo de drenar el glóbulo ocular.

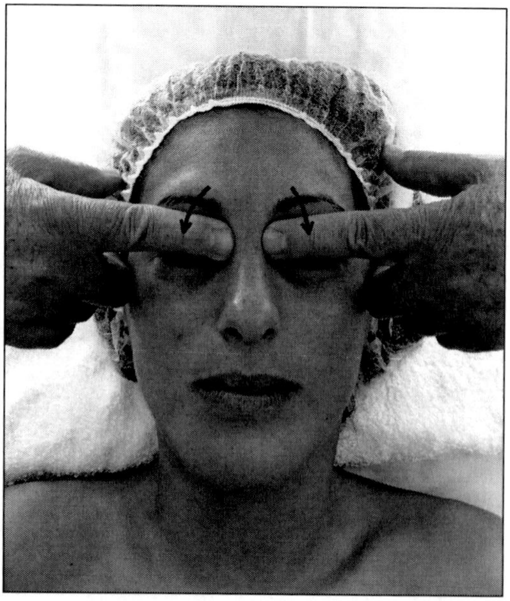

BOMBEO CIRCULAR EN LA REGIÓN INFRAORBITAL: Paso 1- PRESIÓN INICIAL

- **Metodología de aplicación:** Fijar la región tenar de ambos pulgares en la región infraorbital y a continuación ver el paso 2 en la próxima figura.

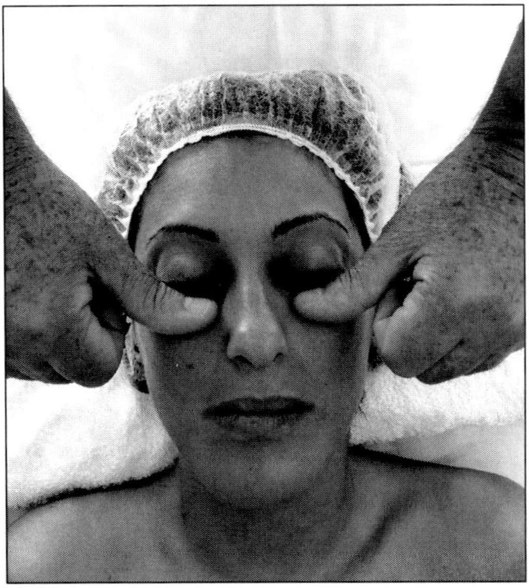

BOMBEO CIRCULAR EN LA REGIÓN INFRAORBITAL: Paso 2

- **Metodología de aplicación:** A continuación, realizar un giro de 90° aproximados hacia la región de los pómulos, para hacer drenaje en la región inferior de los ojos.

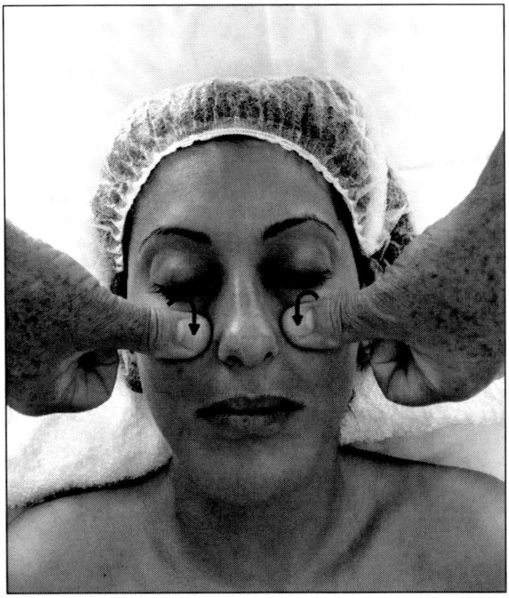

BOMBEO EN LA NARIZ

- **Metodología de aplicación:** Con las yemas de los dedos medio de ambas manos, realizar bombeo en los laterales de la región media de la nariz.

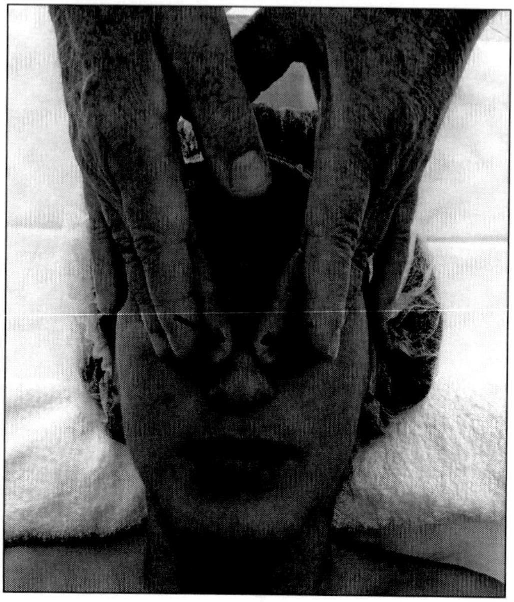

BOMBEO EN LA REGIÓN TEMPOROMANDIBULAR

- **Metodología de aplicación:** Con las yemas de los dedos medio de ambas manos, realizar presión para hacer bombeo en los laterales de la región temporomandibular.

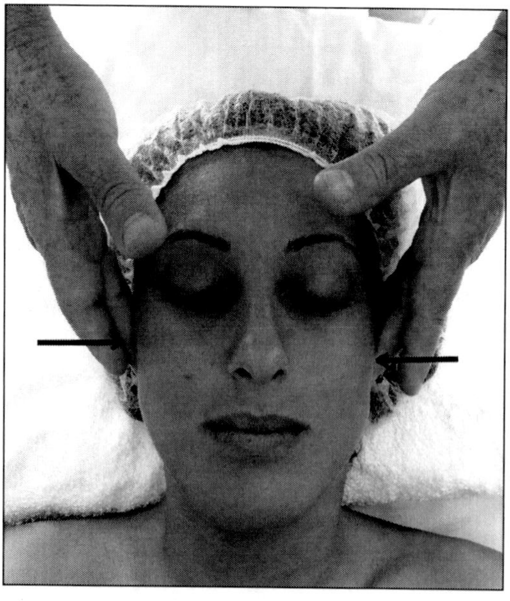

PRESIÓN EN LA REGIÓN DEL TRAGO

- **Metodología de aplicación:**
  Con las puntas de los dedos medio índice y pulgar realizar pellizco o presión en la región del trago para drenar hacia los ganglios parotídeos.

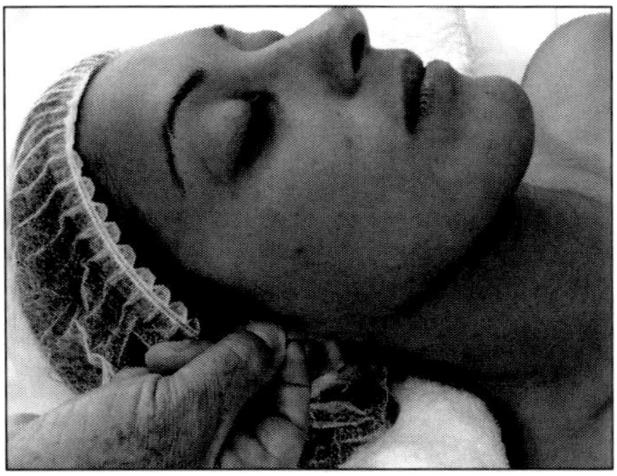

EMPUJE EN EL SURCO NASO-LABIAL

- **Metodología de aplicación:**
  Con las yemas de los dedos medio de ambas manos, realizar empuje en ambos surcos naso labial, en dirección hacia los ganglios del mentón.

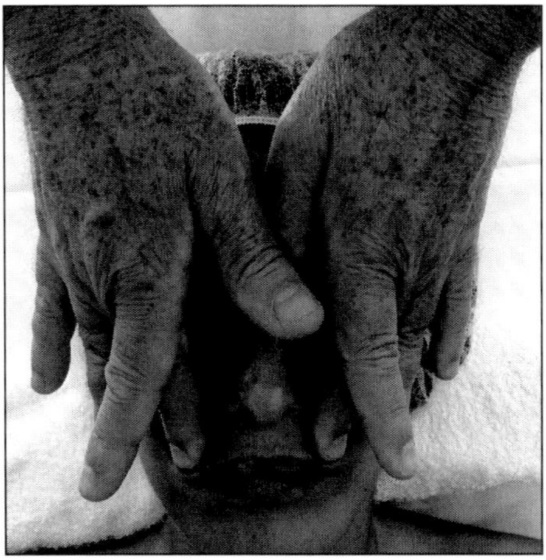

BOMBEO EN LA REGIÓN DEL MENTÓN

- **Metodología de aplicación:**
  El linfoterapeuta fija las yemas de los dedos medio de ambas manos, debajo del mentón y con las yemas de los pulgares encima del mentón realizar presión para hacer bombeo en la región del mentón.

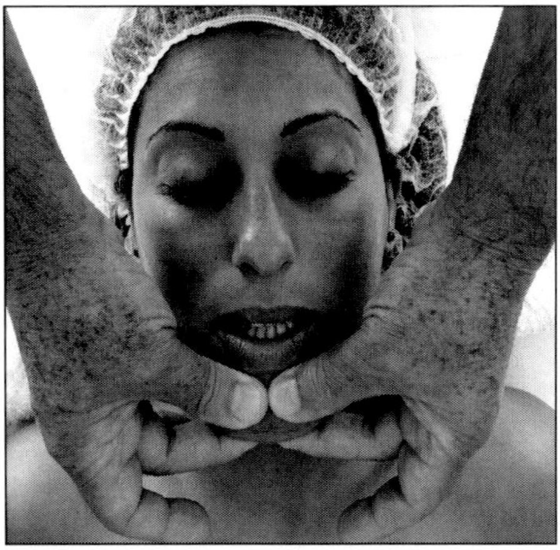

NUCA Y CUELLO

EMPUJE EN LA CADENA GANGLIONAR CERVICAL

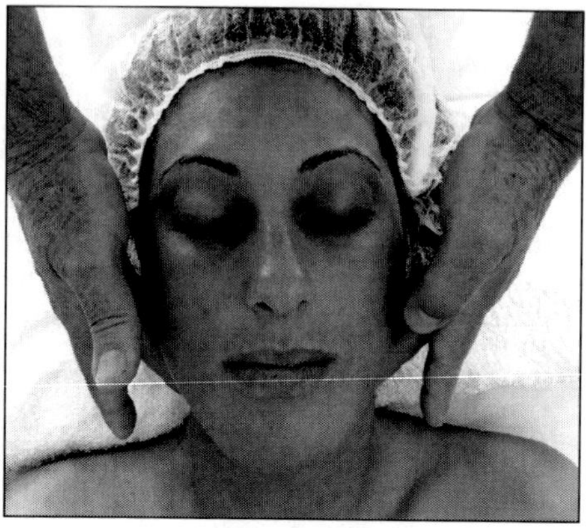

- **Metodología de aplicación:** Con las yemas de los dedos medio de ambas manos, realizar empuje en los laterales de la región cervical.

CÍRCULO FIJO EN LA REGIÓN LATERAL DEL CUELLO

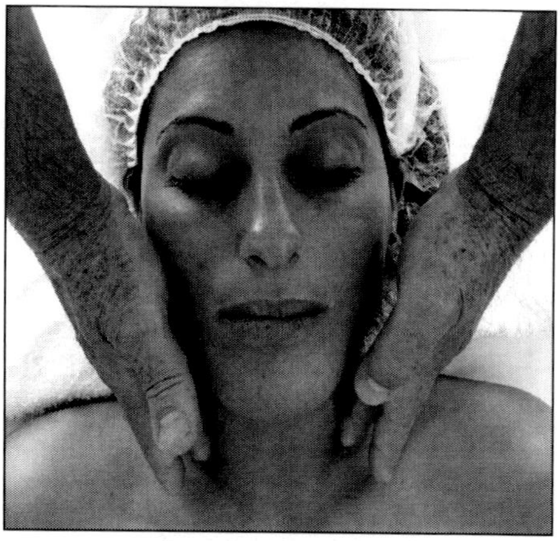

- **Metodología de aplicación:** Con las yemas de los dedos medio de ambas manos, realizar círculo fijo en la región lateral del cuello.

EMPUJE HACIA LA CADENA GANGLIONAR DEL MENTÓN

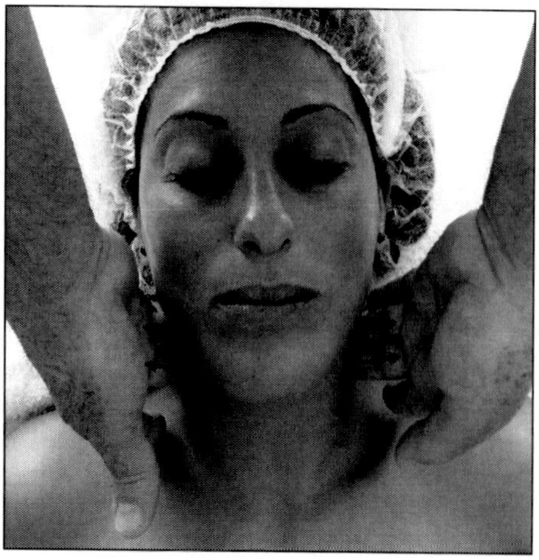

- **Metodología de aplicación:** Con las yemas de los dedos medio y anular de ambas manos, realizar empuje en los laterales de la región del cuello en dirección hacia la cadena ganglionar del mentón.

DESAGÜE DE LAS CISTERNAS LINFÁTICAS DE LAS FOSAS SUPRACLAVICULARES

- **Metodología de aplicación:** Fijar los dedos de las manos en la región posterior de ambos trapecios y con las yemas de los pulgares de ambas manos realizar bombeo en la cisterna linfática de las fosas supraclaviculares.

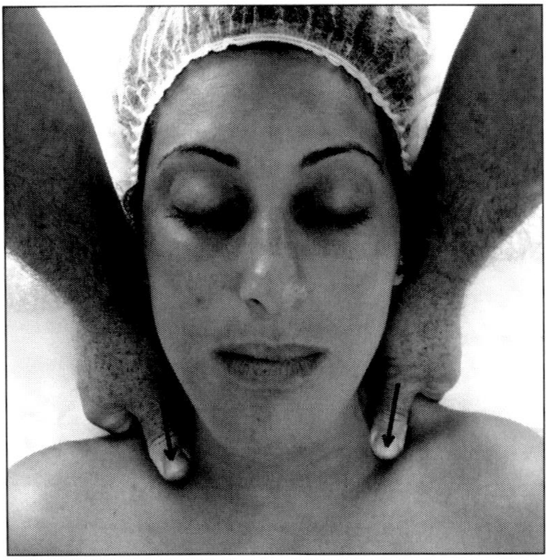

PRESIÓN EN LA REGIÓN DE LA HORQUILLA ESTERNAL

- **Metodología de aplicación:** Con las yemas de los dedos pulgares de ambas manos, realizar presión en la región de la horquilla esternal.

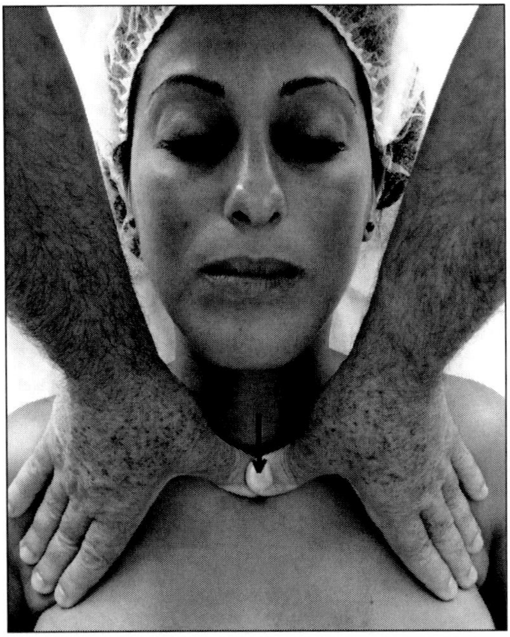

REGIÓN DEL TÓRAX Y DEL SENO

EMPUJE EN LA REGIÓN SUPERIOR DEL SENO

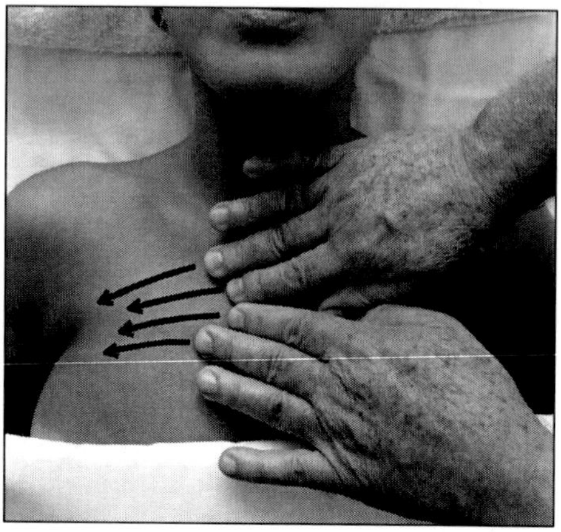

- **Metodología de aplicación:** Con las yemas de los dedos índices y medio de las manos del linfoterapeuta, realizar empuje sobre la región superior del seno.

EMPUJE EN EL SENO HACIA LAS AXILAS

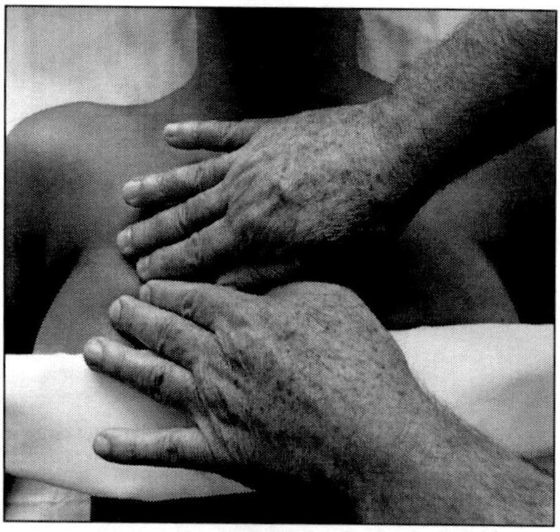

- **Metodología de aplicación:** Con las yemas de los dedos índices y medio de las manos del linfoterapeuta, realizar empuje sobre el seno hacia la región de las axilas.

CÍRCULO FIJO EN LA REGIÓN SUPERIOR DEL SENO

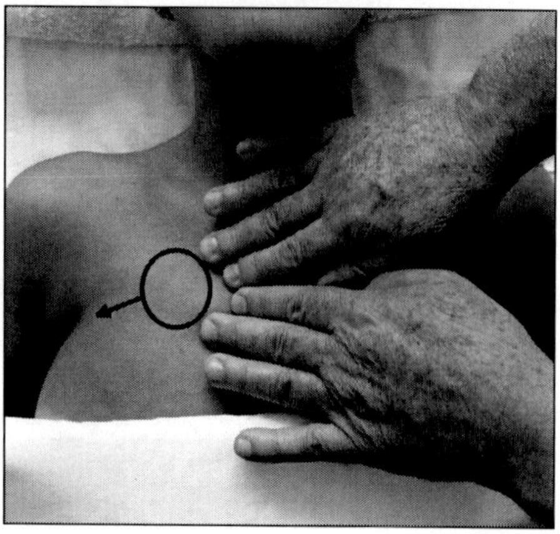

- **Metodología de aplicación:** Con las yemas de los dedos índices y medio de las manos del linfoterapeuta, realizar círculo fijo sobre la región superior del seno.

CÍRCULO FIJO EN EL SENO HACIA LAS AXILAS

- **Metodología de aplicación:** Con las yemas de los dedos índices y medio de las manos del linfoterapeuta, realizar círculo fijo sobre el seno, en dirección hacia las axilas.

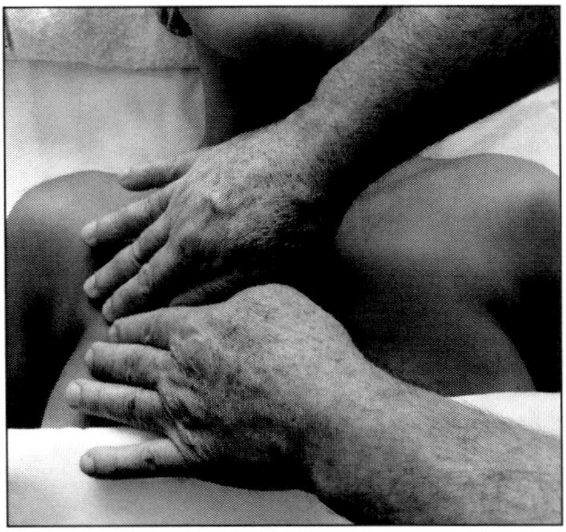

EMPUJE EN LA REGIÓN INFERIOR DE LOS SENOS

- **Metodología de aplicación:** Con las yemas del dedo índice y medio de las manos del linfoterapeuta, realizar empuje en la región inferior de los senos.

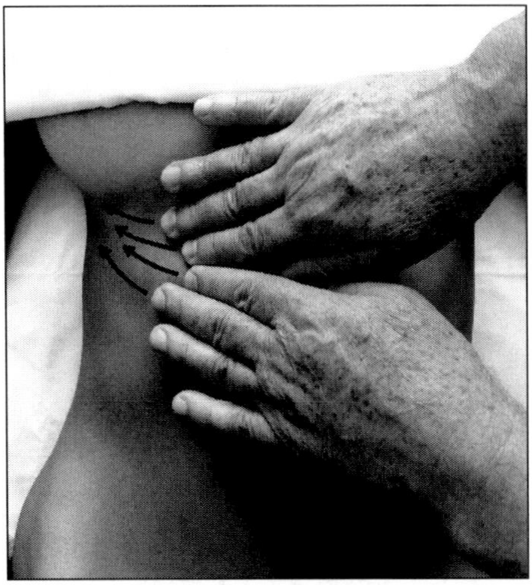

EMPUJE EN LA REGIÓN LATERAL DEL TÓRAX

- **Metodología de aplicación:** Con las yemas del dedo índice y medio de las manos del linfoterapeuta, realizar empuje en la región del hipocondrio derecho e izquierdo en dirección hacia las axilas.

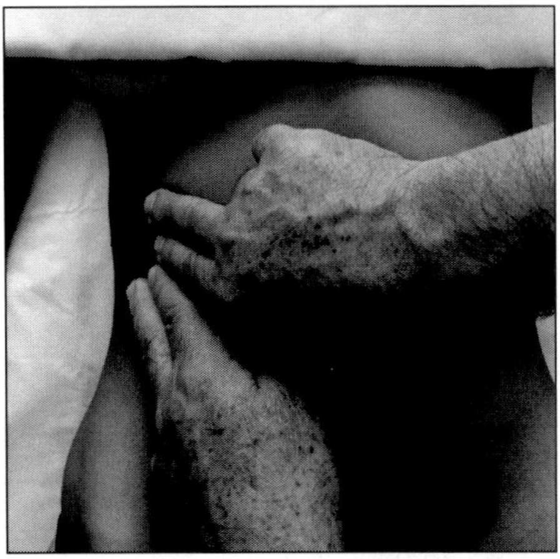

CÍRCULO FIJO EN LA REGIÓN LATERAL DEL TÓRAX

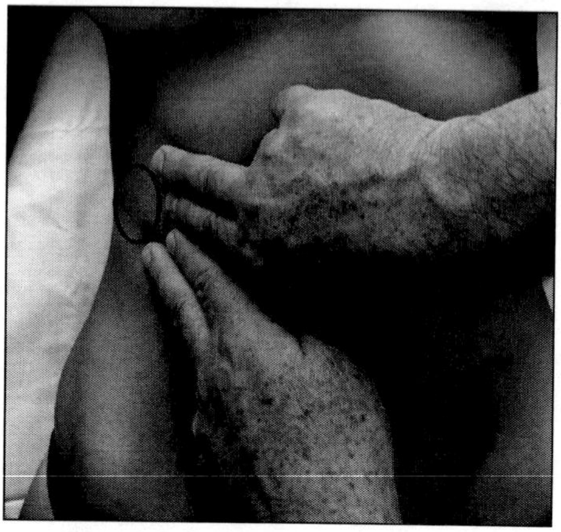

- **Metodología de aplicación:** Con las yemas del dedo índice y medio de las manos del linfoterapeuta, realizar círculo fijo en la región del hipocondrio, en dirección hacia las axilas.

EMPUJE EN LA REGIÓN INFERIOR DE LOS SENOS

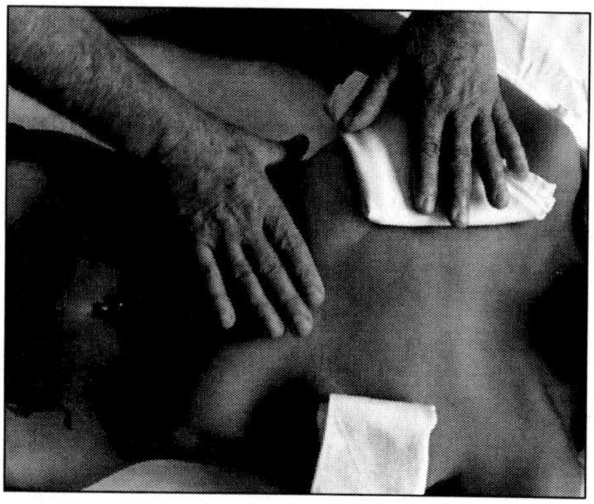

- **Metodología de aplicación:** Realizar empuje con el pliegue interdigital de los dedos índice y pulgar de la mano del linfoterapeuta, abarcando la mayor área de la zona a tratar, en dirección hacia el seno.

EMPUJE EN LA REGIÓN INFERIOR INTERNA DEL SENO DERECHO

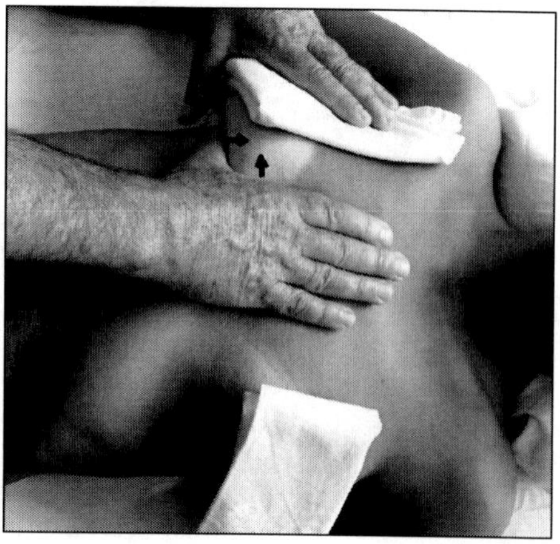

- **Metodología de aplicación:** Realizar empuje con el pliegue interdigital de los dedos índice y pulgar de la mano derecha del linfoterapeuta, abarcando la mayor área de la zona a tratar, en la región interna del seno derecho. En el seno izquierdo se realiza con la mano izquierda del linfoterapeuta.

EMPUJE EN LA REGIÓN INFERIOR EXTERNA DEL SENO IZQUIERDO

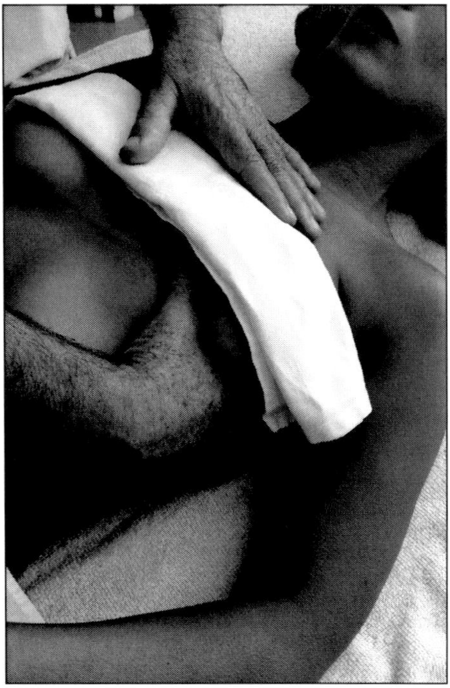

- **Metodología de aplicación:**
Realizar empuje en la región inferior externa del seno izquierdo con el pliegue interdigital de los dedos índice y pulgar de la mano derecha del linfoterapeuta. En el seno derecho se realiza con la mano izquierda.

AGARRE DEL SENO PARA REALIZAR BOMBEO

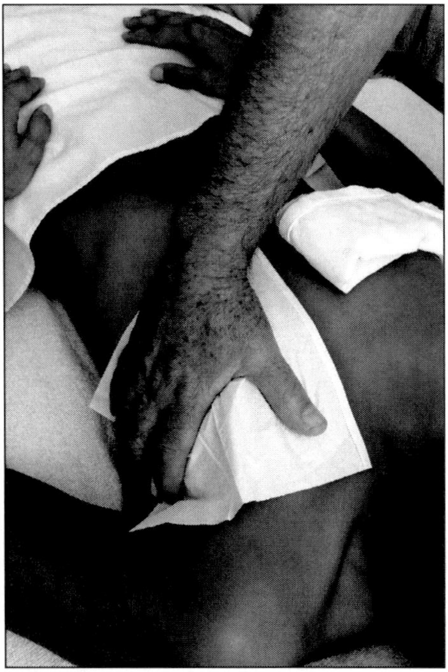

- **Metodología de aplicación:**
El linfoterapeuta agarra la mayor área del seno con la mano para realizar bombeo del seno. Puede utilizar un pañuelo de papel para facilitar el agarre y proteger a la paciente.

BOMBEO DEL SENO

- **Metodología de aplicación:**
  El linfoterapeuta realiza presión con la mano completa sobre el seno para realizar bombeo, abarcando la mayor área del seno.

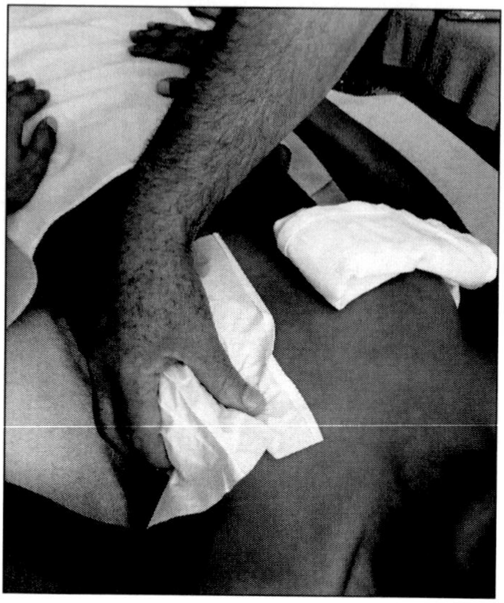

REGIÓN DEL ABDOMEN

EMPUJE EN LA REGIÓN DEL ABDOMEN

- **Metodología de aplicación:**
  Con las yemas de los dedos índices y medio de las manos del linfoterapeuta, realizar empuje en la región del abdomen hacia los ganglios linfáticos inguinales.

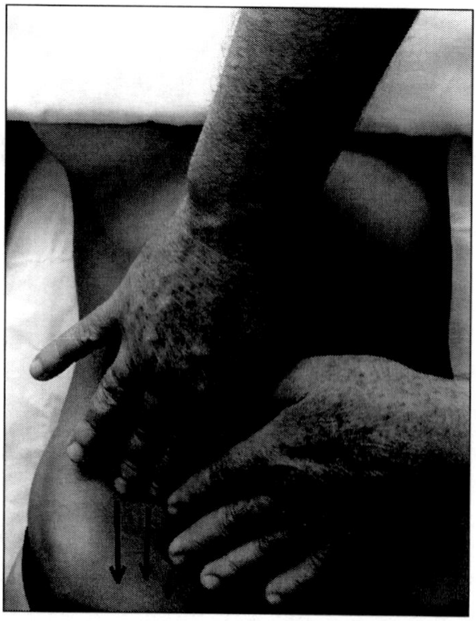

CÍRCULO FIJO EN LA REGIÓN DEL ABDOMEN

- **Metodología de aplicación:**
  Con las yemas de los dedos índices y medio de las manos del linfoterapeuta, realizar círculo fijo en la región del abdomen hacia los ganglios linfáticos inguinales.

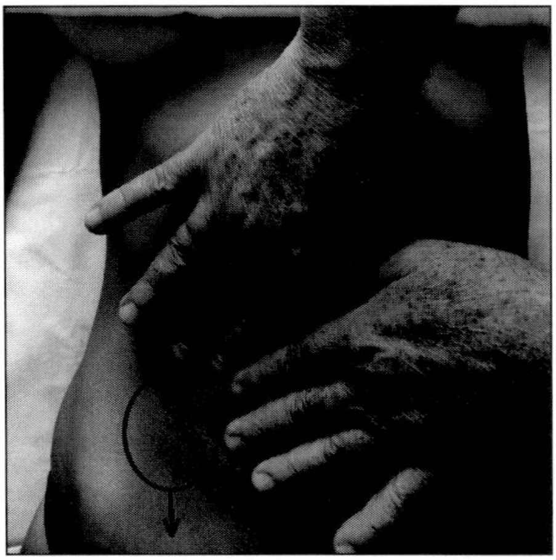

BOMBEO EN LA REGIÓN DE LA PELVIS

- **Metodología de aplicación:**
  Con la región cubital de la mano del linfoterapeuta, realizar bombeo en forma de cizallamiento en la región de la pelvis.

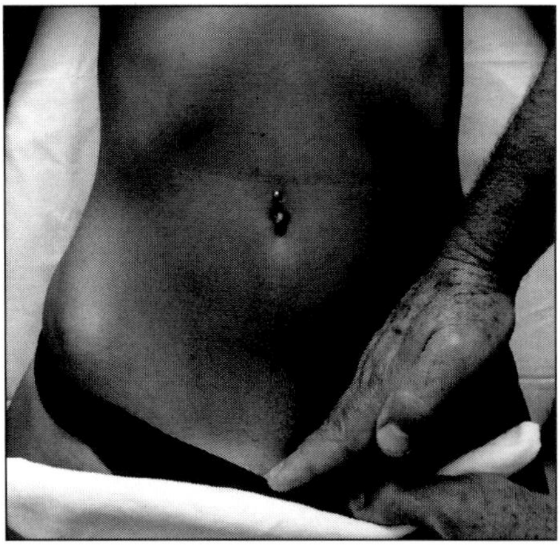

BOMBEO EN LA REGIÓN DEL HIPOCONDRIO

- **Metodología de aplicación:**
  Con las yemas del dedo índice, medio y anular de la mano diestra del linfoterapeuta, realizar bombeo para drenar la cisterna del quilo.

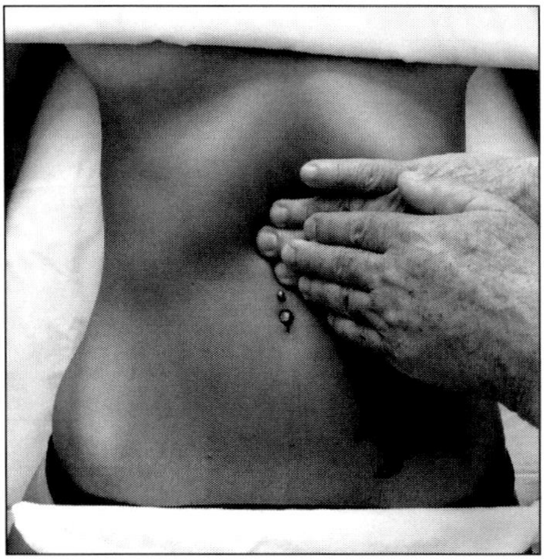

EXTREMIDADES INFERIORES

BOMBEO EN LA REGIÓN INGUINAL

- **Metodología de aplicación:**
Con la región cubital de la mano del linfoterapeuta, abarcando la mayor área posible, realizar presión en forma de cizallamiento para hacer bombeo en la región de los ganglios inguinales.

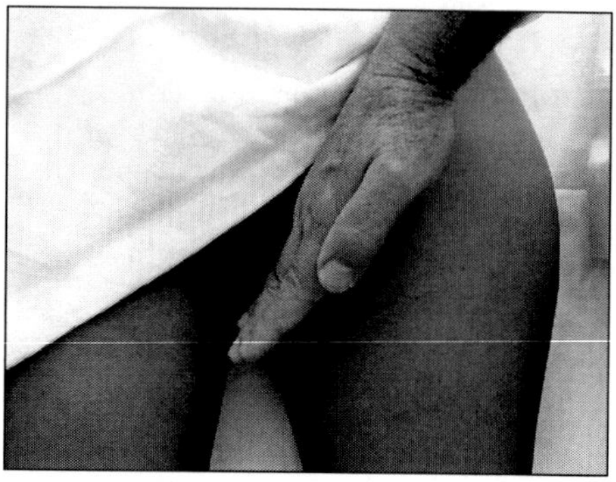

BOMBEO CON MOVIMIENTO ASISTIDO

- **Metodología de aplicación:**
Realizar flexión del muslo sobre la región inguinal con movimiento asistido por el linfoterapeuta, para hacer bombeo en los ganglios linfáticos inguinales.

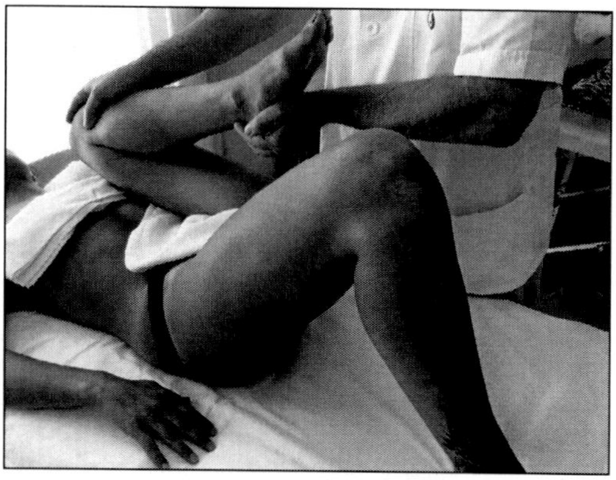

EMPUJE EN LA REGIÓN INGUINAL

- **Metodología de aplicación:**
Con las yemas de los dedos índices y medio de las manos del linfoterapeuta, realizar empuje en la región inguinal.

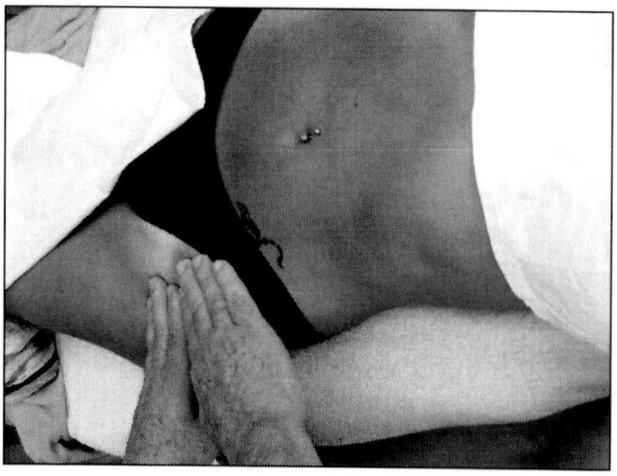

EMPUJE EN LA REGIÓN INTERNA Y EXTERNA DEL MUSLO

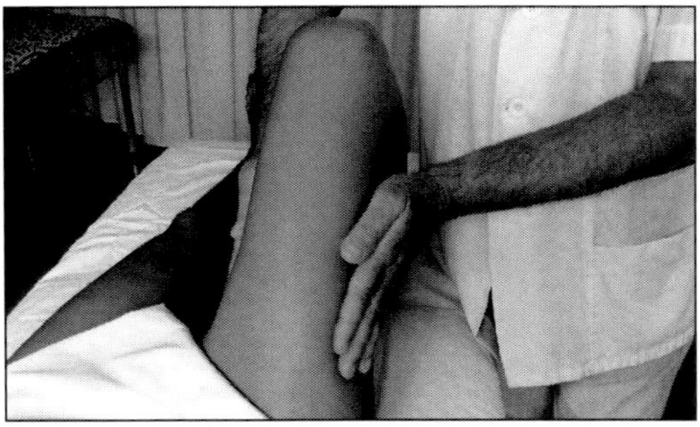

- **Metodología de aplicación:** Con las yemas de los dedos índices y medio de las manos del linfoterapeuta, realizar empuje en la región interna y externa del muslo.

EMPUJE EN LA REGIÓN EXTERNA DEL MUSLO

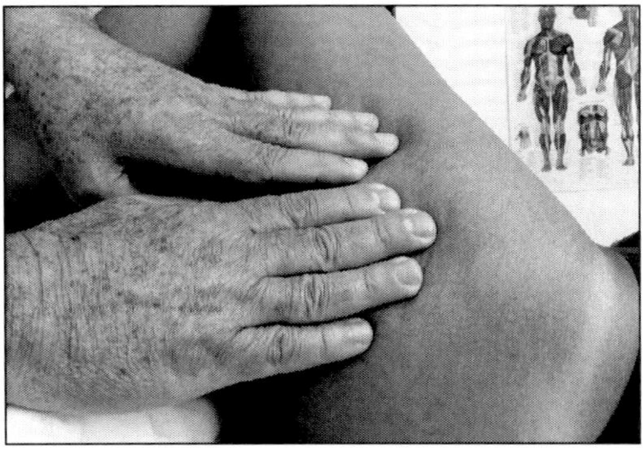

- **Metodología de aplicación:** Con las yemas de los dedos índices y medio de las dos manos del linfoterapeuta, realizar empuje en la región lateral externa del muslo en dirección hacia los ganglios linfáticos inguinales.

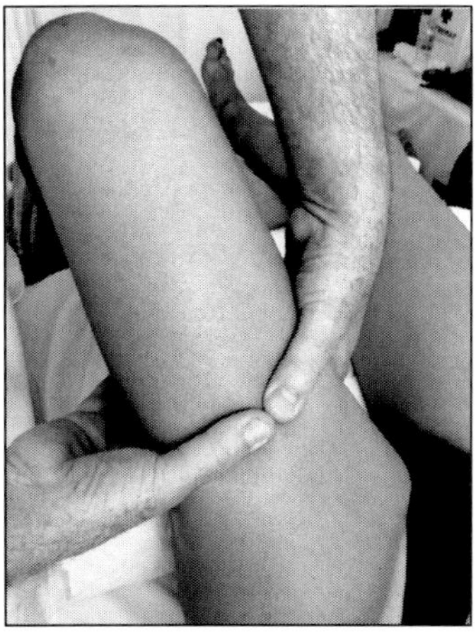

EMPUJE CIRCULAR CON LAS DOS MANOS EN LA REGIÓN ANTERIOR DEL MUSLO

- **Metodología de aplicación:** Con el pliegue interdigital de los dedos índice y pulgar de las dos manos del linfoterapeuta, abarcando de forma circular la mayor área del muslo, realizar empuje en la región anterior de la extremidad.

MOVIMIENTO DADOR EN LA REGIÓN ANTERIOR DEL MUSLO

- **Metodología de aplicación:** Con la pierna semiflexionada, realizar movimiento dador, con el pliegue interdigital de los dedos índice y pulgar de la mano del linfoterapeuta, abarcando la mayor área de la zona de la región anterior del muslo.

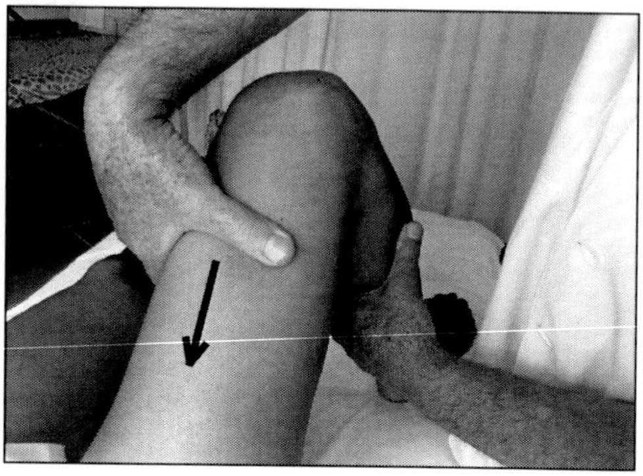

CÍRCULO FIJO EN LA REGIÓN INTERNA DEL MUSLO

- **Metodología de aplicación:** Con las yemas de los dedos pulgares de las dos manos del linfoterapeuta, realizar círculo fijo en la región interna del muslo en dirección hacia los ganglios linfáticos inguinales.

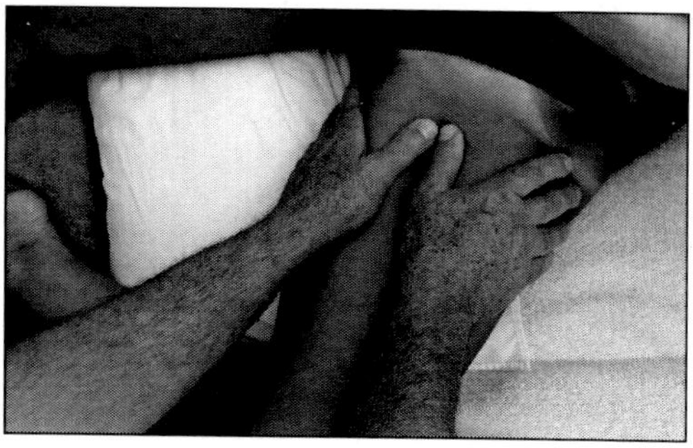

EMPUJE EN LA REGIÓN INTERNA DEL MUSLO

- **Metodología de aplicación:** Con las yemas de los dedos índices y medio de las dos manos del linfoterapeuta, realizar empuje en la región interna del muslo en dirección hacia los ganglios linfáticos inguinales.

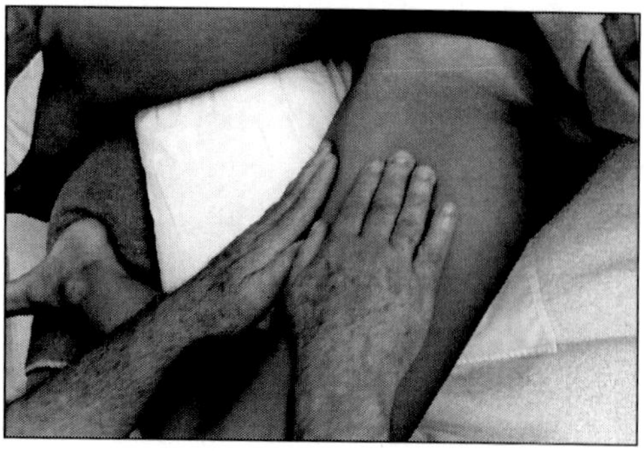

EMPUJE EN LA REGIÓN ANTERIOR Y SUPERIOR DEL MUSLO

- **Metodología de aplicación:** Con las yemas de los dedos índices y medio de las dos manos del linfoterapeuta, realizar empuje en la región anterior del muslo en dirección hacia los ganglios linfáticos inguinales.

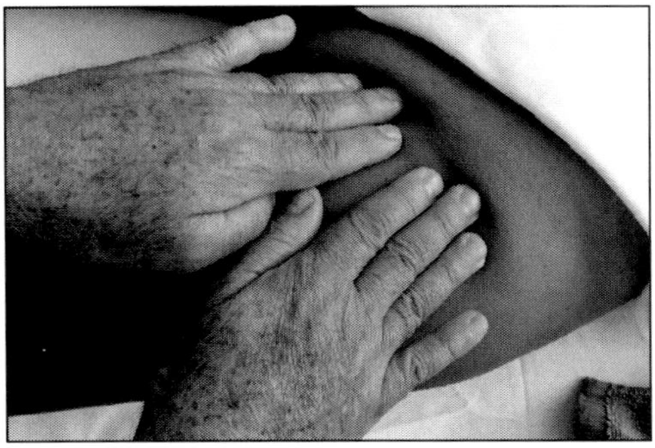

EMPUJE EN LA REGIÓN ANTERIOR DEL MUSLO

- **Metodología de aplicación:** Con las yemas de los dedos índices y medio de las dos manos del linfoterapeuta, realizar empuje en la región anterior del muslo en dirección hacia los ganglios linfáticos inguinales.

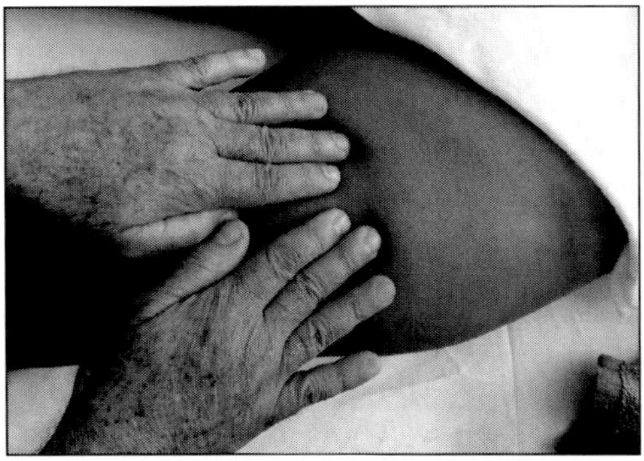

EMPUJE CON LAS DOS MANOS EN LA REGIÓN INFERIOR DEL MUSLO

- **Metodología de aplicación:** Con las yemas de los dedos índices y medio de las dos manos del linfoterapeuta, realizar empuje en la región anterior e inferior del muslo.

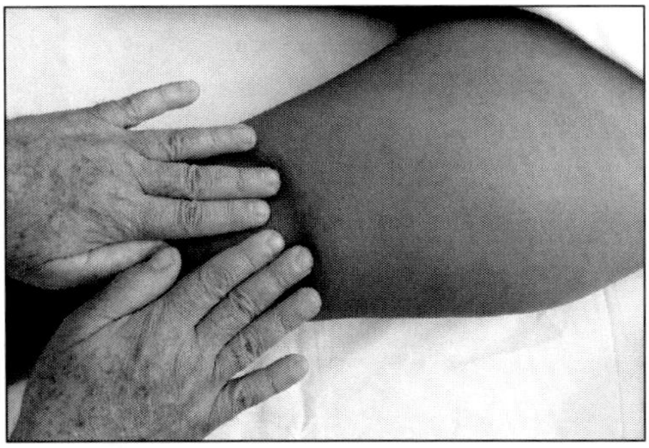

CÍRCULO FIJO EN LA REGIÓN LATERAL DEL MUSLO

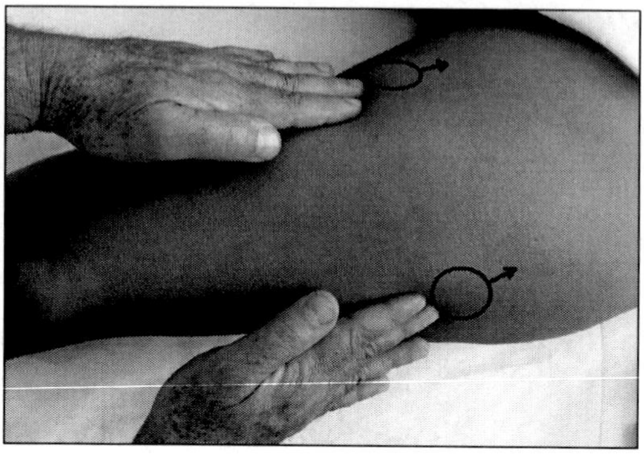

- **Metodología de aplicación:** Con las yemas de los dedos índices y medio de las dos manos del linfoterapeuta, realizar círculo fijo en ambos laterales del muslo en dirección hacia los ganglios linfáticos inguinales.

EMPUJE EN LA REGIÓN LATERAL DEL MUSLO

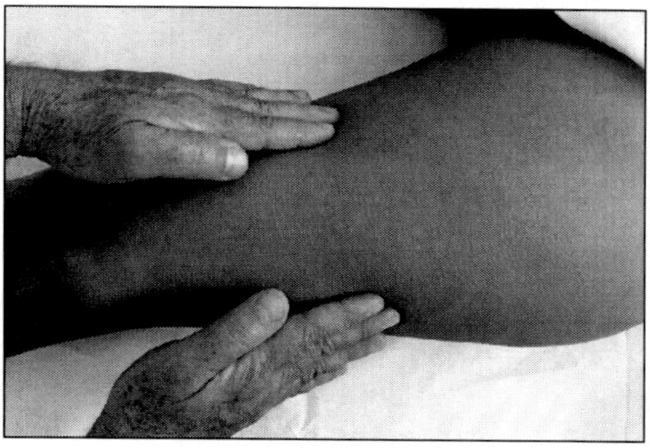

- **Metodología de aplicación:** Con las yemas de los dedos índices y medio de las dos manos del linfoterapeuta, realizar empuje en ambos laterales del muslo en dirección hacia los ganglios linfáticos inguinales.

EMPUJE EN LA PIERNA: PASO 1- MANIOBRA INICIAL

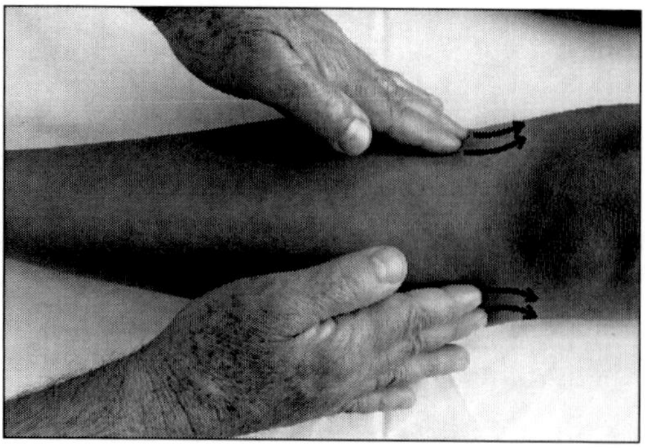

- **Metodología de aplicación:** Con las yemas de los dedos índices y medio del linfoterapeuta, realizar el primer paso del empuje en la región de la rodilla.

EMPUJE EN LA PIERNA: PASO 2- DESCOMPRESIÓN DE LOS DEDOS

- **Metodología de aplicación:** Con las yemas de los dedos índices y medio del linfoterapeuta, realizar el segundo paso del empuje, que consiste en separar los dedos del contacto de la piel del paciente, para facilitar la descompresión y el regreso de la piel a su posición inicial.

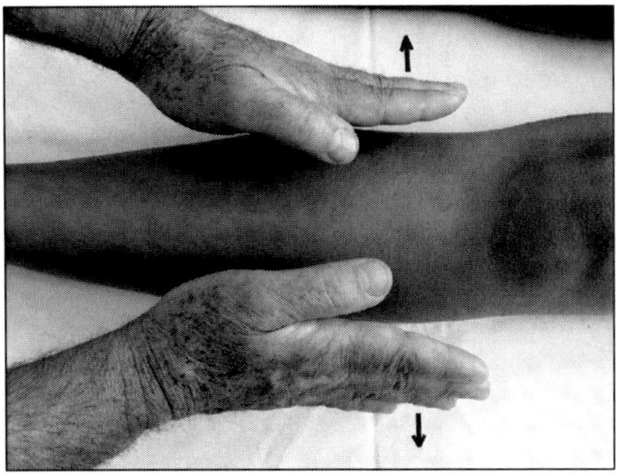

EMPUJE EN LA REGIÓN LATERAL DE LA PIERNA

- **Metodología de aplicación:** Con las yemas de los dedos índices y medio del linfoterapeuta, realizar empuje en la región lateral de la pierna.

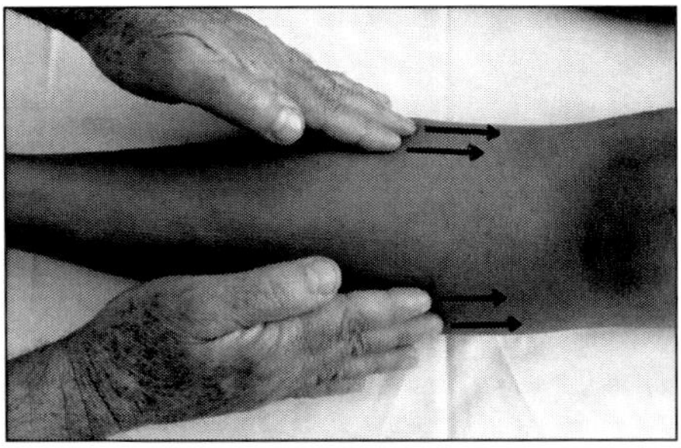

MANIOBRA DE DESCOMPRESIÓN EN EL EMPUJE

- **Metodología de aplicación:** Con las yemas de los dedos índices y medio del linfoterapeuta, realizar empuje y a continuación despegar los dedos del contacto de la piel para facilitar su regreso a la posición inicial.

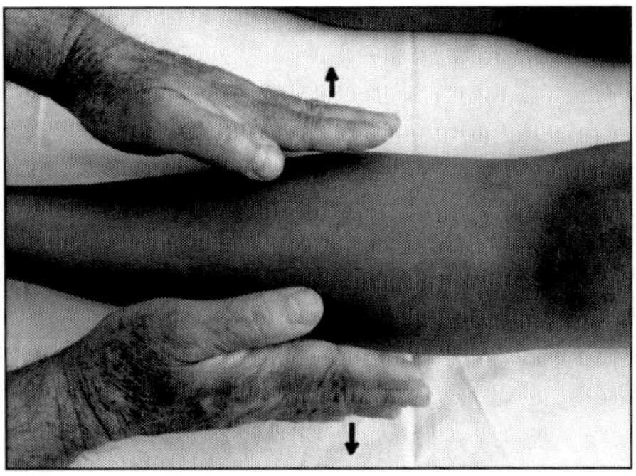

EMPUJE Y CÍRCULO FIJO EN EL DORSO DEL PIE Y LA PIERNA

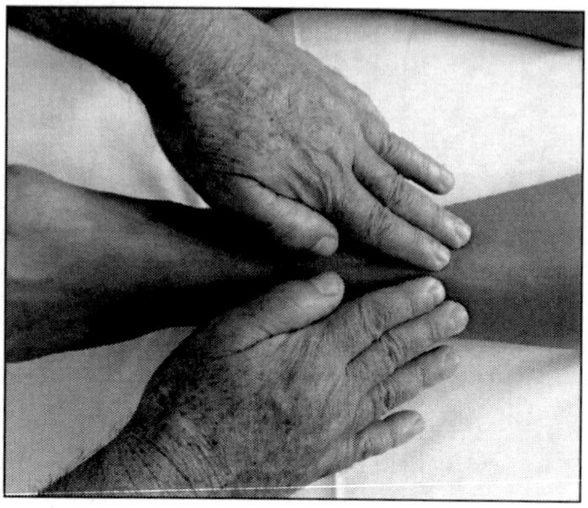

- **Metodología de aplicación:**
  Con las yemas de los dedos índices y medio del linfoterapeuta, realizar empuje y círculo fijo en la región anterior de la pierna.

EMPUJE CIRCULAR CON LAS DOS MANOS EN LA REGIÓN ANTERIOR DE LA PIERNA

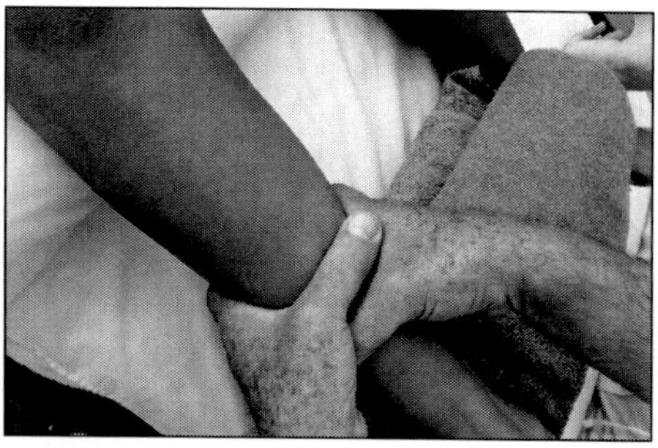

- **Metodología de aplicación:**
  Con el pliegue interdigital de los dedos índice y pulgar de las dos manos del linfoterapeuta, abarcando de forma circular la mayor área de la pierna realizar empuje en la región anterior de la extremidad.

EMPUJE CIRCULAR CON UNA MANO EN LA REGIÓN ANTERIOR DE LA PIERNA

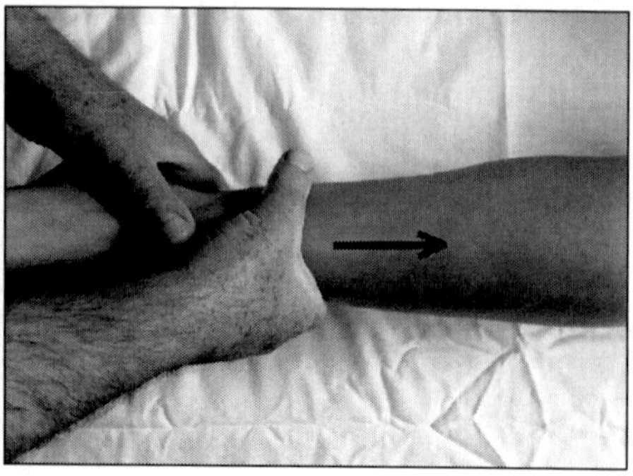

- **Metodología de aplicación:**
  Con el pliegue interdigital de los dedos índice y pulgar de la mano del linfoterapeuta, abarcando de forma circular la mayor área de la pierna realizar empuje en la región anterior de la extremidad.

MOVIMIENTO DADOR EN LA REGIÓN ANTERIOR DE LA PIERNA

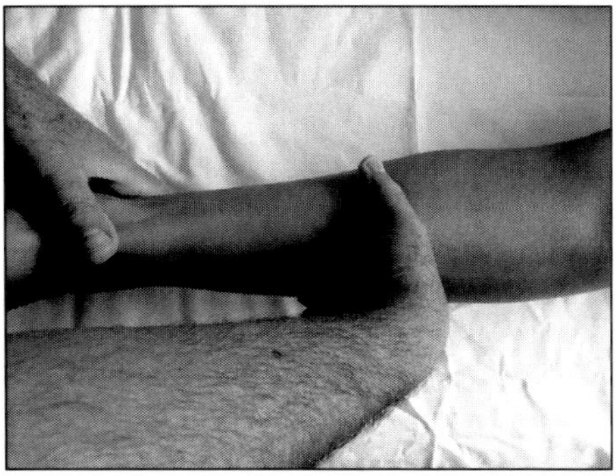

- **Metodología de aplicación:**
  Con el pliegue interdigital de los dedos índice y pulgar de la mano del linfoterapeuta, se realiza movimiento dador en la región anterior de la pierna hasta la parte inferior de la rodilla.

MOVIMIENTO DADOR EN LA REGIÓN INFERIOR DE LA PIERNA

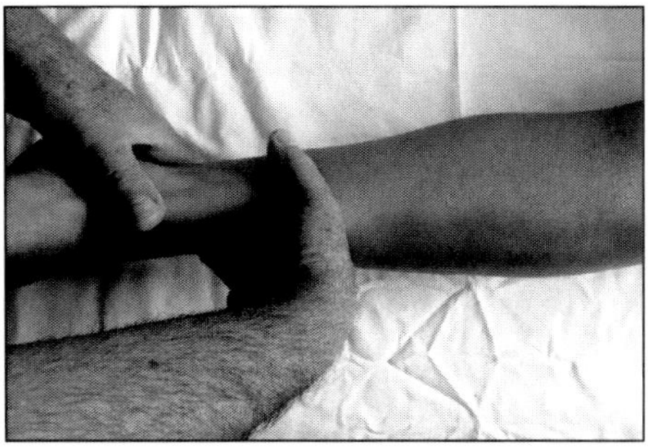

- **Metodología de aplicación:**
  Con el pliegue interdigital de los dedos índice y pulgar de la mano del linfoterapeuta, realizar movimiento dador en la región anterior de la pierna.

EMPUJE Y CÍRCULO FIJO EN EL DORSO DEL PIE

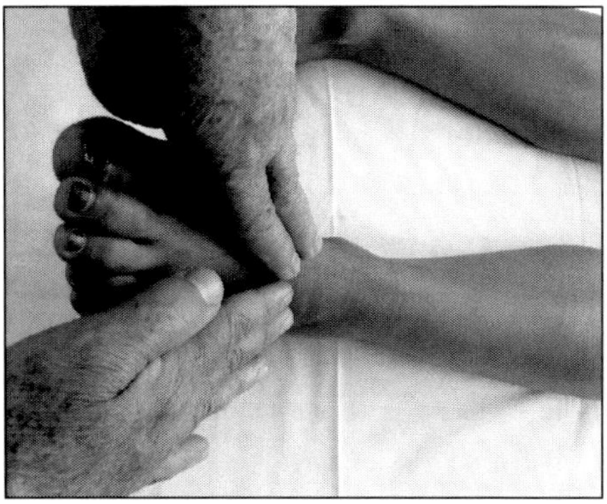

- **Metodología de aplicación:**
  Con las yemas de los dedos índices y medio del linfoterapeuta, realizar empuje y círculo fijo en el dorso del pie.

EMPUJE EN LOS CINCO DEDOS DE LOS PIES

- **Metodología de aplicación:**
Con la yema del dedo medio del linfoterapeuta, realizar empuje en los cinco dedos del pie.

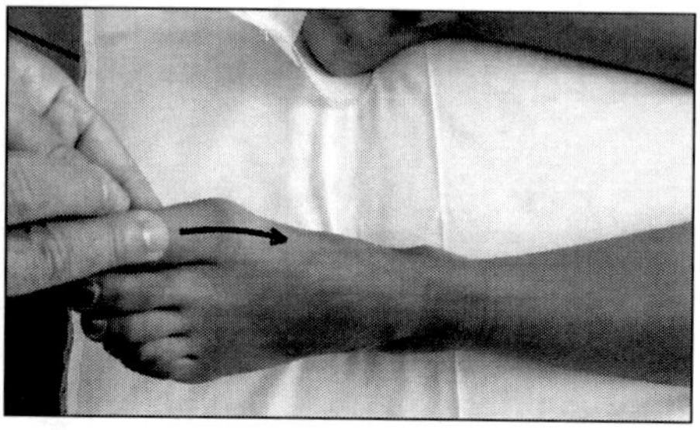

CÍRCULO FIJO EN LOS CINCO DEDOS DE LOS PIES

- **Metodología de aplicación:**
Con la yema del dedo medio del linfoterapeuta, realizar círculo fijo en los cinco dedos del pie.

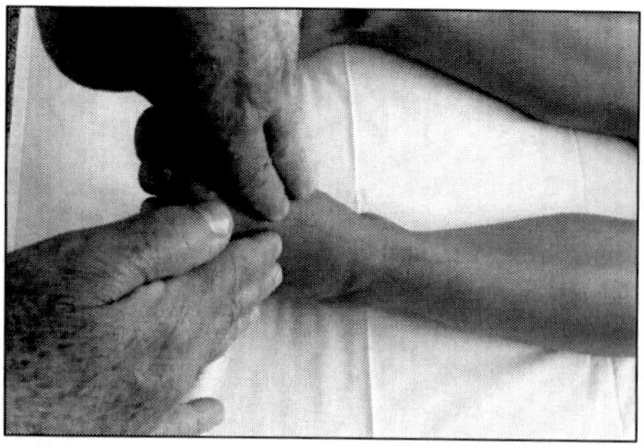

PRESIÓN EN LOS CUATRO ESPACIOS INTERDIGITALES PARA HACER VACIADO DE LAS CISTERNAS LINFÁTICAS DE LOS PIES

- **Metodología de aplicación:**
Con el apoyo del resto de los dedos de la mano del linfoterapeuta por debajo de los dedos del pie y con la yema del dedo pulgar realizar presión en los cuatro espacios interdigitales de los dedos del pie del paciente para hacer vaciado de las cisternas linfáticas.

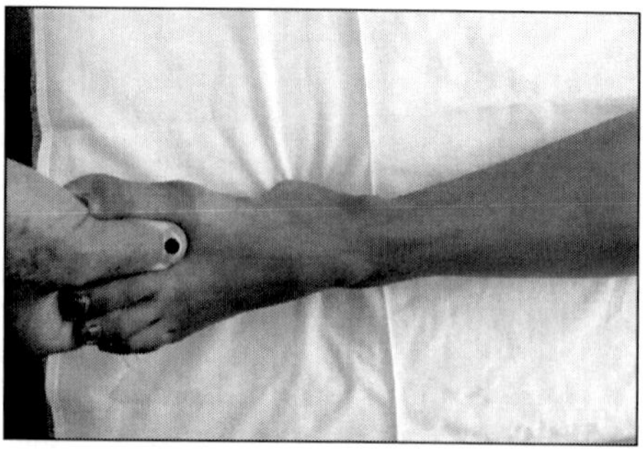

EXTREMIDADES SUPERIORES

DESAGÜE EN EL PLIEGUE AXILAR

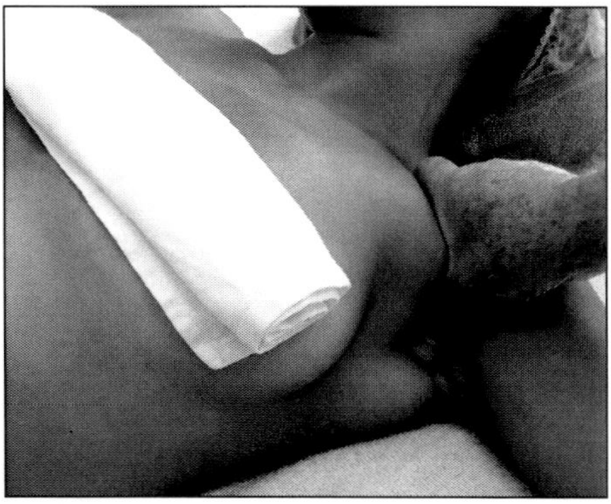

- **Metodología de aplicación:** Con la yema del dedo pulgar del linfoterapeuta, realizar presión en el pliegue axilar, para hacer desagüe.

EMPUJE EN LA REGIÓN ANTERIOR DEL BRAZO

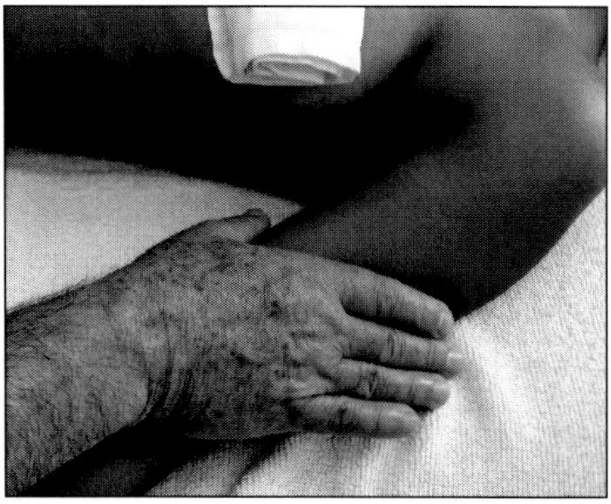

- **Metodología de aplicación:** Con el pliegue interdigital de los dedos índice y pulgar de la mano del linfoterapeuta, realizar empuje en la región anterior del brazo izquierdo.

EMPUJE EN SUSPENSIÓN EN LA REGIÓN INTERNA DEL BRAZO

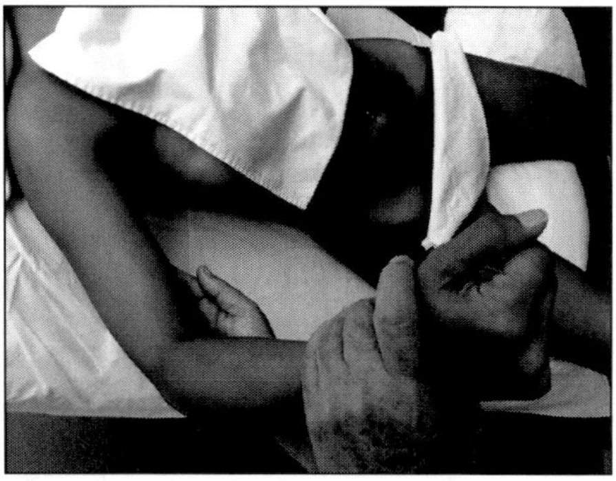

- **Metodología de aplicación:** Fijando la extremidad con la mano del linfoterapeuta, para facilitar la relajación por gravedad del miembro en suspensión, realizar empuje con las yemas del dedo índice y medio de la mano contraria, en la región interna del brazo.

CÍRCULO FIJO EN LA REGIÓN ANTERO-SUPERIOR DEL BRAZO

- **Metodología de aplicación:** Con las yemas de los dedos índices y medio de las manos del linfoterapeuta, realizar círculo fijo en la región antero-superior del brazo.

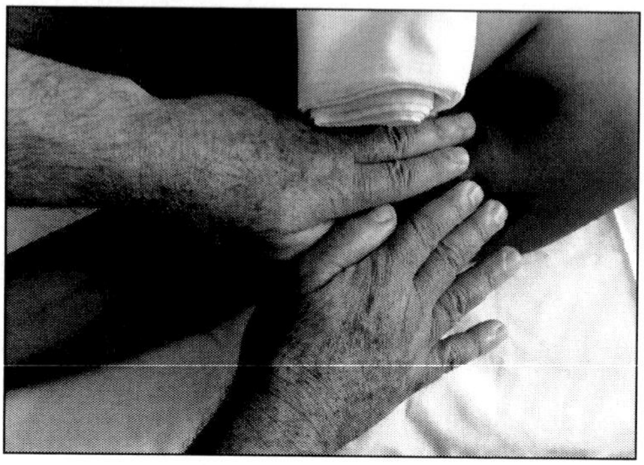

EMPUJE EN LA REGIÓN MEDIA DEL BRAZO

- **Metodología de aplicación:** Con las yemas de los dedos índices y medio de las manos del linfoterapeuta, realizar empuje en la región antero-superior del brazo, en dirección hacia la axila.

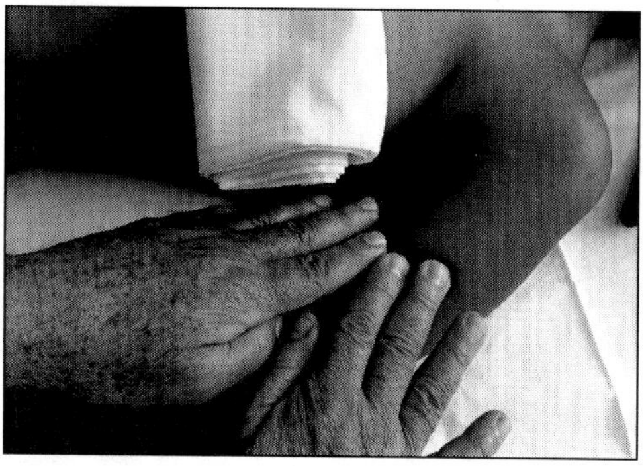

EMPUJE EN LA REGIÓN INFERIOR DEL BRAZO

- **Metodología de aplicación:** Con las yemas de los dedos índices y medio de las manos del linfoterapeuta, realizar empuje en la región antero-inferior del brazo.

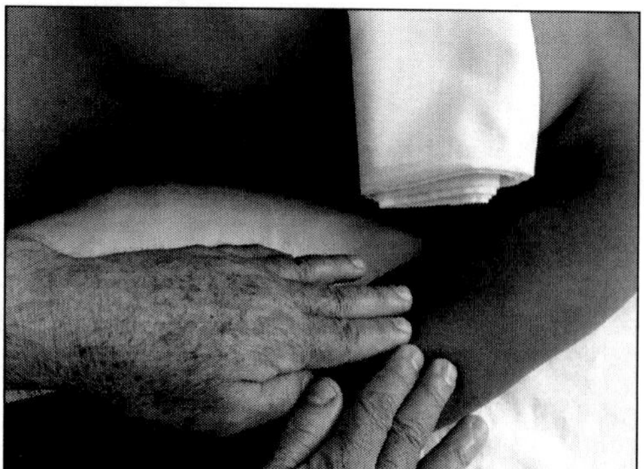

EMPUJE EN LA REGIÓN ANTERIOR DEL BRAZO

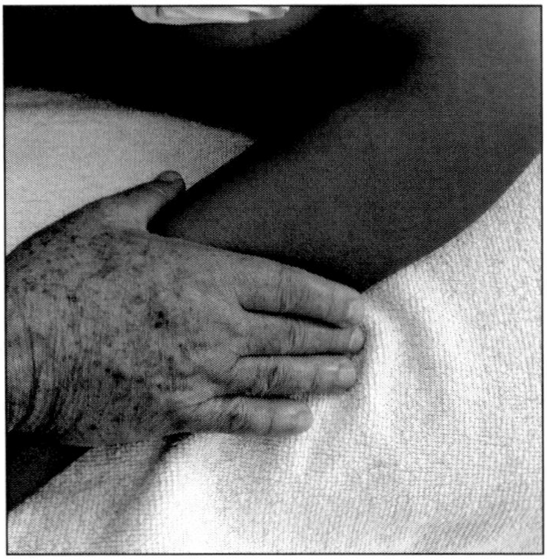

- **Metodología de aplicación:** Con el pliegue interdigital de los dedos índice y pulgar de la mano del linfoterapeuta, realizar empuje en la región anterior del brazo izquierdo.

MOVIMIENTO DADOR EN LA REGIÓN POSTERIOR DEL BRAZO

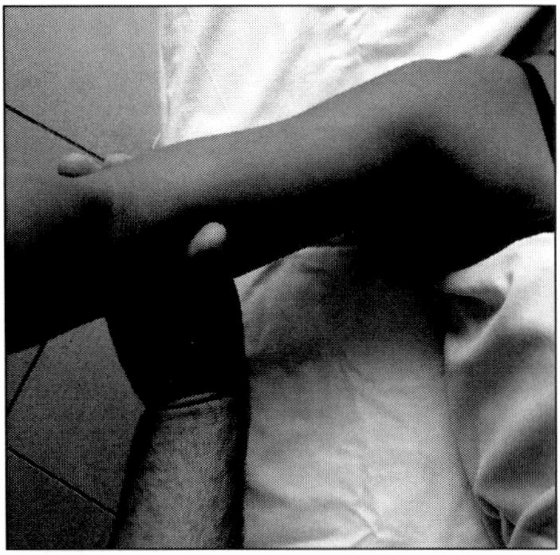

- **Metodología de aplicación:** Con el pliegue interdigital de los dedos índice y pulgar de la mano del linfoterapeuta, realizar movimiento dador en la región posterior del brazo derecho.

MOVIMIENTO DADOR EN LA REGIÓN EXTERNA DEL BRAZO

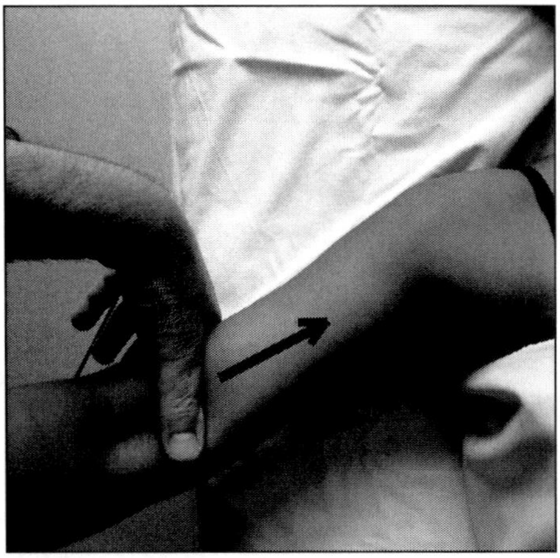

- **Metodología de aplicación:** Con el pliegue interdigital de los dedos índice y pulgar de la mano del linfoterapeuta, realizar movimiento dador en la región externa del brazo derecho.

MOVIMIENTO DADOR EN LA REGIÓN SUPERIOR DEL BRAZO

- **Metodología de aplicación:**
Con el pliegue interdigital de los dedos índice y pulgar de la mano del linfoterapeuta, realizar movimiento dador en la región superior del brazo derecho.

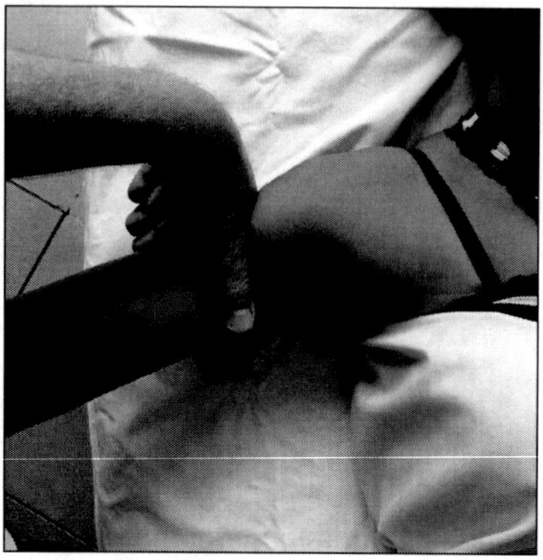

MOVIMIENTO DADOR EN LA REGIÓN INTERNA DEL BRAZO

- **Metodología de aplicación:**
Con el pliegue interdigital de los dedos índice y pulgar de la mano del linfoterapeuta, realizar movimiento dador en la región interna del brazo izquierdo.

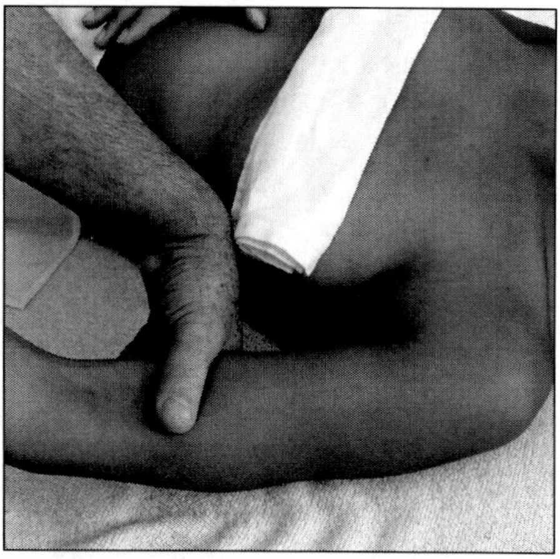

MOVIMIENTO DADOR EN LA REGIÓN SUPERIOR DEL BRAZO

- **Metodología de aplicación:**
Con el pliegue interdigital de los dedos índice y pulgar de la mano del linfoterapeuta, realizar movimiento dador en la región superior del brazo izquierdo.

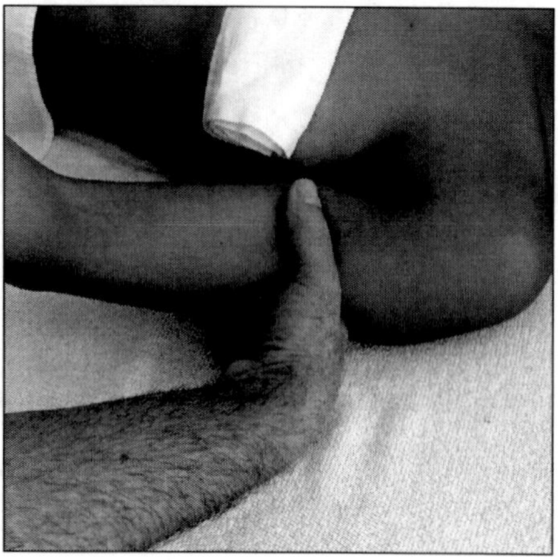

PRESIÓN EN LA REGIÓN DEL PLIEGUE ANTERIOR DEL CODO

- **Metodología de aplicación:**
  Con la yema del dedo pulgar del linfoterapeuta, realizar presión para hacer desagüe en el pliegue anterior del codo.

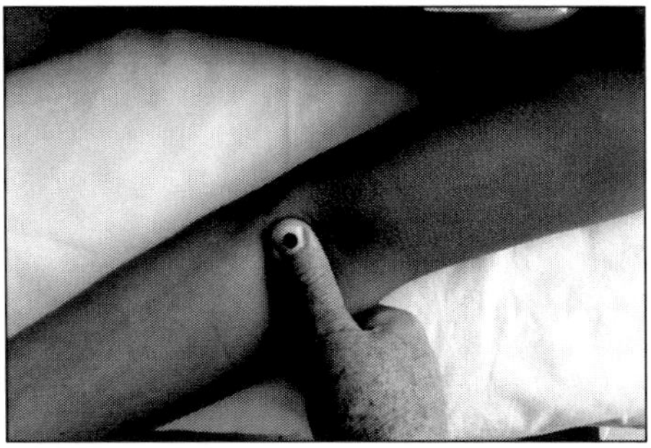

BOMBEO EN LA ARTICULACIÓN DEL CODO

- **Metodología de aplicación:**
  Realizar movimiento asistido por el linfoterapeuta, flexionando el antebrazo sobre el brazo y haciendo presión simultánea con la yema del dedo pulgar de la mano contraria encima del centro del pliegue anterior de la articulación.

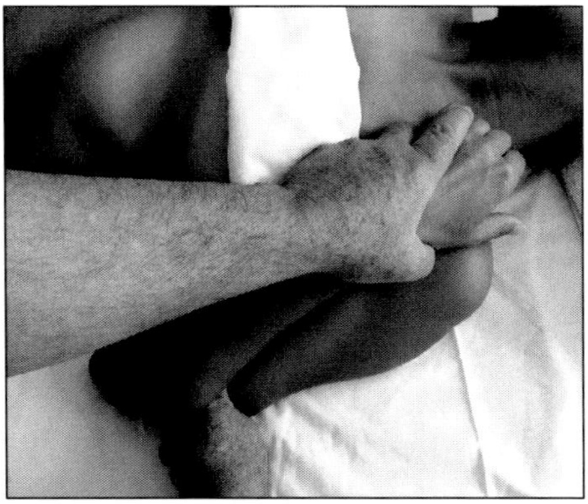

EMPUJE EN LA REGIÓN ANTERIOR Y SUPERIOR DEL ANTEBRAZO

- **Metodología de aplicación:**
  Con las yemas de los dedos índices y medio de las manos del linfoterapeuta, realizar empuje en la región antero-superior del antebrazo.

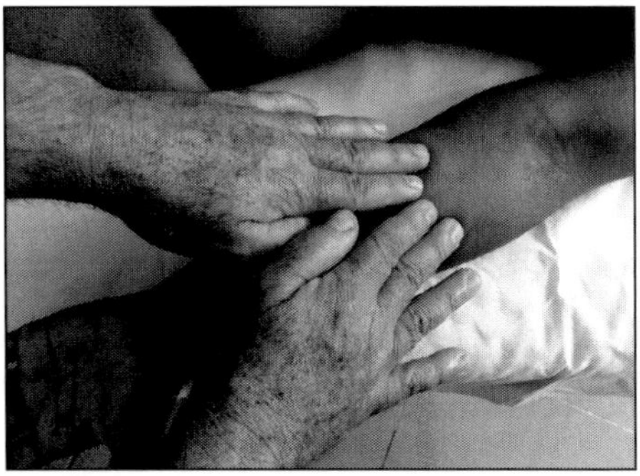

EMPUJE EN LA REGIÓN ANTERIOR DEL ANTEBRAZO

- **Metodología de aplicación:** Con las yemas de los dedos índices y medio de las manos del linfoterapeuta, realizar empuje en la región anterior del antebrazo.

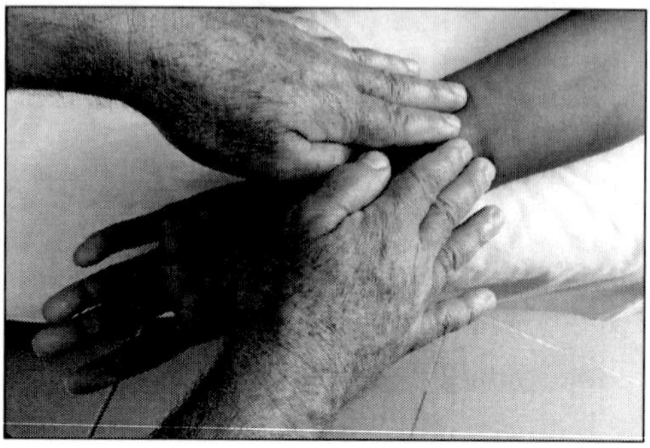

EMPUJE EN LA REGIÓN INFERIOR DEL ANTEBRAZO

- **Metodología de aplicación:** Con las yemas de los dedos índices y medio de las manos del linfoterapeuta, realizar empuje en la región inferior del antebrazo.

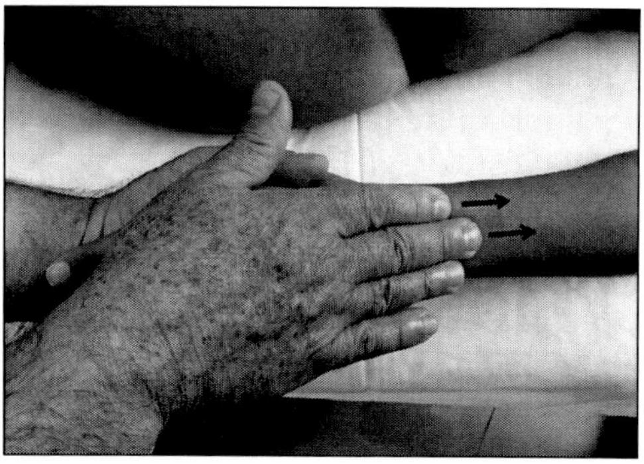

EMPUJE EN LA REGIÓN ANTERIOR DE LA MUÑECA

- **Metodología de aplicación:** Con las yemas de los dedos índices y medio de las manos del linfoterapeuta, realizar empuje en la región anterior de la muñeca. Esta manipulación es beneficiosa para tratar el Síndrome del Túnel del Carpo.

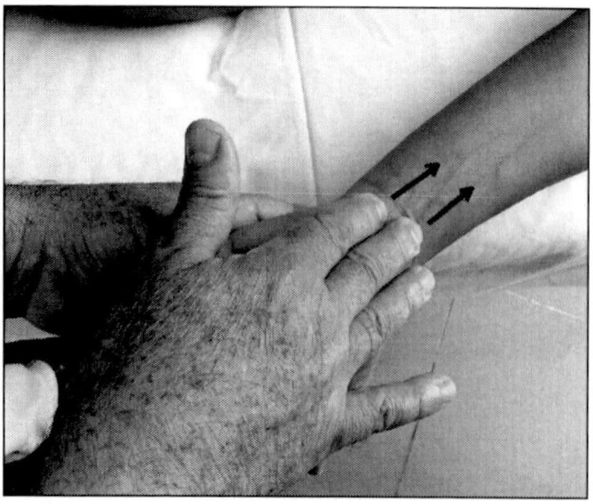

CÍRCULO FIJO EN LA REGIÓN ANTERIOR DEL ANTEBRAZO

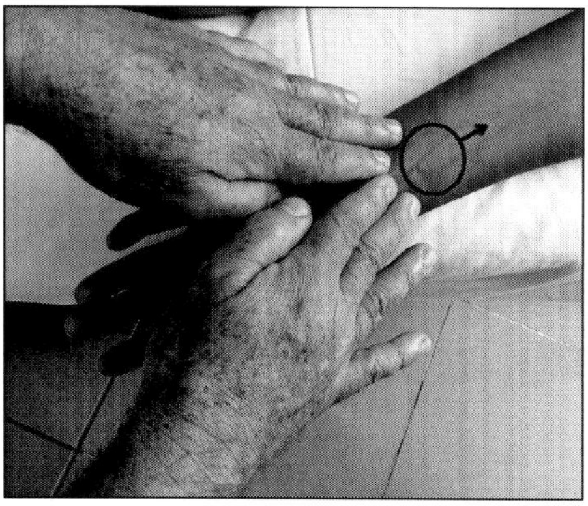

- **Metodología de aplicación:**
Con las yemas de los dedos índices y medio de las manos del linfoterapeuta, realizar círculo fijo en la región anterior del antebrazo.

CÍRCULO FIJO EN LA REGIÓN POSTERIOR DEL ANTEBRAZO

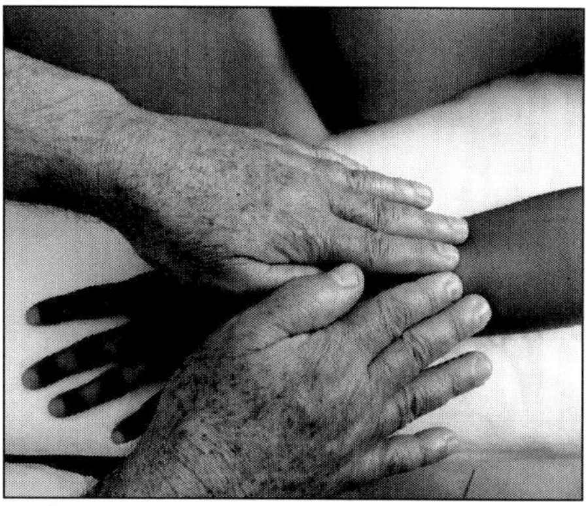

- **Metodología de aplicación:**
Con las yemas de los dedos índices y medio de las manos del linfoterapeuta, realizar círculo fijo en la región posterior del antebrazo.

MOVIMIENTO DADOR EN LA REGIÓN CUBITAL DEL ANTEBRAZO

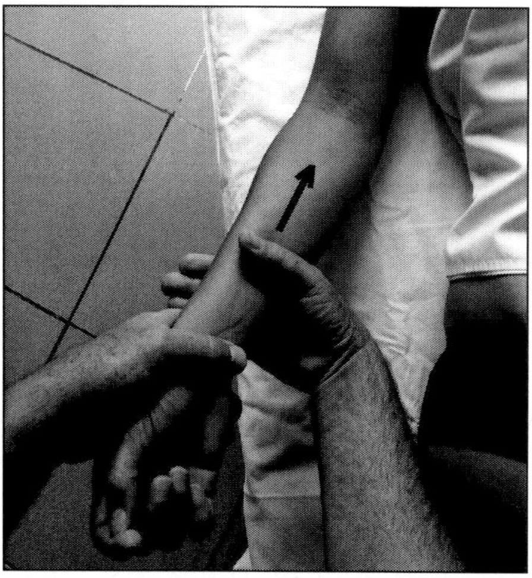

- **Metodología de aplicación:**
Con el pliegue interdigital de los dedos índice y pulgar de la mano del linfoterapeuta, realizar movimiento dador en la región cubital del antebrazo.

MOVIMIENTO DADOR EN LA REGIÓN RADIAL DEL ANTEBRAZO

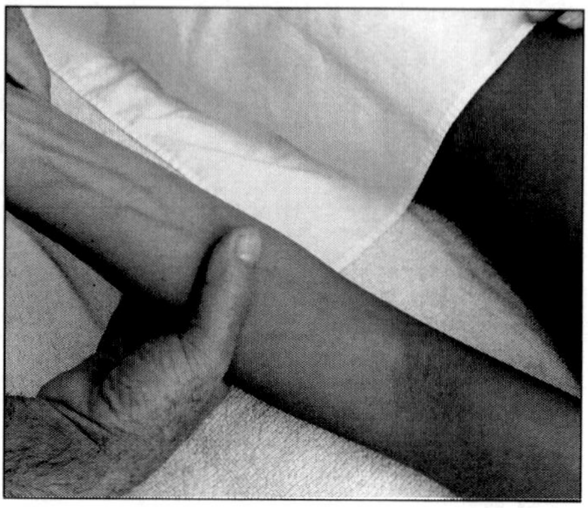

- **Metodología de aplicación:** Con el pliegue interdigital de los dedos índice y pulgar de la mano del linfoterapeuta, realizar movimiento dador en la región radial del antebrazo.

MOVIMIENTO DADOR EN LA REGIÓN ANTERIOR DEL ANTEBRAZO

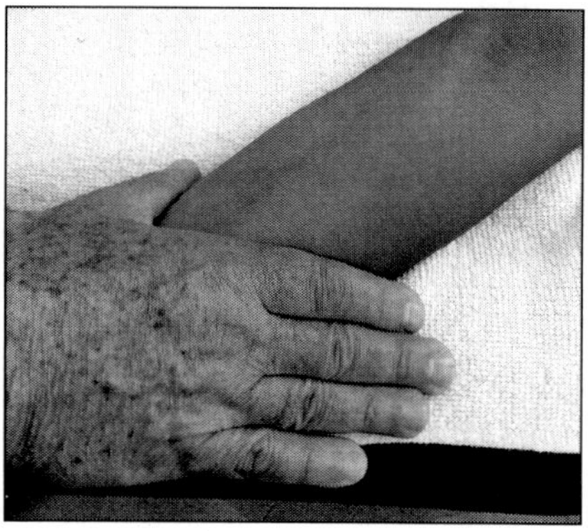

- **Metodología de aplicación:** Con el pliegue interdigital de los dedos índice y pulgar de la mano del linfoterapeuta, realizar movimiento dador en la región anterior del antebrazo.

FORMA DE AGARRE DE LOS DEDOS PARA REALIZAR EL DRENAJE LINFÁTICO MANUAL

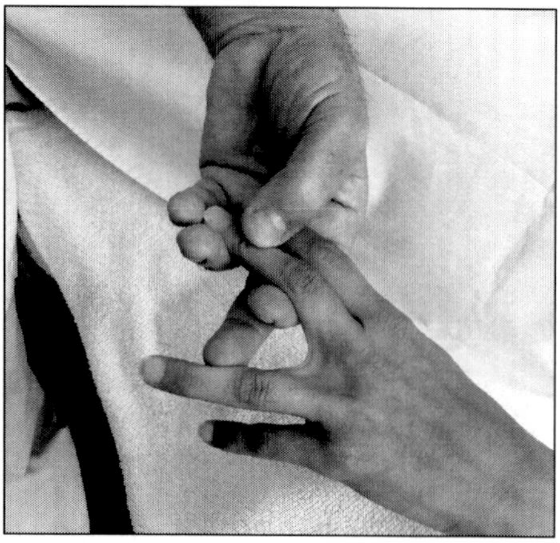

- **Metodología de aplicación:** Con los dedos índice y anular de la mano contraria a la diestra del linfoterapeuta, agarrar los dedos del paciente a los que se les va a realizar el DLM, fijándolos por la parte superior con el dedo pulgar y con la punta del dedo medio del linfoterapeuta, mantener la separación del dedo anular.

PRESIÓN EN LOS CUATRO ESPACIOS INTERDIGITALES DE LOS CINCO DEDOS

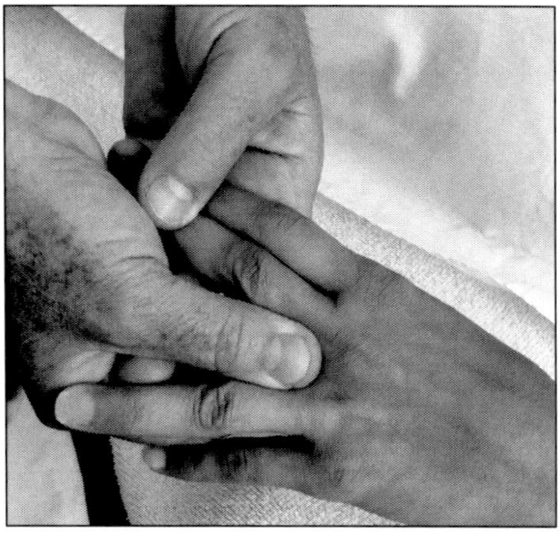

- **Metodología de aplicación:**
  Con la yema del dedo pulgar de la mano del linfoterapeuta, realizar presión en los cuatro espacios interdigitales de la mano del paciente, para realizar desagüe en los pliegues de los dedos.

EMPUJE EN LOS CINCO DEDOS DE LAS MANOS

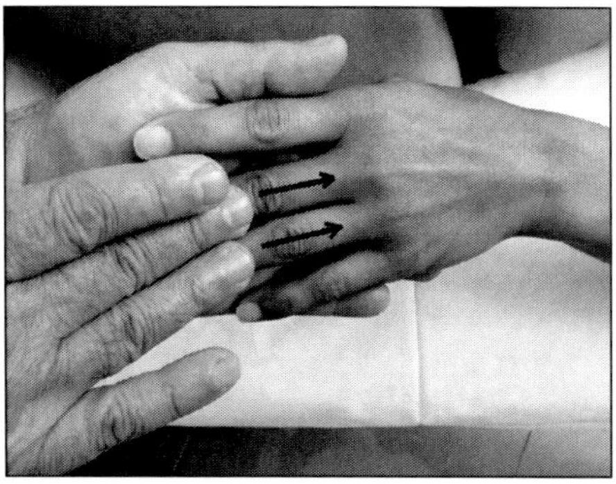

- **Metodología de aplicación:**
  Con las yemas de los dedos medio y anular de las manos del linfoterapeuta, realizar empuje en la región posterior de los cinco dedos de la mano del cliente o paciente.

CÍRCULO FIJO EN LA REGIÓN POSTERIOR DE LA MANO

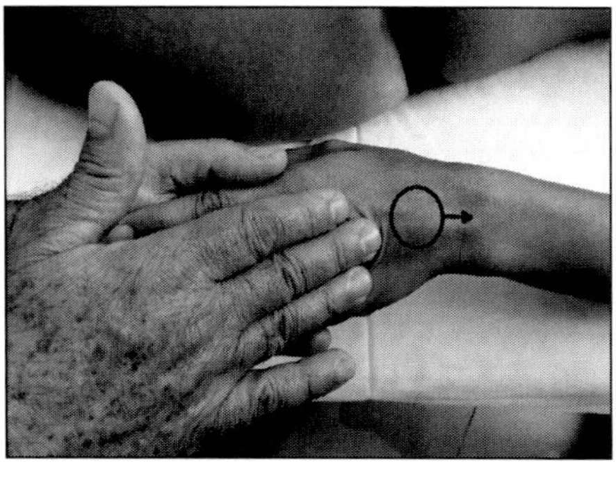

- **Metodología de aplicación:**
  Con las yemas de los dedos índices y medio de las manos del linfoterapeuta, realizar círculo fijo en la región posterior de la mano del cliente o paciente.

EMPUJE EN LA REGIÓN PALMAR DE LOS DEDOS

- **Metodología de aplicación:** Con las yemas de los dedos índices y medio de las manos del linfoterapeuta, realizar empuje en la región anterior de los dedos y de la mano del cliente o paciente.

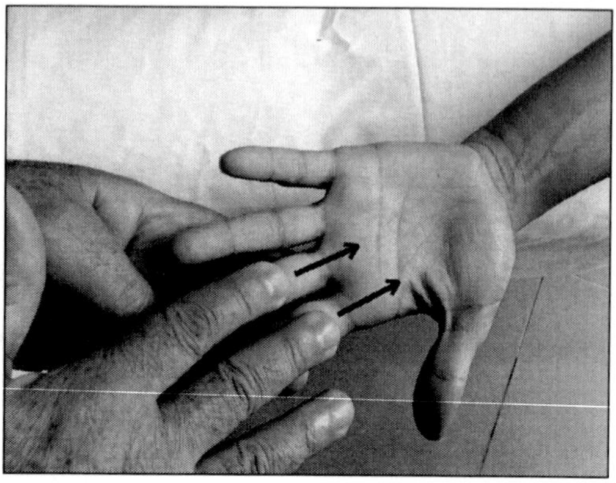

EMPUJE EN LA REGIÓN DE LA PALMA DE LA MANO

- **Metodología de aplicación:** Con las yemas de los dedos índices y medio de las manos del linfoterapeuta, realizar empuje en la palma de la mano del cliente o el paciente.

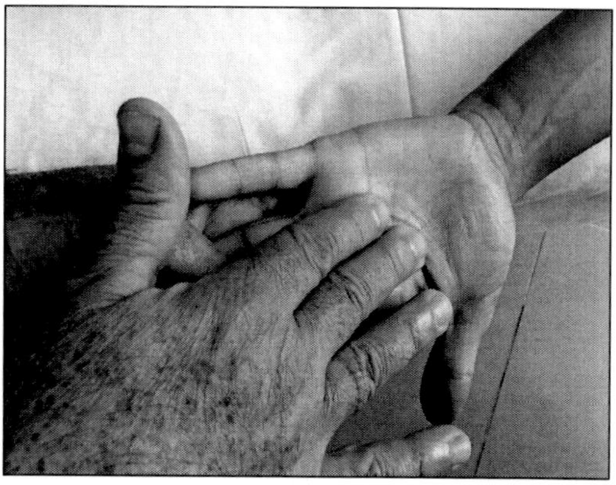

Posición en Decúbito Prono

REGIÓN OCCIPITAL, PARIETAL Y LA NUCA

EMPUJE EN LA REGIÓN POSTERIOR DE LA CABEZA

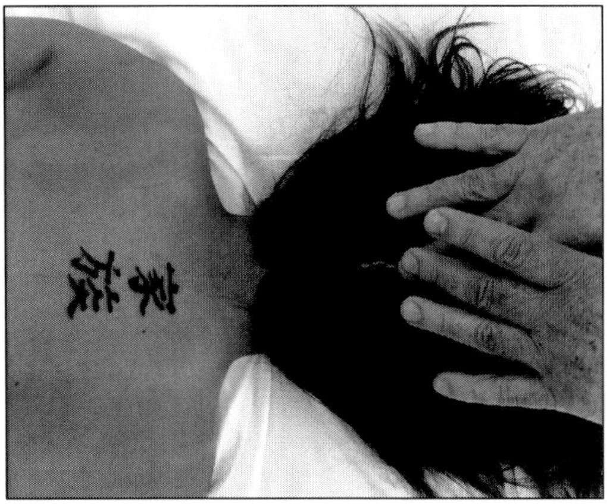

- **Metodología de aplicación:** Con el cliente o paciente en posición en decúbito prono, hacer una línea directriz en el cabello en la región occipital y con la yema del dedo medio de la mano del linfoterapeuta, realizar empuje sobre la línea en la región posterior de la cabeza en dirección hacia la nuca.

EMPUJE EN LA REGIÓN PARIETAL

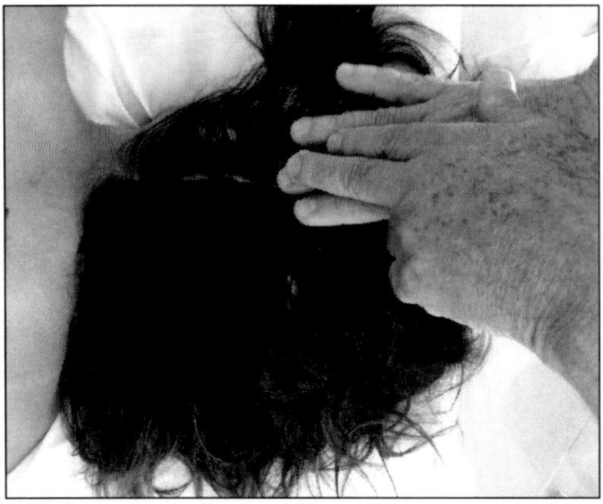

- **Metodología de aplicación:** Hacer una línea directriz en el cabello en la región parietal de la cabeza y con las yemas del dedo índice o medio de la mano del linfoterapeuta, realizar empuje sobre la línea en dirección hacia la nuca.

EMPUJE EN LA REGIÓN POSTERIOR DE LA NUCA

- **Metodología de aplicación:**
Con las yemas del dedo índice y medio de las manos del linfoterapeuta, realizar empuje en la región de la nuca.

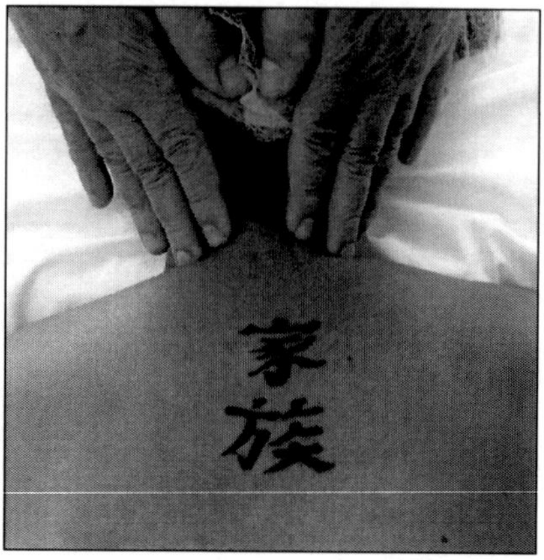

EMPUJE EN LA REGIÓN LATERAL DE LA NUCA

- **Metodología de aplicación:**
Con las yemas del dedo índice y medio de las manos del linfoterapeuta, realizar empuje en la región lateral de la nuca, en dirección hacia las axilas.

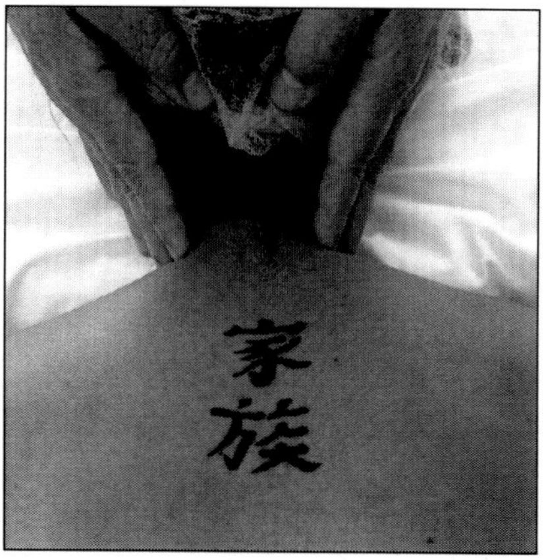

CÍRCULO FIJO EN LA REGIÓN DE LA NUCA

- **Metodología de aplicación:**
Con las yemas del dedo índice y medio de las manos del linfoterapeuta, realizar círculo fijo en la región de la nuca.

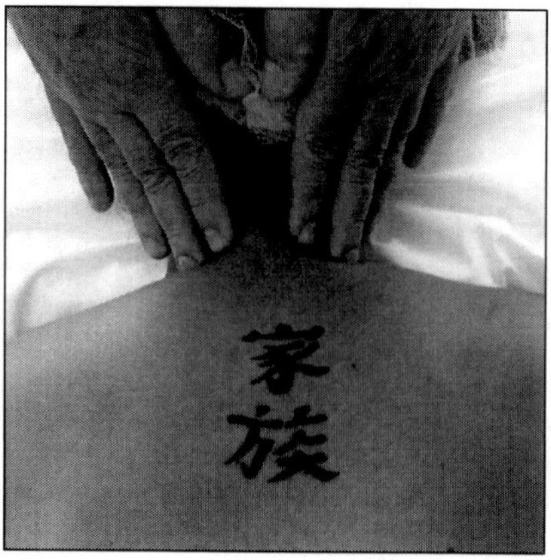

MOVIMIENTO DADOR EN LA NUCA

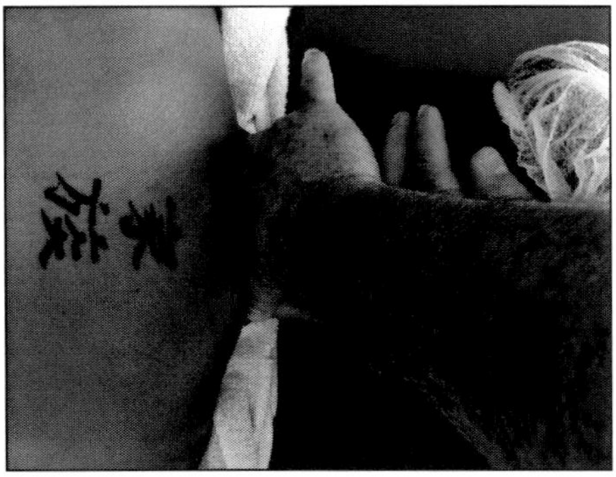

- **Metodología de aplicación:**
  Con el pliegue interdigital de los dedos índice y pulgar de la mano del linfoterapeuta, realizar movimiento dador en la región de la nuca.

REGIÓN DE LOS HOMBROS, ESCÁPULAS, ESPALDA DORSAL Y LUMBAR

EMPUJE EN LA REGIÓN SUPERIOR DE LOS TRAPECIOS

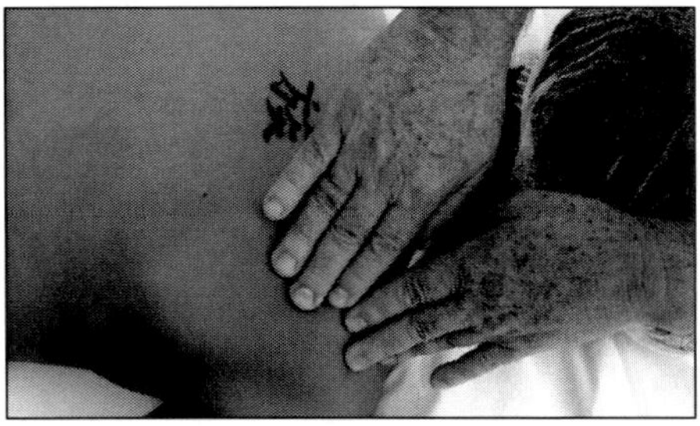

- **Metodología de aplicación:**
  Con las yemas de los dedos índices, medio y anular de las manos del linfoterapeuta, realizar empuje en la región superior de los trapecios, en dirección hacia las axilas.

EMPUJE EN LA REGIÓN DORSAL DE LA COLUMNA VERTEBRAL

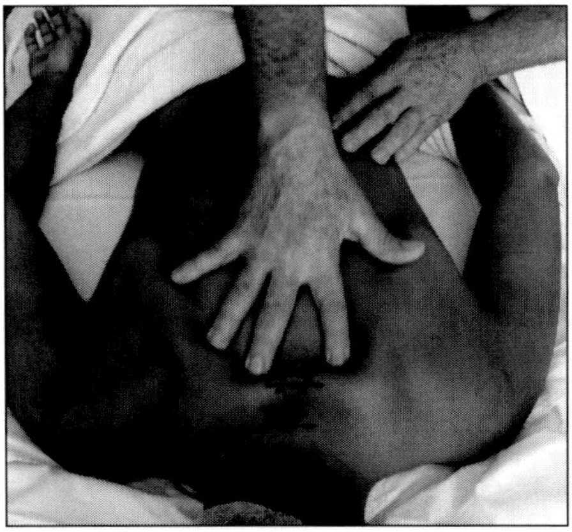

- **Metodología de aplicación:**
  Con las yemas del dedo índice y medio de la mano del linfoterapeuta, realizar empuje en la región dorsal, en dirección hacia la cervical.

EMPUJE EN LA REGIÓN LATERAL DE LA COLUMNA VERTEBRAL

- **Metodología de aplicación:** Con las yemas del dedo índice y medio de la mano del linfoterapeuta, realizar empuje en la región lateral de la columna vertebral lumbar y dorsal en dirección hacia la nuca.

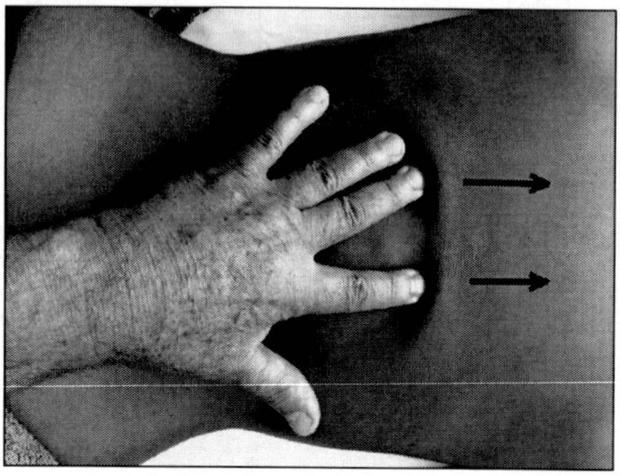

EMPUJE EN LA REGIÓN DORSAL

- **Metodología de aplicación:** Con las yemas de los dedos índices, medio y anular de las manos del linfoterapeuta, realizar empuje en la región dorsal en dirección hacia las axilas.

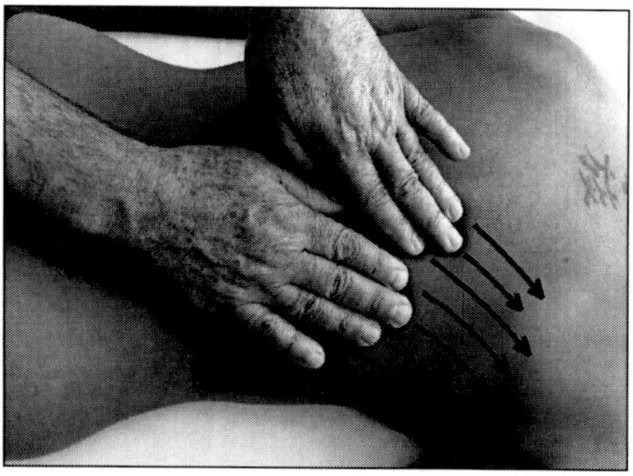

EMPUJE EN LA REGIÓN DE LAS ESCÁPULAS

- **Metodología de aplicación:** Con las yemas de los dedos índices, medio y anular de las manos del linfoterapeuta, realizar empuje en la región de las escápulas en dirección hacia las axilas.

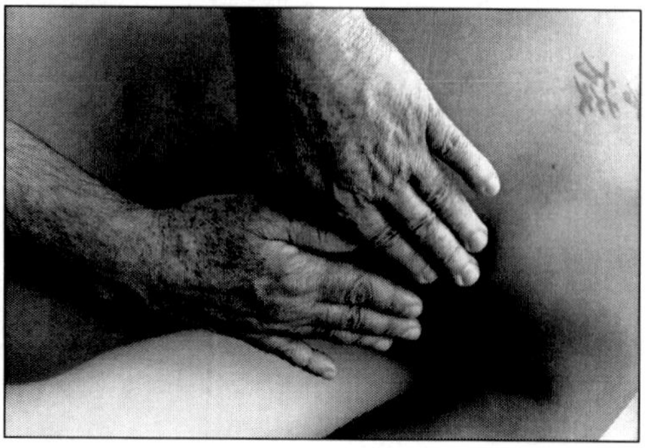

CÍRCULO FIJO EN LA REGIÓN DE LAS ESCÁPULAS

- **Metodología de aplicación:** Con las yemas de los dedos índices, medio y anular de las manos del linfoterapeuta, realizar círculo fijo en la región de las escápulas en dirección hacia las axilas.

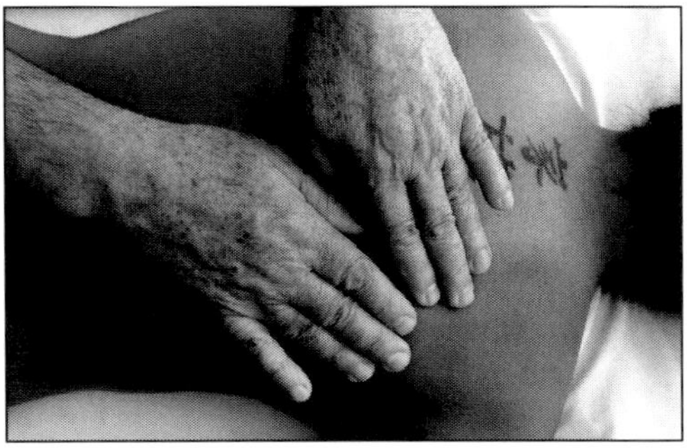

MOVIMIENTOS ROTATORIOS EN LA REGIÓN DE LAS ESCÁPULAS

- **Metodología de aplicación:** Con el pliegue interdigital del dedo índice y del pulgar en forma de cruz, realizar ligeros movimientos rotatorios hacia el dedo meñique en la región de la escápula, en dirección hacia las axilas.

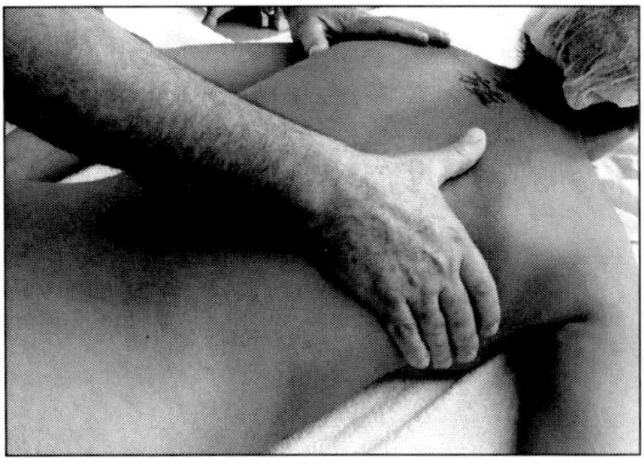

EMPUJE EN LA REGIÓN LUMBAR

- **Metodología de aplicación:** Con las yemas de los dedos índices, medio y anular de las manos del linfoterapeuta, realizar empuje en la región lumbar.

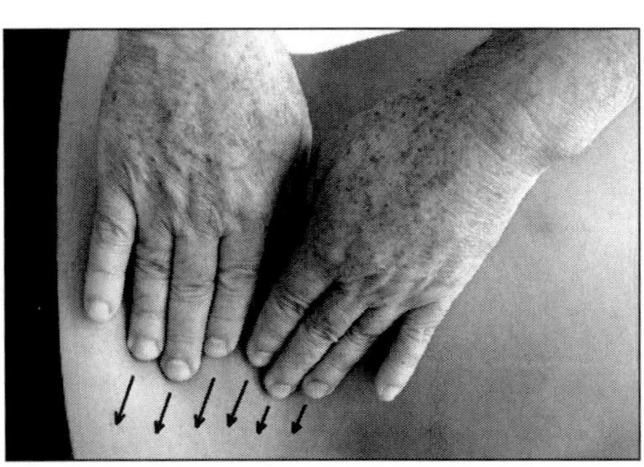

CÍRCULO FIJO EN LA REGIÓN LUMBAR

- **Metodología de aplicación:** Con las yemas de los dedos índices, medio y anular de las manos del linfoterapeuta, realizar círculo fijo en la región lumbar.

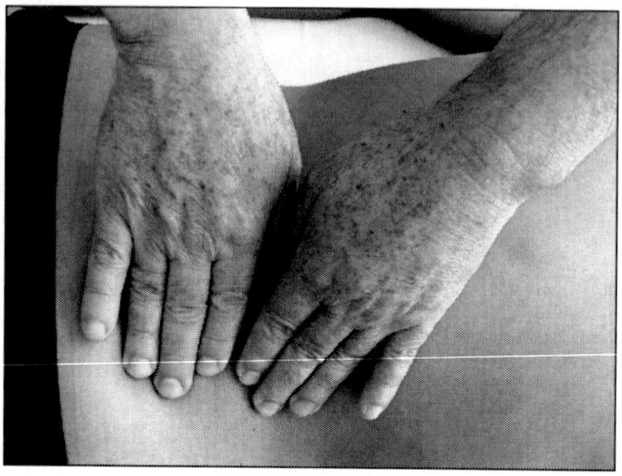

DRENAJE EN LA REGIÓN POSTERIOR DEL ANTEBRAZO Y BRAZO

- **Metodología de aplicación:** Con el cliente o paciente en posición en decúbito prono, con las yemas de los dedos índices, medio y anular de las manos del linfoterapeuta, realizar empuje, círculo fijo y movimiento dador en la región posterior del brazo y del antebrazo en dirección hacia las axilas. De proximal a distal.

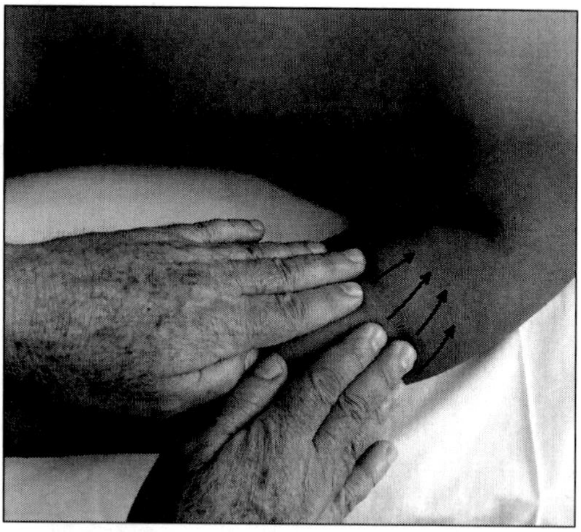

GLÚTEOS Y EXTREMIDADES INFERIORES

EMPUJE EN LA REGIÓN DE LOS GLÚTEOS

- **Metodología de aplicación:**
  Con las yemas de los dedos índices, medio y anular de las manos del linfoterapeuta, realizar empuje en la región de los glúteos en dirección hacia la ingle.

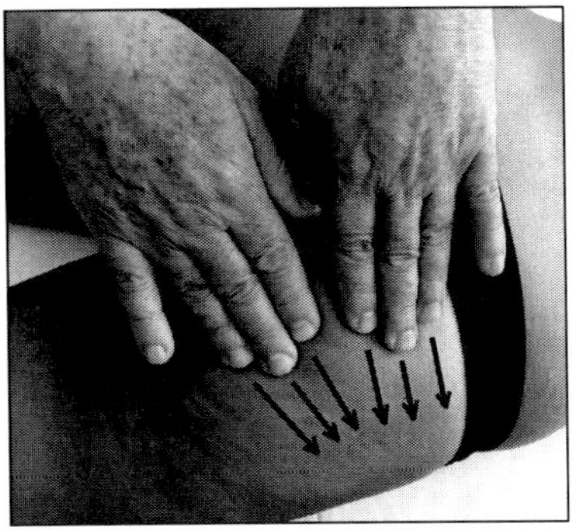

CÍRCULO FIJO EN LA REGIÓN DE LOS GLÚTEOS

- **Metodología de aplicación:**
  Con las yemas de los dedos índices, medio y anular de las manos del linfoterapeuta, realizar círculo fijo en la región del glúteo en dirección hacia la ingle.

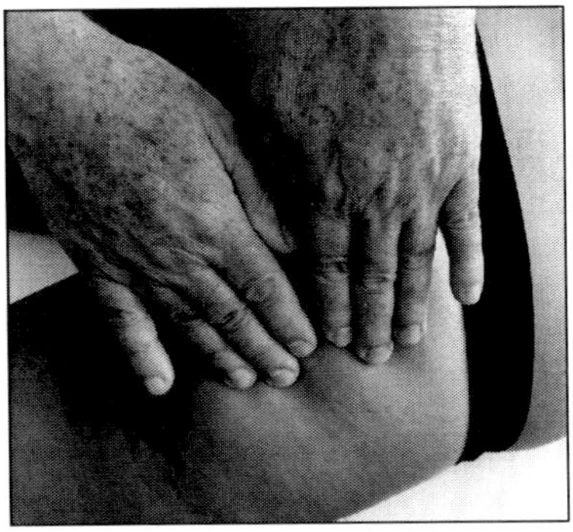

EMPUJE Y CÍRCULO FIJO EN LA REGIÓN DEL MUSLO Y LA PIERNA

- **Metodología de aplicación:**
  Con las yemas de los dedos índices, medio y anular de las manos del linfoterapeuta, realizar empuje y círculo fijo en la región posterior del muslo y la pierna. Primero en el muslo y después en la pierna (de proximal a distal).

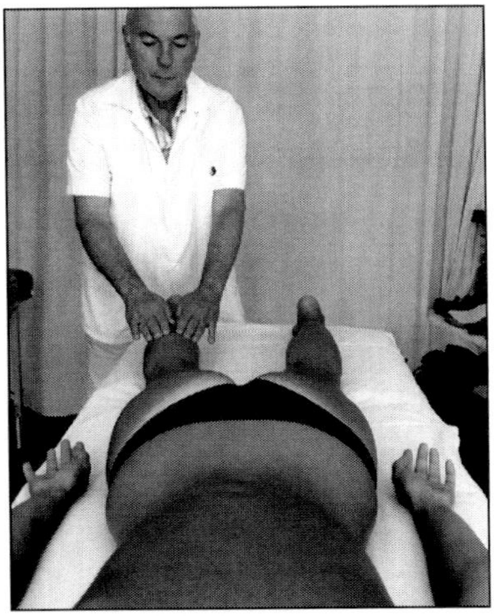

BOMBEO EN LA REGIÓN POPLÍTEA

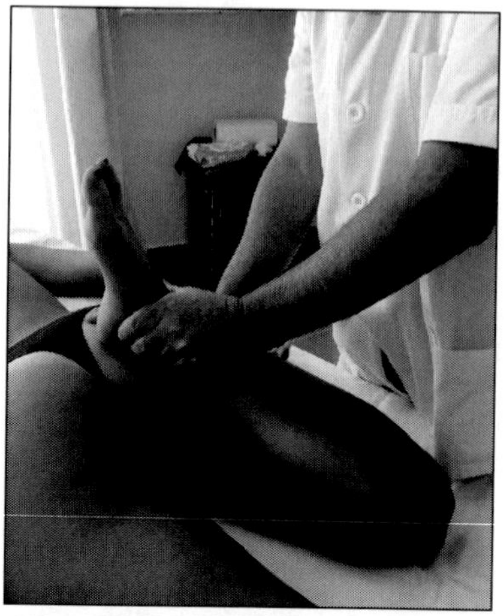

- **Metodología de aplicación:**
  Con una mano el linfoterapeuta fija la pierna por la parte más distal y flexiona la pierna sobre el muslo para hacer bombeo en la región poplítea.

EMPUJE EN LA REGIÓN PLANTAR DEL PIE

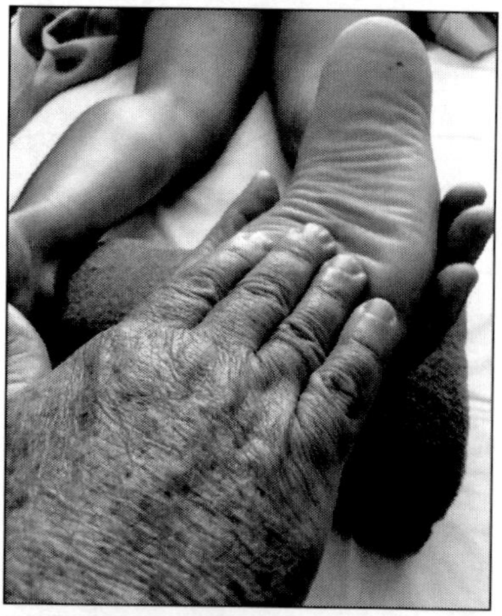

- **Metodología de aplicación:**
  Fijar con una mano el pie del cliente o paciente por la región dorsal y con las yemas de los dedos índices y medio de la mano contraria del linfoterapeuta, realizar empuje en la región plantar del pie, en dirección hacia el talón.

CÍRCULO FIJO EN LA REGIÓN PLANTAR DEL PIE

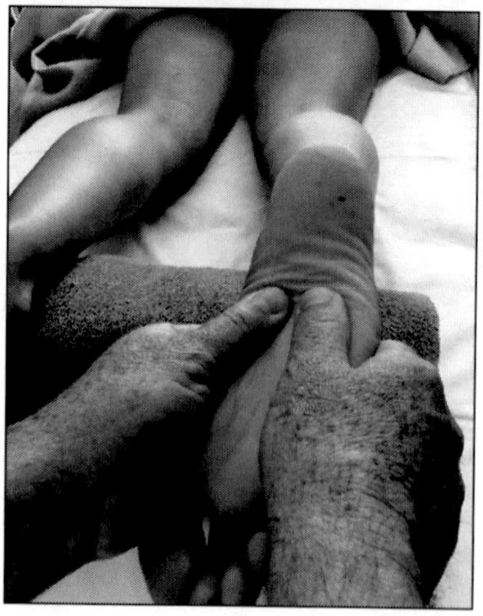

- **Metodología de aplicación:**
  Fijar con los cuatro dedos de ambas manos del linfoterapeuta el pie del cliente o paciente por la región dorsal y con las yemas de los pulgares, realizar círculo fijo en la región plantar del pie, en dirección hacia el talón.

11

Vendajes Compresivos

El vendaje compresivo multicapas se realiza al finalizar el Drenaje Linfático Manual, mediante vendas elásticas, mallas tubulares, vendas de gomas o de otros tejidos fabricados con el objetivo de mejorar y aumentar la duración de los beneficios del DLM, con la aplicación desde una a tres capas, teniendo en cuenta que en la mayoría de los casos los beneficios del DLM no son de larga duración.

Se realiza envolviendo la extremidad afectada con una venda elástica, la que se pueden vendar hasta los dedos, dejando la terminación de estos sin vendar para observar si se produce un aumento considerable del edema o el aumento de los capilares, lo que indica una excesiva compresión del vendaje, que obliga a realizar una disminución de la compresión de la envoltura. Algunos linfoterapeutas recomiendan vendar hasta el pliegue de la muñeca en las extremidades superiores y por debajo de los tobillos en las inferiores.

Cuando se aplica una venda de goma se debe utilizar una malla tubular fabricada con tejido de algodón para evitar el contacto directo con la piel y la aparición de dermatitis por alergias a la goma y para facilitar además la transpiración de la piel.

Se debe colocar de distal a proximal, procurando envolver sin dejar aberturas entre una vuelta y la siguiente, evitando pliegue y una compresión excesiva sin que produzca un efecto de liga que impida los movimientos de las articulaciones y que permita la aplicación durante 24 horas, con movimientos normales realizados por el paciente para facilitar las contracciones musculares que aumenten los beneficios del vendaje hasta el día siguiente de la próxima sesión del DLM.

En la actualidad, se fabrican vendas tubulares elásticas de tejido hipoalergénicos y transpirables que mantienen una compresión graduada decreciente de distal a proximal en los extremos de la extremidad y de fácil aplicación. Las vendas utilizadas en el tratamiento de los linfedemas son de tracción corta, a diferencia de las empleadas en la insuficiencia venosa crónica o varices, que son de tracción más larga o de mayor elongación.

El objetivo del vendaje es aumentar la presión externa, disminuyendo la filtración capilar sanguínea, aumentar las contracciones de los grupos musculares sobre los vasos linfáticos, evitar el reflujo inverso de la linfa en los vasos linfáticos por trastornos o alteraciones de las válvulas linfáticas o del linfangión.

Es importante mantener dos tipos de compresión, la de reposo que es la que se realiza con el vendaje multicapas sobre los tejidos subyacentes durante el reposo y la compresión activa, que es la que realizan las contracciones musculares con un efecto de masaje que permiten el aumento del volumen interno sobre la tensión del vendaje lo que estará determinado por la elasticidad, la extensión del vendaje y las diferentes capas aplicadas. Para lograr esto, la segunda capa se envuelve en sentido contrario y la tercera capa en el sentido de la primera.

Los vendajes tubulares deben estar indicados por el médico, ya que no se debe aplicar en casos de heridas abiertas, infecciones, neuropatías motoras o sensitivas, ni en arteriopatías periféricas.

VENDAJE EN LA REGIÓN DE LA MUÑECA

- ***Metodología de aplicación:***
  Con las yemas del dedo índice y pulgar de la mano del linfoterapeuta, fijar un extremo de la venda y con la mano contraria envolver la venda, comenzando desde la parte más distal de la extremidad hacia la parte más proximal.

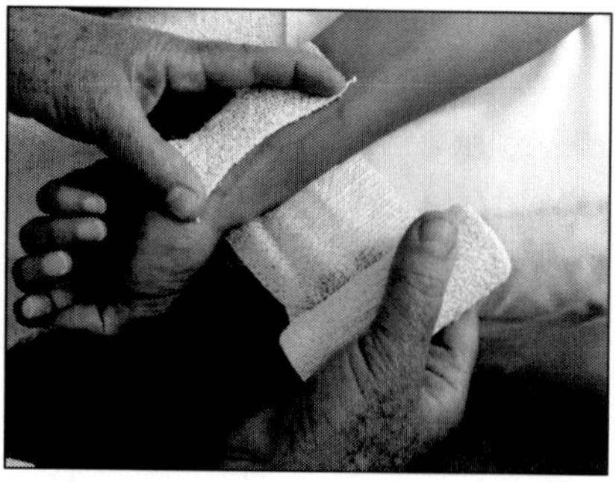

VENDAJE DEL ANTEBRAZO

- **Metodología de aplicación:**
Con los dedos índice y pulgar de la mano del linfoterapeuta, fijar un extremo del antebrazo y con la mano contraria envolver la venda, desde la parte más distal de la extremidad hacia la parte más proximal.

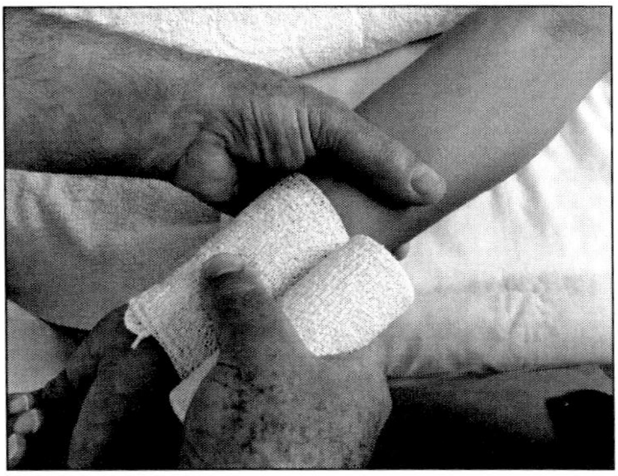

VENDAJE DEL ANTEBRAZO Y EL BRAZO

- **Metodología de aplicación:**
Con los dedos índice y pulgar de la mano del linfoterapeuta, fijar la articulación del antebrazo y con la mano contraria envolver la venda, desde la parte más distal hacia la más proximal.

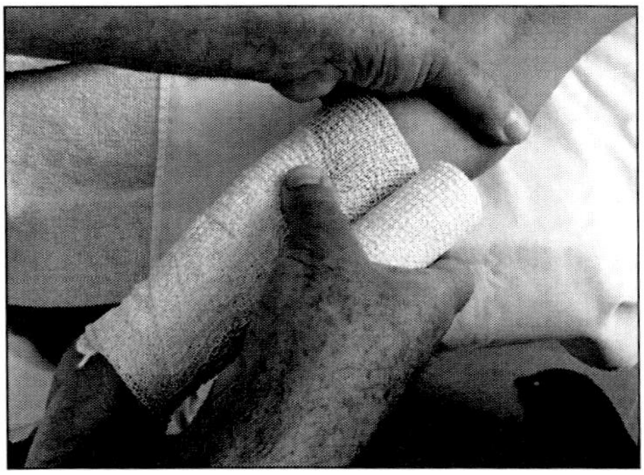

VENDAJE DEL ANTEBRAZO Y EL BRAZO

- **Metodología de aplicación:**
Se realiza el vendaje dejando libre los dedos de las manos y las zonas de la articulación del codo y las axilas, para facilitar los movimientos de estas articulaciones.

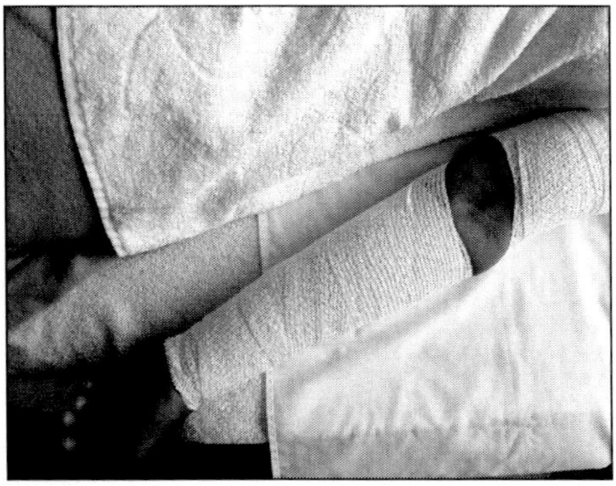

VENDAJE DE LA EXTREMIDAD INFERIOR

- **Metodología de aplicación:**

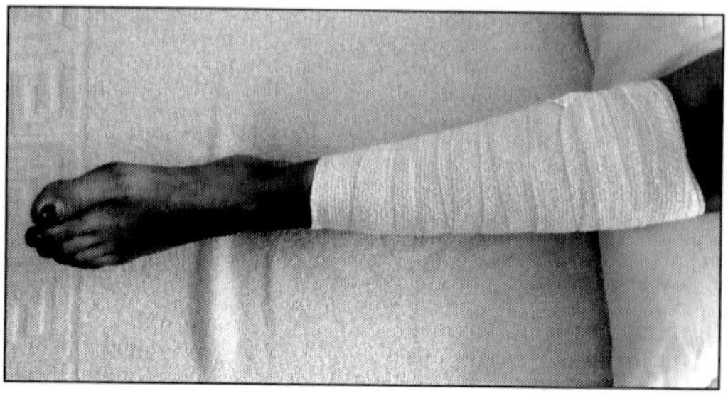

Se realiza el vendaje dejando libre los dedos del pie y las zonas de la articulación de la pierna o región poplítea. El procedimiento del vendaje es el mismo que el de las extremidades superiores, desde la zona más distal hacia la zona más proximal a la línea media del cuerpo.

VENDAJE DE LA REGIÓN DEL ABDOMEN

- **Metodología de aplicación:**

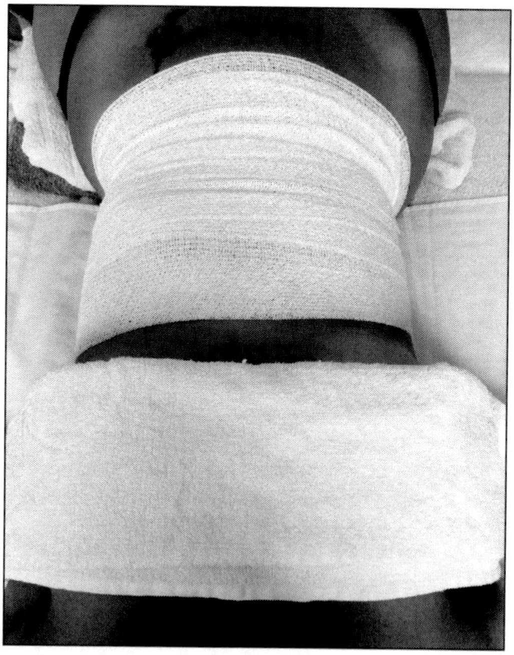

Se realiza el vendaje comenzando por la parte superior del abdomen hacia la parte inferior, dejando libre la región del diafragma y la región del pubis.

FAJA TUBULAR PARA DRENAJE LINFÁTICO

La faja tubular compresiva para Drenaje Linfático es otra forma recomendada para las personas con alteraciones del sistema linfático. Están fabricadas con tejidos de algodón para evitar el contacto directo con la piel y la aparición de dermatitis por alergias y para facilitar, además, la transpiración de la piel, aumentan la presión externa, disminuyen la filtración capilar sanguínea, aumentan las contracciones de los grupos musculares sobre los vasos linfáticos, evita el reflujo inverso de la linfa en los vasos linfáticos dañados. Las fajas tubulares, al igual que los vendajes, deben ser indicadas por el médico.

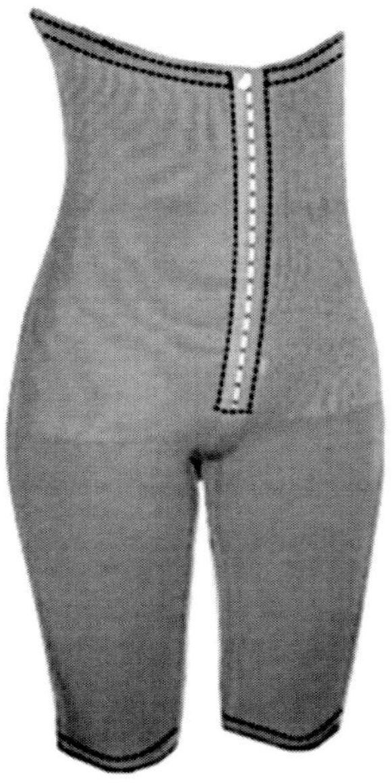

FAJA TUBULAR PARA DRENAJE LINFÁTICO

12

Ejercicios Linfo-Tenso-Activos

Desde hace varias décadas se ha demostrado que el ejercicio físico terapéutico es una terapia de alto valor en el tratamiento de múltiples enfermedades como las cardiovasculares, neurológicas, ortopédicas, traumatológicas, endocrinas, metabólicas y también en las enfermedades del sistema linfático.

La disminución del ejercicio físico aumenta la posibilidad de aparición de enfermedad del sistema linfático, ya que conlleva a la disminución de las contracciones musculares, la hipotonía, a la debilidad muscular, a la disminución de la circulación linfática y sanguínea, de la actividad neuromuscular, entre otras.

El empleo de los ejercicios físicos con fines terapéuticos estimula el sistema nervioso y los órganos internos, garantizando que los músculos puedan ejecutar el trabajo de contracción ejerciendo su efecto sobre las venas, arterias y los vasos linfáticos.

En el caso del enfermo, la enfermedad varía el tono general de su organismo y la intensidad con que tienen lugar los procesos biológicos. Al comienzo de la enfermedad, con frecuencia se observa una intensificación de los procesos de excitación en el Sistema Nervioso Central, se activan las reacciones de defensa y se manifiestan reacciones patológicas, aumenta la temperatura del cuerpo y se acelera la actividad de muchos órganos internos. En este período, al enfermo se le prescribe un régimen de reposo y por lo general no se emplean los ejercicios físicos. A medida que cesan los fenómenos agudos, al igual que en el caso de enfermedades crónicas, disminuye el nivel en el cual transcurren los principales procesos vitales. Esto se debe al predominio de los procesos de inhibición en el Sistema Nervioso Central, lo que es consecuencia de la propia enfermedad (la manifestación de focos residuales de inhibición o excitación, el dominante "patológico") y de la disminución de la actividad motora del enfermo (disminución de la cantidad de impulsos provenientes de los receptores del aparato locomotor). Dichas causas conducen a la disminución de la función secretora de las glándulas de secreción interna (glándulas suprarrenales, tiroides y otras). La alteración de la acción reguladora del sistema endocrino y nervioso central influye en el nivel en el cual transcurren las funciones vegetativas, disminuye la función de la circulación sanguínea y linfática, de la respiración y de otros sistemas, el metabolismo, la resistencia y la capacidad de reacción del organismo.

La disminución de todas las funciones del organismo reduce su capacidad de trabajo, por lo que la ejecución de cualquier esfuerzo muscular ocasiona una rápida fatiga. Para estimular la recuperación, en este período de la enfermedad es necesario estimular la intensidad con la que transcurren los procesos en el organismo y el medio más adecuado son los ejercicios físicos terapéuticos.

La acción tonificante de los ejercicios físicos terapéuticos se produce porque, al enviar los impulsos al aparato locomotor, la zona motora de la corteza cerebral excita paralelamente los centros del sistema nerviosos vegetativo, incluso la sola idea del movimiento es como un excitador inicial para la aceleración de las funciones vegetativas. No obstante, los avances fundamentales en el estado funcional del Sistema Nervioso Central y en el trabajo de los órganos internos tienen lugar durante la ejecución de los ejercicios físicos terapéuticos, cuando se intensifica la emisión de impulsos de los propioceptores y demás receptores que participan en el movimiento. La excitación del Sistema Nervioso Central, al ejecutar los movimientos, estimula de manera refleja las funciones vegetativas. Bajo el efecto de la actividad muscular también se activa la función de las glándulas de secreción interna, particularmente de las suprarrenales. De esta manera el incremento del tono del Sistema Nervioso Central y del nivel de las funciones vegetativas tiene lugar según el mecanismo de los reflejos motores-viscerales.

La acción tonificante de los ejercicios físicos terapéuticos es la más universal. Estos se indican para la mayoría de las enfermedades, a partir de una etapa determinada, con el fin de estimular los procesos de excitación del Sistema Nervioso Central, mejorar la actividad de los sistemas cardiovascular, respiratorio y demás sistemas, intensificar el metabolismo y las diferentes reacciones de defensa incluyendo las inmunológicas.

La acción tonificante de los ejercicios físicos terapéuticos depende directamente del volumen de la masa muscular movilizada por el ejercicio y de la intensidad del trabajo producido. Sin embargo no todos los ejercicios físicos aumentan el nivel del estado funcional del Sistema Nervioso Central y las funciones vegetativas. Los ejercicios estáticos de respiración, los ejercicios de relajamiento muscular y los ejecutados a tempo lento disminuyen el tono general. Mientras que los ejercicios que intensifican los procesos de excitación del Sistema Nervioso Central son los que requieren de un esfuerzo muscular y que ponen en movimiento grandes masas musculares. La recuperación de la movilidad de los procesos nerviosos se logra empleando, de manera alterna, todos estos ejercicios. Por estas razones los ejercicios tenso-activos son los que mejor función ejercen sobre los vasos linfáticos con dificultades en la circulación linfática, sobre los vasos linfáticos obstruidos y con alteraciones del linfangión o afectados de enfermedades linfáticas al actuar directamente mediante las contracciones musculares sobre los mismos.

Algunos ejemplos de Ejercicios Linfo-Tenso-Activos

EXTREMIDADES INFERIORES

RELAJACIÓN DE TODA LA EXTREMIDAD

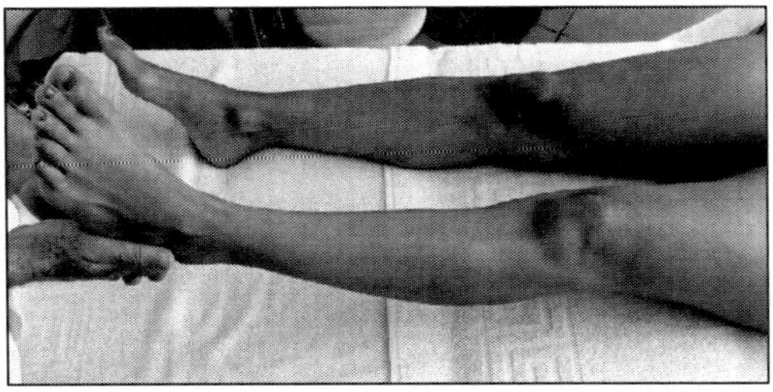

- **Metodología de aplicación:** El linfoterapeuta sujeta con las dos manos la extremidad por la parte más distal, para facilitar la relación máxima del miembro, indicándole al cliente o paciente que procure relajar bien toda la extremidad.

CONTRACCIÓN ACTIVA DE TODA LA EXTREMIDAD

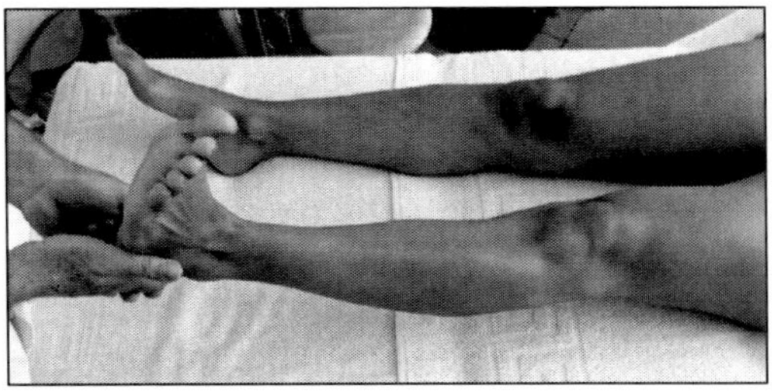

- **Metodología de aplicación:** Cuando el cliente o paciente tenga bien relajada toda la extremidad, el linfoterapeuta le indica que realice contracciones activas seguidas de relajación, o sea contracciones y relajaciones sucesivas.

CONTRACCIÓN DE LA PIERNA Y EL MUSLO

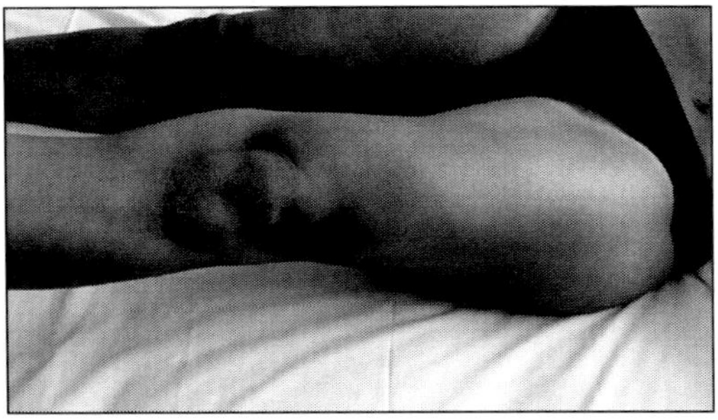

- **Metodología de aplicación:** Contracciones activas seguidas de relajación. Contracciones y relajaciones sucesivas.

EXTREMIDADES SUPERIORES

RELAJACIÓN DE LA EXTREMIDAD SUPERIOR

- **Metodología de aplicación:**
  El linfoterapeuta sujeta con una mano en forma de saludo la extremidad por la parte más distal, para facilitar la relación máxima del miembro, indicándole al cliente que relaje bien toda la extremidad.

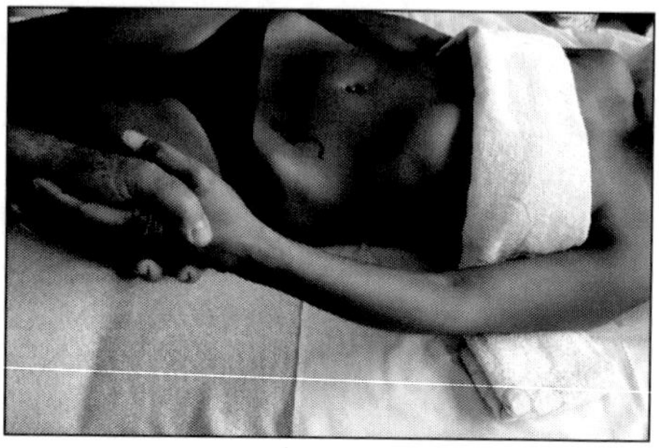

CONTRACCIÓN ACTIVA DE TODA LA EXTREMIDAD

- **Metodología de aplicación:**
  Cuando el cliente tenga bien relajada toda la extremidad, el linfoterapeuta le indica que realice contracciones activas seguidas de relajación, o sea contracciones y relajaciones sucesivas.

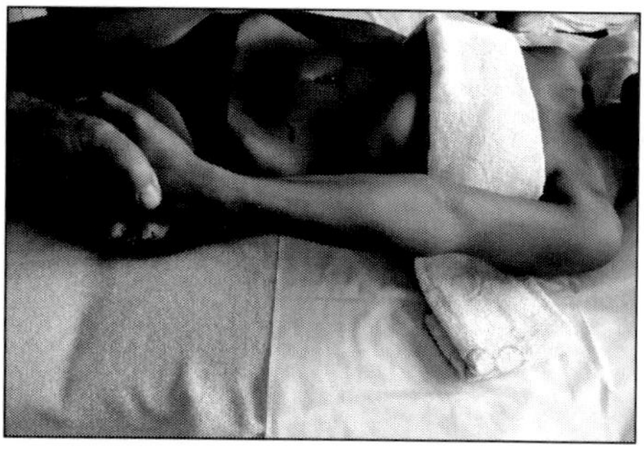

ENFRIAMIENTO MEDIANTE PULVERIZACIÓN CON MICRO-DIFUSOR

- **Metodología de aplicación:**
  Desde la posición en decúbito supino, se protegen ambos ojos con torundas, y se procede al enfriamiento con agua de rosa a temperatura entre 15 y 18ºC, dejando caer el agua de rosa por la gravedad sobre todo el cuerpo. Dejar reposar durante cinco minutos y a continuación sentar en la camilla durante 5 minutos antes de ponerse de pie.

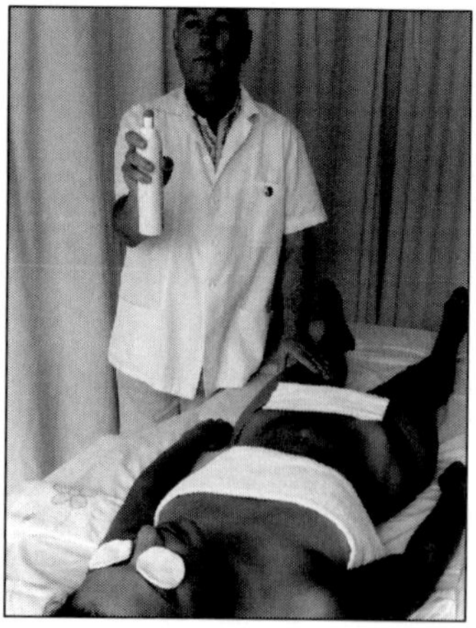

13

Enfermedades en las que se puede aplicar el Drenaje Linfático Manual

INFLAMACIÓN DE LOS GANGLIOS LINFÁTICOS

Se considera como "ganglios inflamados" el agrandamiento de uno o más ganglios linfáticos. En los adultos se considera que un ganglio está inflamado cuando supera el tamaño de 3 cm y en los niños, se considera que un ganglio está inflamado cuando el tamaño del mismo supera más de un centímetro.

La mayoría de las enfermedades, tanto las agudas como las crónicas y las degenerativas, se acompañan de inflamación (reacción inmunitaria), lo que se demuestra por el aumento en sangre de la velocidad de sedimentación, de lactodeshidrogenasa, de la proteína "C" reactiva y de ácido láctico. Generalmente la inflamación es la causante del dolor por la destrucción o por la compresión mecánica de las estructuras afectadas y las alteraciones bioquímicas que se producen en el órgano o la región dañada.

La inflamación severa se produce por la disminución del óxido nítrico, de la acetilcolina, lo que provoca el aumento de la extravasación de leucocitos desde el compartimiento vascular hacia la región afectada, produciendo la inflamación severa, la migración de las plaquetas facilitando las hipercoagulaciones en la región inflamada.

El médico y el linfoterapeuta pueden palpar con las yemas de sus dedos los ganglios linfáticos en las zonas de las axilas, las ingles, a ambos lados del cuello, detrás de las orejas, debajo de la mandíbula y la barbilla, por debajo de la protuberancia occipital en la cabeza.

Entre las principales causas que provocan la inflamación de los ganglios linfáticos están las infecciones y las más comunes son las infecciones por bacterias como la mononucleosis, enfermedades de transmisión sexual, sífilis, VIH, infección de los oídos, abscesos dentares o caries, gingivitis, úlceras bucales, amigdalitis, infecciones cutáneas, tuberculosis, heridas abiertas infectadas, catarros, gripes, resfriados, artritis reumatoide. También por otras enfermedades como el cáncer, leucemia, linfoma o enfermedad de Hodgkin, entre otras. Algunos medicamentos y vacunas también pueden causar la inflamación de los ganglios linfáticos.

Diagnóstico y Evaluación

El médico, junto con el linfoterapeuta, realizará el diagnóstico y el examen físico para determinar cuáles son los ganglios linfáticos afectados e inflamados (linfoadenopatía), lo que indica cuál es la región del cuerpo afectada. Ejemplo: si se inflaman los ganglios de la región cervical generalmente se corresponde con afecciones de la garganta, encías, boca, dientes, nariz y demás órganos cercanos al cuello. También es importante saber cuándo y cómo se inició la inflamación. Si la inflamación es igual en ambos lados, si apareció de forma repentina o gradualmente, si después de varios días o semanas continúan aumentando de tamaño o están duros e irregulares, si presenta dolor mantenido o a la palpación en algunos de los ganglios o están sensibles al presionarlos ligeramente, si la piel está enrojecida alrededor del ganglio, si hay fiebre, pérdida de peso progresiva y rápida, así como otras manifestaciones o síntomas que puedan existir. Cuando los ganglios linfáticos se inflaman repentinamente y con dolor, generalmente se debe a infección o lesión. Mientras cuando la hinchazón es lenta y sin dolor, puede deberse a la existencia de un tumor o cáncer.

El médico podrá indicar varias pruebas diagnósticas para descartar otras enfermedades como analítica de sangre, conteo sanguíneo y de leucocitos, exámenes de las funciones renales, del bazo y hepáticas, ecografías del bazo, biopsia de los ganglios linfáticos, entre otra que considere necesarias.

El dolor y la inflamación de los ganglios linfáticos generalmente índica que el organismo puede tener una infección por la invasión de gérmenes patógenos (virus o bacterias). Si el nivel inmunológico está en condiciones normales y es capaz de combatir la infección, el dolor generalmente puede desaparecer en pocos días sin necesidad de tratamiento con antibióticos, pero si el nivel inmunológico esta deficiente por estar afectada la circulación linfática y el dolor no se alivia o los ganglios no retornan a su tamaño normal durante varias semanas, es posible que sea necesario el tratamiento con antibióticos u otros medicamentos que serán indicados por el médico.

El objetivo con el DLM es reducir la inflamación y regular la reacción inmunitaria, las alteraciones bioquímicas, el descenso del óxido nítrico y el desequilibrio del pH hasta obtener la mejoría. El DLM ayuda a eliminar el amoniaco, el ácido glutámico y los radicales libres que se producen en el organismo y en la región afectada por el proceso de la inflamación.

LINFANGITIS

Es un proceso inflamatorio infeccioso de los vasos linfáticos, provocado principalmente por gérmenes Gram (+), en la mayoría de los casos por estreptococos, que llegan hasta los vasos linfáticos por una puerta de entrada exógena (externa), como rasguños, epidermofitosis, excoriaciones, piodermitis, heridas, afecciones micósicas, úlceras entre otras o por causas endógenas (internas), como las faringitis, amigdalitis, sinusitis y otras. La vía externa se transporta desde la piel a los vasos linfáticos y la interna por medio de la circulación de la sangre. Puede ser aguda y se denomina como "linfangitis" o crónica la que se denomina como "linfedema". Las bacterias se pueden diseminar al torrente sanguíneo y a todo el organismo y pueden hasta provocar la muerte.

La mayoría de las linfangitis producen un cuadro muy aparatoso que se caracteriza por fiebre muy elevada precedida de escalofríos, cefaleas, náuseas, vómitos, pérdida del apetito, malestar general, dolores musculares, lumbar y en las articulaciones, dolor pulsátil a lo largo del área afectada, con la presencia de adenopatías inguinales dolorosas o ganglios linfáticos inflamados y sensibles, por lo general en los codos, las axilas, con líneas rojas desde el área infectada hasta la axila o la ingle, y puede ser un signo del empeoramiento de una infección de la piel. Puede empeorar si el tratamiento no es oportuno y rápido con la consecuente aparición de abscesos con acumulación de pus, celulitis infecciosa, o sepsis generalizada.

Los síntomas se manifiestan generalmente en dependencia del tipo y de las regiones donde se produce y pueden ser síntomas locales. Cuando se presentan de forma *agudas superficiales y reticulares* se acompaña de dolor, edema, eritema, hipertermia, impotencia funcional en las extremidades, que es la forma más frecuente de aparición. Si son *agudas superficiales tronculares*, se presenta con un cordón duro, con dolor, de color rojo y caliente, que sigue el trayecto de los vasos linfático superficiales, muy frecuente en los miembros superiores. Cuando son *agudas y profundas*, son siempre tronculares y con manifestaciones de edema duro que no deja huella o fóvea a la presión digital, en la extremidad y en el trayecto de los vasos linfáticos profundos. Cuando son *sobreagudas flictenulares* además de los síntomas anteriores, se presenta con flictenas de contenido claro estéril que al destechar deja un fondo limpio. Por lo general los síntomas generales son acentuados.

Cuando se presentan de forma *sobreagudas necrotizantes*, se acompaña de flictenas serohemáticos no estéril que al destechar deja un fondo cubierto por una malla de fibrina y debajo una placa de color nacarada de necrosis, los síntomas generales son más acentuados.

Las linfangitis recidivantes mal llamadas crónicas son cuadros linfáticos agudos a repetición con más de tres crisis en un año con persistencia de la vía de entrada.

Entre los factores que la predisponen, se encuentran la diabetes mellitus, la insuficiencia arterial y venosa crónica, la edad, algunas enfermedades infecciosas por gérmenes e inmunológicas y por causas nutricionales como la avitaminosis, la anemia y la carencia de proteínas.

La linfangitis puede evaluarse según la intensidad de las crisis atendiendo al calor, dolor, edema, eritema, flictenas, adenitis, náuseas con o sin vómitos y fiebre. Según la magnitud de estos parámetros se consideran las categorías siguientes:

Ligera

- Cuando la temperatura es hasta 37°C.
- Cuando los signos inflamatorios son de poca intensidad y extensión.
- Adenitis regional demostrada al examen físico o escaso dolor local.
- Ausencia de estado toxoinfeccioso o manifestación de poca intensidad.

Moderada

- Cuando hay fiebre de 37° a 38°C, con períodos de remisión espontánea con o sin cefalea.
- Signos inflamatorios evidentes con molestias subjetivas y extensión a toda la pierna. Adenitis dolorosa molesta que aún no interfiere la marcha.
- Estado toxoinfeccioso manifiesto pero que permite su independencia.

Severa

- Fiebre intensa mayor de 38°C sin remisión espontánea.
- Extrema sequedad de mucosas con o sin sed, con torpeza intelectual y cefalea intensa.
- Signos inflamatorios intensos con piel lustrosa que no resiste el tacto ni la aplicación de fomentos.
- Adenitis intensa (varios ganglios dolorosos que dificultan la marcha).
- Estado toxoinfeccioso intenso con temblores generalizados y que hace requerir de ayuda para sus actividades personales.

El tratamiento de la linfangitis principalmente se realiza mediante la indicación médica de antibióticos, mediante un tratamiento profiláctico indicado, en el que se tendrá en cuenta la causa y el tipo de linfangitis, si es por diabetes, anemia, insuficiencia arterial crónica e insuficiencia venosa crónica o por otras causas, para lo que es necesario mantener un grupo de medidas higiénicas como secar correctamente los pies después del baño, recortar las uñas con frecuencia, limpiándolas y ablandándolas antes con agua, usar talcos fungicidas en casos de micosis, cambiar diariamente los calcetines o medias, mantener una higiene y protección adecuada de los pies.

El DLM se recomienda para prevenir la linfangitis por sus propiedades desintoxicantes, alivia las irritaciones de la piel, eccemas, acelera la cicatrización de las heridas, limpia las células de la piel y fortalece y mejora sus funciones. Se recomienda su aplicación en los casos de linfangitis siempre que el médico lo considere oportuno.

LINFEDEMA

El linfedema está considerado como uno de los padecimientos más comunes asociados a un deficiente funcionamiento del sistema linfático, lo que lo hace una patología muy frecuente y con la aparición de cada vez más casos en el mundo occidental. Es la acumulación de líquido linfático en los espacios intersticiales, se produce por la inflamación de un ganglio linfático generalmente por procesos infecciosos, por lesión, por un tumor, que provocan obstrucción del ganglio impidiendo su drenaje normal con la formación de edema, lo que afecta el sistema inmunológico con la consecuente deficiencia inmune que facilita la penetración de agentes patógenos, bacterias, virus, etc., con la aparición de diversas enfermedades.

El linfedema puede aparecer en cualquier parte del cuerpo, especialmente en las extremidades por ser estas donde la red linfática de capilares y vasos se encuentra más distante de los ganglios linfáticos. Generalmente se produce cuando el sistema linfático está dañado o no funciona correctamente, lo que conlleva a la hinchazón crónica de la región afectada. El linfedema provoca alteraciones psicológicas, hinchazón, sensación de tirantez y pesadez en los miembros afectados, dolores punzantes y fuertes, hormigueo, sensación de tensión, entumecimiento y flojedad, dolor en las articulaciones, calor en las partes afectadas, posibles infecciones, ya sea en las extremidades superiores o inferiores, y en la región del cuerpo en las que aparezca.

Cuando el linfedema aparece por primera vez, si la zona afectada se presiona con la yema de un dedo aparece la marca de la huella del dedo que se conoce como "fóvea", pero si aumenta de tamaño con el paso del tiempo, ya no aparece esta huella, ya que la inflamación empeora, ocurren cambios en la piel, hay una pérdida de vellos, y alteración en las uñas, las proteínas del plasma que se escapan al intersticio no pueden ser eliminadas por encontrarse obstruido el drenaje linfático, esto causa un aumento de las mismas, y se retira entonces más líquidos de los capilares, aumentando el tamaño de la zona afectada. La gran cantidad de proteínas actúa como un estímulo para la inflamación crónica y como resultado se forma un exceso de tejido enfibrosado, lo que provoca que se formen nuevos capilares sanguíneos que se dilatan, aumentando el calor en la extremidad afectada. El calor que se produce por las causas anteriores, más la acumulación de las proteínas que no pueden ser eliminadas, facilita el desarrollo de bacterias como las *dermato-lymphangio-adentitis*.

El linfedema se clasifica para su estudio en linfedema primario y linfedema secundario:

1. Linfedema Primario: en el linfedema primario los vasos linfáticos son escasos, se considera dentro de las llamadas enfermedades raras o poco frecuentes, y se diferencia del linfedema secundario, porque ésta se contrae debido a una lesión en el sistema linfático.
2. Linfedema Secundario: el linfedema secundario ocurre cuando el drenaje linfático está bloqueado o seccionado, debido a cirugía, radioterapia, traumas, parásitos, parálisis, insuficiencia venosa crónica, linfangitis, entre otras.

Los linfedemas se dividen en tres grados:

1er Grado: aparece hinchazón y se produce el signo de fóvea si se presiona la piel con la yema de un dedo. Generalmente se alivia o se reduce cuando el paciente se acuesta en decúbito supino y la extremidad afectada es elevada por encima del corazón, durante dos o tres horas.

2° Grado: se acompaña de un aumento del tejido enfibrosado, por lo que si se presiona la piel con la yema de un dedo no se observa la marca o fóvea. La extremidad afectada se endurece gradualmente por el exceso del tejido enfibrosado, debido a la inflamación crónica. No se reduce con la elevación de la extremidad afectada.

3er Grado: la extremidad afectada se hincha considerablemente, con gran desfiguración y discapacidad, que conlleva a la disminución de la movilidad, aumentando el espesor de la piel con prominencias y bultos sobresalientes. Se conoce también como *elefantiasis.*

La inflamación de las articulaciones, especialmente de los tobillos, pies y dedos, es frecuente en la mayoría de las personas con mal funcionamiento del sistema circulatorio y linfático, y generalmente se produce por una insuficiencia de la circulación sanguínea venosa con la consecuente acumulación de la sangre y la linfa en los extremos de los miembros inferiores, lo que provoca inflamación e hinchazón de los tobillos y de los pies, y de los dedos, que se acompaña generalmente de pesadez y de tensión en las zonas afectadas. Algunas insuficiencias venosas graves pueden provocar una hinchazón crónica de los tobillos y de los pies, ya que si el sistema linfático no funciona adecuadamente, el líquido se acumula en los tejidos preferentemente de las extremidades inferiores y provoca una hinchazón crónica o linfedema.

Algunos trastornos linfáticos provocados por otras causas, pueden ser edema provocado por traumatismo, fracturas, contusiones, esguinces, por cirugía, por la extirpación o ausencia de vasos linfáticos. Por la retención de líquido por los vasos linfáticos por exceso de tejido adiposo, conocido como lipedema. Edema provocado por insuficiencia del retorno venoso, conocido como fleboedema o edema venoso. Edema por cambios hormonales o premenstrual. Por mal funcionamiento de la glándula tiroides, conocido como Mixedema.

Edema del embarazo, que es provocado generalmente por la compresión que ejerce el feto sobre los vasos linfáticos y por la secreción durante el embarazo de progesterona, renina y otras sustancias que provocan que la musculatura lisa, que componen los vasos linfáticos se relaje y no funcione adecuadamente como bombeo de la linfa.

Por enfermedades digestivas, hepáticas, ascitis que es la acumulación de líquido seroso en la cavidad peritoneal o en el espacio que se localiza entre el peritoneo parietal y el peritoneo visceral, es la complicación más frecuente de la cirrosis hepática y su aparición se corresponde con un mal pronóstico. Si la acumulación del líquido en el abdomen es poca, generalmente no aparecen síntomas significativos, pero cuando la cantidad de líquido aumenta se presentan manifestaciones de acidez gástrica, indigestión, distensión abdominal, inflamación y edemas en los tobillos por la acumulación de líquido en los vasos de la región inguinal.

Por enfermedades renales que evitan la excreción correcta de los desechos tóxicos con la consecuente acumulación de sustancias dañinas para el organismo, o por el Síndrome Hepatorrenal, este síndrome ocurre en los individuos con hepatopatías crónicas e insuficiencia hepática avanzada con hipertensión portal, y se caracteriza por una insuficiencia renal funcional y notable alteración de la circulación arterial y de la actividad de los sistemas vasoactivos endógenos.

Si el linfedema no es tratado a tiempo y con una estrategia acertada puede empeorar rápidamente pasando de la fase "*reversible*" cuando el edema aún es blando y no se observan cambios significativos en los tejidos comprometidos, con la posible aparición del signo de fóvea a la fase "*irreversible*", donde la región afectada por el edema se comienza a endurecer progresivamente, sin la posible aparición del signo de fóvea. El tratamiento está encaminado a facilitar el Drenaje de líquidos y a restringir al máximo el aporte de líquidos, suspensión de los diuréticos y control estricto del balance hidroelectrolítico y ácido-básico.

Evaluación y Exámenes

El médico y el linfoterapeuta realizarán la evaluación mediante la palpación de los ganglios linfáticos, para buscar signos de lesión alrededor de los que estén inflamados. Al examen físico se diferencia del edema por insuficiencia venosa en que en este último al realizar presión sobre la zona afectada aparece una huella llamada "fóvea", mientras que el edema linfático se palpa elástico, sin dejar huella, ya que al existir fibrosis el tejido rápidamente recupera su posición inicial. La palpación permite evaluar la consistencia del edema, la imposibilidad de plegar la piel de la cara dorsal del segundo dedo (signo de Stemmer o signo del pliegue), que permite confirmar el origen linfático del edema.

Es importante valorar la localización del edema, dedos de los pies o manos, localización en la raíz del miembro afectado, ya sea superior o inferior, si presenta micosis, eczemas, dermatitis, heridas abiertas, infección, várices, signos de insuficiencia venosa, cambio de coloración, espesor y humedad de la piel, síntomas en los pliegues cutáneos, la temperatura y la consistencia de la piel, alteraciones sensitivas, fuerza muscular y la capacidad funcional del miembro afectado.

Se deben medir las circunferencias de los miembros y compararlo con el miembro contrario, para valorar la evolución del edema, en las zonas de relieves óseos: dorso del pie, tobillo, tercio medio y superior de la pierna y el muslo, y lo más próximo a la raíz del miembro. Se debe evaluar la movilidad y la amplitud articular del miembro afectado.

Un hemocultivo y biopsia de la zona o ganglio afectado pueden revelar la causa de la inflamación y saber si la infección se ha diseminado a la sangre, ya que la linfangitis puede diseminarse rápidamente o en cuestión de horas, por lo que el tratamiento debe comenzarse lo antes posible, mediante la indicación por el médico de antibióticos para tratar la infección, antiinflamatorios para reducir la inflamación y el edema, analgésicos para aliviar el dolor. Los casos graves pueden necesitar cirugía para drenar un absceso.

El cirujano alemán Michael Földi, considerado como el padre de la linfología, creó la Terapia Descongestiva Compleja (TDC), que combina la Gimnasia Linfovenosa, el Drenaje Linfático Manual, la Presoterapia Secuencial, y el Vendaje Multicapa.

El tratamiento médico terapéutico del linfedema está integrado por dos etapas, una activa o de ataque y otra de mantenimiento. La fase activa o de ataque consiste en la aplicación de la Terapia Descongestiva Compleja, la que puede durar de 2 a 6 semanas, y su objetivo es reducir el volumen de la extremidad afectada, ablandar la fibrosis, mejorar la movilidad de las articulaciones, eliminar las posibles infecciones o alteraciones de la piel si existen, reducir los episodios de erisipela y linfangitis, y disminuir el riesgo de agravamiento del linfedema.

La fase de mantenimiento consiste en mantener el control sistemático del paciente para evitar recaídas del linfedema, con tratamientos periódicos entre las fases activas, durante toda la vida de la persona que ha padecido de un linfedema, mediante el uso de manga o media elástica, cuidados higiénicos permanentes de la piel, gimnasia linfovenosa, sesiones alternadas de Drenaje Linfático Manual.

El Drenaje Linfático Manual, acompañado de vendajes compresivos de tracción corta, ejercicios tenso-activos por las contracciones de los músculos de las extremidades superiores o inferiores, permite activar la circulación linfática y de retorno venoso, lo que ayuda eficazmente a reducir la hinchazón y sus síntomas, eliminar la infección y mantener el equilibrio de los líquidos corporales.

La desaparición de la inflamación puede tardar semanas o hasta meses, en dependencia de la causa. El tratamiento multidisciplinario, el vendaje multicapas y el DLM, son una terapia eficaz porque ayuda a reducir el edema, la infamación, facilita el drenaje del área afectada y alivia el dolor, a la vez que eleva el nivel inmunológico local y del organismo en general.

LIPEDEMA

Se produce por un acúmulo de grasa localizado generalmente en las piernas, los tobillos y las caderas, y que afecta únicamente al sexo femenino. La grasa acumulada en estas zonas comprime los vasos linfáticos trastornando el recorrido normal de la linfa, dificultando además la formación de la misma, por afectar los canales prelinfáticos de los tejidos rodeados por grasa y con el aumento de hematomas provocados por la fragilidad capilar que produce el aumento de presión de la grasa acumulada. Normalmente se empeora cuando se ejerce presión sobre la zona afectada, al estar mucho rato de pie o por el uso de calzado o ropas muy ajustadas con la aparición de edema y dolor en la parte interior de las piernas y los pies, y en algunos casos puede complicarse con hinchazón en el dorso del pie y con la presencia de linfedemas.

Se considera que entre las causas que más comúnmente la pueden propiciar, están cierta predisposición genética o hereditaria, causas de origen endocrino, trastornos hormonales, una alimentación rica en carnes rojas, en grasa saturada y baja en frutas, vegetales y antioxidantes, los hábitos tóxicos, el sedentarismo, el estrés sostenido, entre otros.

El DLM resulta una ayuda importante para favorecer el drenaje de los residuos de grasa acumulada en las partes afectadas de celulitis y disminuir el linfedema que en muchos casos acompaña al lipedema. Los vendajes compresivos y los ejercicios tenso-activos también se recomiendan, ya que favorecen la acción fagocitaria de los macrófagos sobre los residuos grasos y proteicos existentes en el líquido intersticial. La toma de diuréticos y laxantes no se recomienda, ya que no aportan ningún resultado positivo y pueden empeorar la afección.

FLEBOEDEMAS

Son los edemas que aparecen generalmente en los miembros inferiores, por una insuficiencia de la circulación venosa, como las varices, flebitis o trombosis, que producen un aumento de la presión sanguínea intracapilar dando lugar a un aumento de la filtración de líquido al espacio intersticial que no puede ser vaciado regularmente por la vía linfática, lo que produce un edema blando, que disminuye y se alivia generalmente al elevar las piernas o el miembro afectado por encima de la línea del corazón y con vendajes compresivos.

Cuando estos edemas no se tratan a tiempo con una terapia acertada en las que se puede incluir como medida positiva el DLM sistemático y durante un tiempo prudencial, los vasos linfáticos sobrecargados pueden llegar a la insuficiencia valvular con la aparición del linfedema. Como los miembros inferiores son los más afectados, el Drenaje Linfático Manual se debe aplicar realizando desagüe en las fosas supraclavicular y en el abdomen para vaciar las cisternas linfáticas del cuello y la cisterna del quilo y a continuación aplicar el DLM, en los miembros inferiores, especialmente del miembro afectado.

En los casos que el edema este acompañado de una flebitis, tromboflebitis o de trombosis, el DLM y cualquier masaje estarán contraindicado hasta que desaparezcan los mismos.

EDEMAS POSTQUIRÚRGICOS O POST-TRAUMÁTICOS

En los edemas postquirúrgicos y los post-traumáticos, el DLM facilita la eliminación por vía linfática del líquido acumulado en la zona intervenida por la cirugía, reduciendo la hinchazón, ayuda a eliminar los desechos de los tejidos y células intervenidos quirúrgicamente y de los tejidos lesionados, acelerando la reparación, la curación de la afección y la recuperación del paciente.

En los traumatismos y especialmente en los deportivos, el DLM debe aplicarse desde los primeros momentos de la aparición del trauma. En los casos de hemorragia o heridas abiertas es necesario antes de aplicar el DLM resolver la hemorragia y desinfectar y cerrar la herida con puntos si es necesario.

Las primeras sesiones del DLM se deben iniciar por la región más distal al trauma o cirugía, por lo que en el caso de los miembros superiores e inferiores se debe hacer desagüe en las fosas supraclaviculares y el abdomen para vaciar las cisternas linfáticas y el quilo. Si el trauma o la cirugía, se produce en el abdomen, entonces se debe hacer desagüe solamente en las fosas supraclaviculares y a continuación realizar el DLM en las zonas distales del trauma o la cirugía, y de acuerdo a la evolución y al alivio del dolor en las próximas sesiones se realiza el DLM más cerca de la zona afectada. De igual manera se procede a aplicar el DLM, en la zona más cerca de la herida, cicatriz o cirugía, donde no se aplicará el DLM, hasta que el cirujano considere oportuno.

En las cirugías de los órganos de la cavidad torácica se recomienda el DLM, mencionaremos como ejemplo la intervenciones quirúrgicas de los pulmones, la pleura, y en los casos de afecciones crónicas purulentas, en las que el grado de las alteraciones se determina por la extensión del proceso patológico en el tejido pulmonar, el nivel de intoxicación, la presencia de formaciones fibrosas y adherencias, el grado de alteración de la función de la respiración externa, el tiempo transcurrido desde el comienzo de la afección, la edad del paciente, el estado funcional de los demás órganos y sistemas, entre otros factores. Las operaciones del pulmón regularmente consisten en la extirpación del tejido pulmonar afectado, conservando la mayor parte posible no afectada. En el periodo preoperatorio es conveniente realizar de manera dosificada el DLM, para evitar las alteraciones funcionales de los órganos internos, la disminución de la actividad motora, la posible intoxicación, las alteraciones de los procesos metabólicos, el trofismo, la depresión del sistema nervioso, la insuficiencia de la circulación sanguínea y linfática. Mientras que en el periodo postquirúrgico, el DLM se debe aplicar desde el momento en que el médico lo indique oportuno, ya que como resultado de la intervención quirúrgica disminuye la excitabilidad y la movilidad de los procesos del Sistema Nervioso Central, se altera la circulación sanguínea y linfática, se aceleran las contracciones cardiacas, disminuye la tensión arterial, a veces surgen complicaciones como trombosis de las venas de las extremidades inferiores, la respiración se hace superficial, acelerada en muchos casos con manifestación de disnea y en los pulmones se originan fenómenos estáticos. En las intervenciones quirúrgicas de la cavidad abdominal y particularmente en la torácica, los impulsos dolorosos provenientes de las zonas reflexológicas del mediastino, los pulmones, las arterias principales, entre otros, alteran los procesos de excitación e inhibición del Sistema Nervioso Central, lo que conduce al desarreglo de los mecanismos de regulación de los sistemas centrales del organismo. Estos desarreglos junto con las sustancias narcóticas introducidas en el organismo influyen en los centros respiratorios y cardiovasculares ocasionando taquicardia y hemostasis en la periferia y, especialmente, en la circulación menor, contribuyendo a la acumulación de secreciones en el árbol tráqueo-bronquial, reprimen el reflejo de la tos, etc., La ausencia de la respiración profunda y de la tos, en los enfermos después de la intervención quirúrgica, disminuye la ventilación pulmonar, acelera la hipoxia (empobrecimiento de oxígeno en la sangre), lo que provoca también esta situación en los órganos y sistemas. También se altera la función del tracto digestivo, lo cual se manifiesta con estreñimiento, meteorismo y nauseas hasta el cese total de los movimientos peristálticos de los intestinos. Con frecuencia se presenta retención de orina, se altera la actividad de las glándulas de secreción interna y el metabolismo, etc.

En las intervenciones quirúrgicas, el DLM se aplicará en el período postquirúrgico de recuperación de la capacidad de trabajo del enfermo, con el objetivo de elevar el tono general del organismo, mejorar las funciones cardiovascular, respiratoria, digestiva y metabólica, mejorar la circulación sanguínea y linfática aumentando la excreción patológica proveniente de la parte superior del pulmón derecho, para esto es necesario realizar el drenaje desde la posición de sentado en una silla flexionando el tronco hacia la izquierda elevando el brazo del lado operado durante unos 10 a 15 minutos, si se manifiesta tos durante el drenaje debe expectorar flexionando el tronco al frente, manteniendo la tos durante varios segundos para aprovechar los impulsos de la tos para ayudar a la eliminación de la flema. Para drenar la parte inferior del pulmón derecho es necesario acostar al paciente sobre el lado izquierdo y elevar el brazo derecho. También se puede drenar la parte inferior del pulmón derecho colocando al paciente en posición en decúbito supino, abduciendo los brazos a los lados y recogiendo la pierna derecha hacia la cavidad torácica.

En los casos de traumatismos, contusiones, esguinces, hematomas y cicatrices el DLM resulta beneficioso por su efecto analgésico en el alivio del dolor y para evitar la formación posterior al trauma o postquirúrgica de cicatrices anómalas como los queloides, adherencias hipertróficas, inflamación y otras.

HIPERPLASIA LINFOFOLICULAR O LINFOADENOPATÍA

Es un aumento del tamaño de los folículos linfáticos, que contienen glóbulos blancos normales llamados linfocitos. El cuerpo produce más linfocitos para ayudar a combatir la presencia de bacterias, virus, hongos u otros tipos de agentes patógenos al torrente sanguíneo.

La linfadenitis, también conocida como linfoadenopatía localizada, es una infección de los ganglios linfáticos y se produce por la inflamación o hinchazón de los ganglios linfáticos generalmente de los más próximos a la zona de la infección como respuesta a la invasión de virus, hongos o bacterias como estafilococos, estreptococos o la enfermedad por arañazo de las pesuñas del gato (bartonella).

Se presenta con síntomas y manifestaciones de dolor, sensibilidad a la palpación, inflamación y endurecimiento de los ganglios, piel enrojecida y aumentada, puede presentarse fiebre. Los ganglios linfáticos se pueden palpar elásticos si presentan un absceso.

Evaluación y Exámenes

El médico realizará un examen físico, mediante la palpación sobre los ganglios linfáticos inflamados para determinar signos de lesión o infección. Puede indicar otras pruebas como biopsia, cultivos para determinar la causa de la infección y el tipo de bacteria o virus, para indicar la estrategia de tratamiento lo más rápido posible, ya que la linfoadenopatía puede diseminarse en pocas horas. Si no se trata a tiempo puede complicarse con la formación de fistulas, celulitis, infección de la sangre y abscesos. En los casos de absceso se puede indicar cirugía para hacerlo drenar

El tratamiento oportuno con antibióticos normalmente permite la recuperación completa; sin embargo la inflamación puede durar hasta meses. El DLM se puede indicar en la fase de recuperación para facilitar las funciones del ganglio afectado y ayudar a eliminar la inflamación.

PROTUBERANCIA AXILAR

Es la hinchazón o protuberancia de uno o más ganglios linfáticos bajo el brazo. En las mujeres la aparición de una protuberancia en la axila debe ser revisada por el médico lo antes posible, ya que puede ser un signo de cáncer de mama, teniendo en cuenta que los ganglios linfáticos pueden atrapar microorganismos o células tumorales cancerosas, lo que hace que aumenten de tamaño y se sientan a la palpación.

La protuberancia axilar también puede estar provocada por infecciones de la piel de las axilas, por uso de desodorantes no transpirantes, por infección del vello de las axilas, por la depilación o el afeitado de las axilas, que pueden provocar infecciones o abscesos subcutáneos grandes y dolorosos en la axila.

Otras causas de la protuberancia axilar pueden ser, por la presencia de enfermedades inmunológicas como el SIDA (VIH), por cáncer de mamas u otros tipos de cáncer, por infecciones de los miembros superiores e inferiores, por infección del tejido de las mamas, varicela, mononucleosis, por herpes zóster, por tumores grasos benignos o lipomas, enfermedad por arañazo de gato, por vacunas o por algunos medicamentos.

El médico y el linfoterapeuta realizarán la evaluación y el examen físico que puede realizarse con la palpación y presión suave de la zona de los ganglios con las puntas de los dedos. La estrategia terapéutica estará en dependencia de los resultados de la evaluación y la exploración del examen físico. El médico indicará el DLM, si lo considera necesario como apoyo al tratamiento con medicamento y como terapia manual posterior a la recuperación para evitar recaídas.

TUMOR O NÓDULOS EN EL CUELLO

Es la aparición de cualquier bulto, masa o protuberancia en la región del cuello. Sus causas pueden ser múltiples desde la inflamación de los ganglios linfáticos del cuello por infección localizada, hasta cáncer. Los más frecuentes pueden ser por tumores de la musculatura del cuello, por tortícolis, lesiones o traumatismos, por contracturas del músculo esternocleidomastoideo, por amigdalitis o abscesos, faringitis, herpes infecciosos, mononucleosis infecciosa, por reacciones alérgicas a los alimentos o medicamentos, por quistes sebáceos debajo de la piel o de otros tipos. Por inflamación de las glándulas salivares por debajo de la mandíbula y sus causas pueden ser por infección, paperas, por obstrucción por cálculos en los conductos de las glándulas salivares o cáncer.

En los fumadores la probabilidad de cáncer y el tumor del cuello es muy elevada. También puede aparecer uno o varios tumores en la glándula tiroides que pueden estar provocados por una enfermedad de la tiroides como el bocio o por cáncer. Generalmente el tumor por cáncer de la glándula tiroides tiene un crecimiento muy lento y en la mayoría de los casos con tratamiento a tiempo o cirugía pueden ser curables.

En todos los tumores del cuello se debe visitar al médico desde el momento de su detección, el que realizará la evaluación y exámenes correspondientes para determinar su causa y la magnitud del tumor e indicar rápidamente el tratamiento para evitar la diseminación de la infección, o en los casos graves establecer la estrategia terapéutica.

El médico realizará la evaluación y los exámenes correspondientes para determinar la causa y la estrategia terapéutica que estará dirigida generalmente a la indicación de antibióticos si el tumor o nódulo está provocado por infección o en los casos más graves puede que se necesite de la extirpación por cirugía. El médico puede indicar una biopsia del tumor, y otras pruebas que considere necesarias como la gammagrafía o tomografía computarizada.

Un ganglio linfático centinela es el primer o los primeros ganglios linfáticos, a los que es más probable que se diseminen las células cancerosas desde un tumor primario. La biopsia del ganglio linfático centinela se realiza por el médico mediante una cirugía pequeña para extraer la parte necesaria a la biopsia y puede ayudar a determinar la extensión o el estadio del cáncer. El DLM puede aplicarse si el médico lo considera necesario para ayudar a disminuir la inflamación y como apoyo al tratamiento medicamentoso, con el objetivo de facilitar la eliminación de los agentes patógenos causantes de la inflamación, estimular la circulación linfática para elevar el nivel inmunológico de la región afectada y del organismo general.

TUMOR O PROTUBERANCIA INGUINAL

Es la aparición de un bulto, masa o protuberancia en la región de la ingle, y pueden estar provocados por la aparición de un quiste benigno, por hernia inguinal que generalmente se palpa suave, como un globo en la región de la ingle. Por infecciones, lesión o traumatismos de los miembros inferiores o en la ingle, por lipomas o nódulos grasos benignos, por reacciones alérgicas o reacción a un medicamento, por enfermedades de transmisión sexual como el SIDA (VIH), herpes genital, sífilis, gonorrea, clamidia, otras.

El médico indicará las pruebas necesarias para determinar las causas como analíticas de sangre o conteo de leucocitos, para verificar la presencia de enfermedades de transmisión sexual, biopsia del ganglio linfático, exámenes renales, hepáticos, otros que considere necesarios y evaluará la posibilidad de que el linfoterapeuta pueda realizar el DLM, para ayudar a disminuir la inflamación y a elevar el nivel inmunológico de la región afectada.

TUMORES BENIGNOS DEL EPIDÍDIMO

Los tumores paratesticulares son infrecuentes y representan menos del 10% de los tumores intraescrotales. Las estadísticas sanitarias refieren que entre el 80 y el 90% de los tumores paratesticulares se originan en el cordón espermático, y le siguen en orden de frecuencia los del epidídimo, que representan menos del 5%.

El epidídimo es un órgano en forma de medialuna, adherido a la cara posterolateral del testículo por una vaina de la túnica vaginal del escroto. Está formado por un complejo entramado de túbulos enrollados sobre sí mismos, que llegan a alcanzar entre 3 y 4 m de longitud, y comunica los conductos eferentes, que emergen del mediastino testicular, con el conducto deferente. Desde el punto de vista anatómico, el epidídimo se subdivide en tres regiones, a saber: cabeza, cuerpo y cola. Aunque macroscópicamente no existen líneas de demarcación precisas entre sus partes, sí se encuentran delimitadas entre ellas por segmentos de transición definidos por criterios histológicos. Desde el punto de vista microscópico, la cabeza del epidídimo consta de entre 8 y 12 conductos eferentes. El diámetro del epidídimo aumenta ligeramente a partir de la unión de la cabeza con el cuerpo, se mantiene casi constante en esta región hasta llegar a la cola, en que se produce un aumento significativo del diámetro del órgano y se torna aún más irregular la luz.

En el epidídimo se describe la presencia de un tipo de tejido contráctil peculiar, que comienza a aparecer en el extremo distal de los conductos eferentes y en las primeras porciones de los túbulos de la cabeza del órgano. Ya en la porción distal de la cabeza y en los segmentos proximales del cuerpo, las células contráctiles forman un estrato de 2 a 4 capas alrededor del órgano. Estas células contienen miofilamentos y están interconectadas entre sí. En la porción distal del cuerpo epididimario, las células contráctiles son de mayor tamaño y se parecen a finas células de músculo liso. A nivel de la cola, las células contráctiles disminuyen en número y son reemplazadas por gruesas células de músculo liso dispuestas en tres capas: dos externas longitudinales y una central circular. Esta capa de tejido contráctil incrementa su espesor distalmente y se une al conducto deferente. La luz del epidídimo está recubierta por epitelio cilíndrico pseudoestratificado en toda su longitud. El epitelio de los conductos eferentes está recubierto por células ciliadas y dos tipos de células no ciliadas. Estas últimas tienen ápices sobresalientes, lo que supone actividad secretora, predominan en la porción proximal de los conductos eferentes. Se describen otros tipos de células no ciliadas con microvellosidades, que presuponen acción reabsortiva y prevalecen en la zona distal de los conductos eferentes.

La irrigación sanguínea del epidídimo se establece a través de la interconexión de varias ramas arteriales. Así, la cabeza y el cuerpo reciben el aporte arterial de una rama proveniente de la arteria testicular, la cual se subdivide, a su vez, en las ramas epididimarias superior e inferior. También el epidídimo recibe circulación arterial, a través de ramas de la arteria deferencial, mediante conexiones de estas con el riego sanguíneo testicular. La cola recibe irrigación de ramas de la arteria deferencial que se interconectan con las arterias de la cabeza del epidídimo.

El drenaje venoso del cuerpo y la cola del epidídimo se unen entre sí, para formar la vena epididimaria marginal de Heberer. Luego esta se une a las venas cremasteriana, a la deferencial o a la marginal del testículo, para llegar en el plexo venoso pampiniforme.

El drenaje linfático de la cabeza y el cuerpo del epidídimo, sigue la misma vía que el testículo, termina en los ganglios periaórticos. Por su parte, los linfáticos de la cola acompañan a los del conducto deferente, drenan a los ganglios ilíacos externos.

La inervación del epidídimo proviene de los nervios espermáticos intermedio e inferior, que a su vez emanan de la porción superior del plexo hipogástrico y el pélvico, en ese orden. También está presente la inervación simpática, la cual es más significativa a partir de la porción media del cuerpo del epidídimo, coincide con la aparición de las células de músculo liso, lo que puede ser responsable de la actividad peristáltica del órgano, durante la emisión y la eyaculación.

Funciones del epidídimo

Las tres funciones principales del epidídimo son: "*transporte*", "*almacenamiento*" y "*maduración*" *de los espermatozoides.*

- *Transporte de los espermatozoides:* inicialmente, los espermatozoides viajan a través de los conductos deferentes, inmersos en el fluido de la red testicular. Más adelante, el mecanismo principal, que explica el movimiento de los espermatozoides a través del epidídimo, está dado por la acción conjunta de los cilios presentes en el epitelio y las contracciones de las células de músculo liso que lo rodean, sobre todo en el cuerpo y la cola.
- *Almacenamiento de los espermatozoides:* casi la mitad de los espermatozoides, que se almacenan en el epidídimo, permanecen en la cola por diferentes periodos de tiempo, en dependencia de la frecuencia de la actividad sexual de cada individuo.

- *Maduración de los espermatozoides:* se considera que en el epidídimo se produce un proceso de maduración de los espermatozoides, que les genera motilidad y fertilidad crecientes.

La mayoría de los tumores del epidídimo son benignos y aparecen entre la tercera y la cuarta décadas de la vida, generalmente son asintomáticos y de crecimiento lento. Muchos se detectan mediante el ultrasonido con efecto Doppler, aunque en algunos casos es necesario obtener imágenes por resonancia magnética nuclear (RMN), para lograr información más precisa, o mediante la biopsia por congelación transoperatoria por vía inguinal.

Los tumores del epidídimo se clasifican, según su origen, en *primarios* y *secundarios* o *metastásicos*. Los primeros, a su vez, se subdividen en *benignos* y *malignos*, según el tipo histológico. Entre los *tumores primarios benignos* aparecen varios pero los más frecuentes son:

- El *tumor adenomatoide*, también conocido como mesotelioma benigno, es el tumor sólido más frecuente del Epidídimo, representa hasta un 30% de todos los tumores paratesticulares. En el hombre se puede localizar además en el cordón espermático, próstata, túnica albugínea testicular, y en los conductos eyaculadores.
- El *leiomioma* es, por su frecuencia, el segundo tumor benigno y sólido del epidídimo. En el 15% de los casos es bilateral y se asocia a hidrocele en algunos casos. Es más frecuente en la quinta década de la vida, aunque se ha descrito en niños. Desde el punto de vista clínico se caracteriza por la presencia de una masa indurada, bien delimitada e indolora, que se localiza sobre todo en los polos del epidídimo, aunque en algunos casos puede ser doloroso.
- El *cistadenoma papilar* constituye el tercer tumor benigno del epidídimo. Se origina en los tubos eferentes de la cabeza del epidídimo, asociado a un mal desarrollo del mesonefros en la vida fetal. Es más frecuente en la cuarta década de la vida, con un rango desde los 16 y hasta los 80 años. Se describen

dos formas de presentación clínica bien definidas. La principal es la esporádica que se presenta en la mayoría de los casos. La otra está asociada a la enfermedad de Von Hippel-Lindau, tiene un carácter hereditario autosómico dominante y se presenta con menor frecuencia, es bilateral hasta en un tercio de estos pacientes. En su mayoría son asintomáticos y muchos se detectan incidentalmente durante el examen de los genitales, por infertilidad con azoospermia de causa obstructiva.

- El *Espermatocele y quiste simple*: son los tumores quísticos más frecuentes del epidídimo y se reconocen como la lesión escrotal más encontrada en las ecografías. "El quiste simple" del epidídimo es una enfermedad de origen congénito y de causa desconocida. La gran mayoría se diagnostican en niños púberes o prepúberes, de forma incidental, pero puede ser frecuente en hombres de mediana edad. Generalmente es asintomático y muchas veces se detecta por el médico durante el examen físico de los genitales por otros motivos. Se asienta en cualquier porción del epidídimo y su contenido es un líquido seroso.
- *Las Reacciones inflamatorias granulomatosas*: las enfermedades que generan procesos inflamatorios crónicos pueden producirse, en la *mayoría* de los casos, con la formación de lesiones tumorales sólidas en el epidídimo. Dentro de estas se encuentran la tuberculosis, brucelosis, sífilis e infecciones parasitarias y micóticas. La tuberculosis urogenital es la segunda forma extrapulmonar más común después de la linfática. Se plantea que hasta un 20% de los pacientes con tuberculosis pulmonar, desarrollan la tuberculosis urogenital, afecta los riñones en un 80% y los genitales masculinos en el 5%.
- La más frecuente de todas es la *epididimitis tuberculosa*, que se produce como resultado de la afectación renal primaria y se extiende en la orina al tracto urogenital inferior, aunque también es posible la diseminación hematógena, en muchos de los casos la afectación epididimaria es bilateral. Los testículos se pueden ver involucrados por extensión local a través de siembra retrógrada desde el epidídimo y, raramente, por disemi-

nación hematógena. Se describen formas agudas y crónicas. El comienzo es insidioso, indoloro y con aumento de volumen del epidídimo, el cual se torna irregular con nudosidades sobre todo en la cola.

Los otros tipos de tumores son los malignos y secundarios o metastásicos de los que algunos autores plantean que no se les debe aplicar o tratar con el Drenaje Linfático Manual.

El tratamiento puede consistir en la exéresis local en los tumores benignos o en la orquiectomía radical inguinal para los malignos o de dudosa estirpe. Los tratamientos adyuvantes se deciden en cada caso concreto por la edad del paciente, la histología y el estadio tumoral al momento del diagnóstico. Posterior al tratamiento el Drenaje Linfático Manual en la región inguinal, abdominal, y en las extremidades inferiores constituye un terapia importante para facilitar el drenaje linfático, eliminar los desechos postoperatorios, evitar la retención de líquidos y disminuir la inflamación de la cabeza y el cuerpo del epidídimo, en dirección hacia los ganglios periaórticos y en dirección hacia los ganglios ilíacos externos para drenar la linfa que proviene desde los vasos linfáticos de la cola hacia los del conducto deferente.

PANCREATITIS

El páncreas es una glándula que tiene entre sus principales funciones la de secretar enzimas pancreáticas como la amilasa y la lipasa, que se liberan en el intestino delgado para participar en la digestión y absorción de los nutrientes procedentes de los alimentos. Es la encargada además de producir la insulina que regula los niveles de glucosa en la sangre.

La pancreatitis es la inflamación del páncreas, y se produce cuando las enzimas pancreáticas que participan en la digestión se estimulan y se acumulan en el páncreas y no pasan a los intestinos que es donde realmente deben participar en la digestión de los alimentos, provocando la muerte del propio tejido con hemorragias, infección y otras complicaciones.

Puede presentarse como pancreatitis aguda cuando dura poco tiempo, horas o días y la inflamación desaparece, aunque en los casos de pancreatitis aguda severa o grave la persona puede perder la vida si no se diagnostica y trata a tiempo y como pancreatitis crónica cuando la inflamación es prolongada y produce un daño permanente en el páncreas, con disfunción pancreática.

La pancreatitis aguda se manifiesta con síntomas de dolor fuerte en el abdomen que llega a la región intercostal y da la vuelta por la espalda en forma de anillo o cinturón, que generalmente dura pocos días o hasta que dure la inflamación. En los casos severos o graves como explicamos anteriormente puede provocar la muerte de la persona, por la muerte de las células del páncreas por la formación de quistes que en la mayoría de los casos se infectan posteriormente y causan disfunción renal, respiratoria y otras complicaciones. Puede aparecer por el consumo abundante o elevado y sostenido de alcohol, por el consumo elevado de grasas de origen animal o de productos elaborados con grasas hidrogenadas, por algunas enfermedades como la colelitiasis o cálculos en la vesícula biliar, por trauma abdominal, por insuficiencia renal, por enfermedades auto inmunes, por el uso de algunos medicamentos como los diuréticos, los corticosteroides, los antihistamínicos y las drogas, por fibrosis quística, por hongos, virus y bacterias. El tratamiento es indicado por el médico y se realiza principalmente con antibióticos para eliminar el proceso infeccioso y evitar la muerte de las células pancreáticas, y mediante la suspensión total de alimentos y la nutrición mediante sonda naso-intestinal dirigida directamente hasta el yeyuno, mientras dure la inflamación.

El DLM se recomienda, ya que permite una forma eficaz según el estado del paciente. Aunque existen algunos criterios sobre el DLM por el posible efecto estimulante en la secreción pancreática ante la posibilidad de que se reactive la enfermedad, mientas otras investigaciones refieren que el DLM no activa la secreción de las enzimas pancreáticas, facilitando el reposo y la disminución del trabajo del páncreas, sin aumento de la inflamación y reducción de la misma.

Las investigaciones realizadas sobre la aplicación del DLM durante la pancreatitis aguda, destacan los beneficios que reporta para evitar el aumento de las secreciones de las enzimas del páncreas especialmente la amilasa y la lipasa que son las que más estragos y efectos negativos provocan, por digerir y destruir su propio tejido, con la formación de fistulas pancreáticas que en la mayoría de los casos se infectan y son las causantes de la infección de todo el páncreas. El pronóstico de la pancreatitis aguda, depende de la evolución de la inflamación que se produce en el páncreas.

La pancreatitis crónica se considera que está provocada por dos causas principales, por el consumo abundante y prolongado de alcohol, ya que provoca la acumulación de grasa en el interior de las células, activa la producción de las enzimas y puede obstruir el interior de los conductos del páncreas provocando la inflamación, lo que la hace muy frecuente en las personas alcohólicas, y como consecuencia de la litiasis o cálculos en la vesícula biliar, ya que el conducto principal de la vesícula, se conecta en su extremo final con la ampolla del páncreas, que a la vez se comunica con el conducto pancreático y si los cálculos procedentes de la vesícula obstruyen el conducto del páncreas, las enzimas que este produce como la amilasa y la lipasa, se acumulan en el páncreas y se comen o digieren sus propias células causando la inflamación. El tratamiento es parecido al de la pancreatitis aguda, procurando reducir mediante analgésicos el dolor crónico, en los casos graves generalmente requiere cirugía y la posibilidad de muerte es alta cuando se ha producido la necrosis de las células del páncreas.

El DLM está dirigido a la eliminación de grasas, aliviar el trabajo del páncreas, disminuir las secreciones gástricas y la secreción de las enzimas digestivas y pancreáticas.

Entre las manifestaciones frecuente de la pancreatitis crónica están las diarreas repetitivas y la pérdida de peso progresiva causada por la desnutrición, por lo que es necesario aumentar los procedimiento recomendados en este libro para combatir la diarrea, la desnutrición y la deshidratación, y evitar la formación de cálculos y si aparecen facilitar por todas las vías posibles su eliminación, para lo que se recomienda el DLM dirigido a reducir las cantidades excesivas de gases y desechos tóxicos.

HERNIA HIATAL

La hernia hiatal es el debilitamiento y la incapacidad del esfínter hiatal, de funcionar adecuadamente para evitar que los ácidos y los alimentos del estómago fluyan hacia el esófago. Se manifiesta con síntomas de reflujo gástrico, tos frecuente principalmente durante la noche o cuando la persona se recuesta, ardor en el esófago, flatulencia, indigestión, halitosis, entre otros. Generalmente se diagnóstica por el médico mediante pruebas de imagen o endoscopia que permite la observación correcta del esfínter hiatal.

Primeramente es importante conocer los alimentos que mejor se digieran y que no le resulten indigestos a la persona con esta afección, lo que puede variar de una persona a otra, por lo que cada una determinará adecuadamente mediante la observación de la ingesta diaria de alimentos cuales resultan más digestivos, asimilados y apetecidos. De esta manera se eliminará la ingesta de los alimentos que no apetezcan, se rechacen o no sean del agrado, así se puede evitar que las digestiones sean lentas, y también evitar que los alimentos permanezcan por mucho tiempo en el estómago, dejen residuos y promuevan la fermentación.

El Drenaje Linfático se recomienda en los casos de hernia hiatal, con el objetivo de ayudar a eliminar los radicales libres y sustancias toxicas que se producen por la disfunción del hiato. Aplicar el DLM en la región del abdomen dos veces al día, y de corta duración, preferentemente a media mañana, y a media tarde, procurando no acostarse a dormir hasta al menos dos horas después de la última comida, ni dormir la siesta acabado de comer. No tomar agua durante las comidas principales, ni antes, ni después de acabar de comer hasta una o dos horas después.

HALITOSIS

Se define la halitosis como el mal aliento de la boca, por causas múltiples, pero entre las más frecuentes, por la sequedad de la boca por la incapacidad de las glándulas salivales de producir la saliva, ya que esta tiene, entre sus principales funciones, mantener la higiene de la boca, lubricar y proteger la mucosa bucal de la agresividad de los ácidos procedentes de los alimentos, de las bacterias, hongos y virus que puedan penetrar en la boca por vía oral. Como sabemos, la saliva la producen las glándulas salivales, pero no todas las glándulas salivales producen el mismo tipo de saliva, las glándulas sublinguales producen una enzima rica en mucina y las parótidas producen saliva rica en una encima llamada ptialina, que son las encargadas de la descomposición de los almidones, y las glándulas submaxilares producen encimas de tipo mixtas, también están compuestas por amilasa, cloruros, bicarbonatos y fosfatos, que ayudan a mantener el equilibrio del pH en la saliva, además de que contienen todas las inmunoglobulinas IG, presentes en la saliva, que actúan sobre las bacterias y virus que penetran o se encuentran en la boca.

La halitosis también puede estar provocada por la existencia de otras enfermedades como la faringitis, la amigdalitis, la sinusitis, pólipos nasales, rinitis, caries dentares, úlceras bucales, gingivitis o enfermedades de las encías, la diabetes, por gastritis, estomatitis, por enfermedades hepáticas, de la vesícula biliar, renales, por el tabaquismo y el consumo frecuente de alcohol, por otros factores como la carencia de carbohidratos en la dieta diaria o por el aumento de proteínas de origen animal, especialmente carnes rojas que provocan la formación de cuerpos cetónicos con el aumento de la halitosis, muy característica en estos casos por la presencia de acetona. Todo esto explica en parte por qué las personas obesas, además de transpirar por la piel olores fuertes a amoniaco, también lo hacen por la boca, lo que asocia a la obesidad y al sobrepeso con la mayor probabilidad de tener mal aliento.

Según las características del mal olor, en muchos casos se puede determinar la causa de la halitosis, ya que un olor a fruta o afrutado se puede corresponder con problemas de diabetes, un olor nauseabundo se puede corresponder con caries, gingivitis, enfermedades de las encías o sinusitis, el olor a acetona se puede deber a trastornos renales o hepáticos y vesiculares, mientras que el olor volátil amoniacado puede deberse al exceso en la dieta de proteínas de origen animal, especialmente de carnes rojas, por otro lado, un olor característico y muy típico se produce cuando la persona lleva demasiado tiempo sin ingerir alimentos o por la baja ingesta de carbohidratos que obliga al hígado a utilizar las reservas de grasas para liberar la energía necesaria para las funciones del organismo.

El mal aliento en los niños generalmente se asocia a enfermedades o infecciones de la garganta, las amígdalas, faringitis, sinusitis y nasales, que en la mayoría de los casos desaparece cuando se elimina la infección, pero también a la mala higiene bucal y a las caries y a los cambios de dientes. Es importante una higiene bucal mediante el cepillado correcto, con pasta dental, de los dientes, la lengua y las encías al levantarnos, ya que la boca se seca durante el sueño y antes de desayunar, para eliminar los elementos patógenos y las secreciones nasales y faríngeas que se puedan acumular en la boca durante el sueño, cepillar de igual manera después de desayunar, después de cada comida y antes de ir a dormir, ya que en la boca comúnmente existen innumerables bacterias que producen desechos sulfurados con mal olor y que se alojan entre los dientes y las encías, formando una placa pegajosa que es necesario eliminar.

Además de la higiene, la estrategia nutricional es un factor muy importante para evitar la halitosis, por lo que es necesario evitar las salsas y especies picantes, las dietas elevadas en grasas de origen animal y los productos elaborados industrialmente con grasas hidrogenadas, los alimentos secos y fibrosos o que aportan poca agua como la bollería, las galletas, el pan, las tostadas y otras, aumentar el consumo de alimentos que aportan cantidades de agua y que estimulen la secreción de saliva.

El DLM, aplicado en la cara, en dirección hacia los ganglios parotideos y del mentón, ayuda en el proceso de excreción y eliminación de los desechos. También es importante el DLM en abdomen para activar la función de eliminación de los intestinos a través de las heces, los riñones a través de la orina y también a través de la transpiración por la piel. Por estas razones, el DLM es importantes por la posibilidad de eliminar sustancias de desechos que favorecen la halitosis.

Es importante llegar a determinar la causa de la halitosis, para posteriormente programar la estrategia de tratamiento junto con el DLM, que resuelva o disminuya el mal aliento.

Eliminar el hábito de fumar es otro aspecto importante, teniendo en cuenta que el tabaco y el cigarrillo, aún más por su alto contenido de nicotina, promueven la sequedad de la boca por la reducción de la producción de la saliva por las glándulas salivales, las que se inhiben y obstruyen sus conductos por la acción del humo y las demás sustancias del tabaco. Las investigaciones han demostrado que el hábito de fumar aumenta el riesgo de padecer cáncer bucal y de la insuficiencia cardíaca congestiva, que provoca acumulación de líquido en los pulmones y en otros órganos.

DIARREA

La diarrea es la alteración del flujo, del volumen y la frecuencia de las heces, lejos de las características normales, en la mayoría de los casos acompañada de heces líquidas, de olor fétido, con flemas, con sangre, con dolor abdominal o cólicos, vómitos y fiebre, y de ser prolongadas con pérdida de cantidades suficientes de agua y sales, que pueden provocar la deshidratación muy común en los niños. Constituye una causa de muerte por deshidratación en muchos países pobres.

Se considera como diarrea cuando existen más de cuatro defecaciones al día y la fluidez de las heces es pastosa, acuosa o líquida, y como diarrea aguda si la duración es menor a cuatro semanas y diarrea crónica cuando se prolonga a más de cuatro semanas.

Entre los factores principales que la provocan están la contaminación del agua potable y de los alimentos en estado de contaminación, por la falta de higiene, mala conservación, mala manipulación y la mala elaboración de los mismos.

Se clasifican de acuerdo a los factores que la causan y sus manifestaciones, en "Diarrea infecciosas", que es la más frecuente y generalmente es causada por rotavirus o bacterias que atacan a los intestinos produciendo toxinas, y reduciendo la acción de las enzimas que participan en la digestión de los azucares, con una disminución de la absorción del sodio y del agua por los intestinos, que provoca un aumento de líquidos en los intestinos y una diarrea líquida, con olor fétido por la cantidad de toxinas que contribuyen a este tipo de olor. Es la diarrea más peligrosa que puede causar la muerte, cuando es provocada por algunas bacterias como la del cólera (vibrio cholerae), la Escherichia Coli, algunas citotoxinas, la salmonella, algunos parásitos como las giardias que generalmente están en los alimentos en estados de descomposición y en el agua que bebemos cuando no ha pasado por las normas sanitarias. En la leche y sus derivados es frecuente encontrar estafilococos que pueden causar diarrea.

"Diarrea exudativa", causada por la inflamación de la mucosa intestinal, por causas inmunes como la enfermedad de "Crohn", por enfermedades del tracto intestinal, por la presencia de úlceras intestinales, divertículos, colitis, colon irritable, que aumentan la permeabilidad de los intestinos con la consecuencia de una disminución de la absorción de nutrientes, proteínas y carbohidratos, o con la absorción por los intestinos de la bilis secretada por la vesícula biliar que al no participar en la digestión de estos nutrientes, pasan al colon y producen una exudación con diarrea característica en algunos casos amarillenta, que puede estar acompañada de deposiciones con flemas, trazas de bilis o sangre.

Debida a motilidad intestinal por tumor, carcinomas entre otros que causan una diarrea característica. "Diarrea secretora", provocada por la alteración del transporte del agua por el aumento de la secreción de electrolitos como el cloro y el sodio, que facilitan la secreción de líquidos hacia el intestino grueso, que la hacen una diarrea líquida o acuosa y abundante, de pH neutro, con pérdidas considerables de sodio y bicarbonato que causan acidosis metabólica.

"Diarrea osmótica", muy común en las personas celiacas, con intolerancia a la lactosa, por el consumo abundante de azucares o dulces, por algunas legumbres o frijoles y frutas preferentemente en ayunas o en horarios tardíos de la noche fuera del ciclo fisiológico de la nutrición y por la toma frecuente o habitual de laxantes, también puede aparecer por el consumo de una dieta muy abundante en magnesio y vitamina C, que si no es bien absorbidas puede causar una diarrea ácida y provocar eritema o ardor anal.

Y también la "Diarrea parasitaria" causada por parásitos o lombrices intestinales, que se caracteriza por diarrea con flemas o mocos, y se acompaña con pérdida de peso, picor anal, erupciones de la piel, dolor abdominal por debajo del ombligo, que generalmente aumenta después de la ingesta de azucares o dulces.

Todas las diarreas, tanto en los niños como en los adultos deben estar diagnosticadas por el médico para detectar a tiempo las posibles causas, determinar si el estado del paciente es leve, moderado o grave y según el caso recibir el tratamiento indicado, evitando así la deshidratación, las pérdidas de sales, de peso y otras complicaciones.

En la mayoría de las personas y en todas las diarreas hay una disminución de la ingesta de alimentos, lo que trae como consecuencia una mayor desnutrición y deshidratación durante el tiempo que dure y la cantidad de sales eliminadas, por lo que la estrategia nutricional se hará en dependencia del tipo de diarrea y del estado del paciente. En los casos graves necesitarán de intervención médica especializada y oportuna, generalmente con hidratación intravenosa, los casos leves y moderados, estará dirigida en primer lugar a procurar el equilibrio ácido-básico, para favorecer la rehidratación. Para esto se aumentará por vía oral la ingesta de líquidos como solución oral, abundante agua, infusiones de menta, manzanilla, melisa y hierba luisa, todas sin endulzar.

Teniendo en cuenta que en la diarrea la absorción intestinal está reducida, es necesario consumir pocas cantidades de alimentos en las comidas principales y apoyar el tratamiento con DLM, en la región del abdomen en dirección hacia la región inguinal, con bombeo en la zona del quilo y en la región lumbar, pero no aplicarlo durante las primeras diarreas, sino cuando comiencen a disminuir las diarreas para facilitar que con las primeras diarreas se pueda eliminar la mayor cantidad de toxinas provocadas por los alimentos sin digerir.

ACIDEZ GÁSTRICA

La acidez gástrica se produce por varios factores, por desequilibrios fisiológicos y bioquímicos de los órganos digestivos, por el estrés psíquico sostenido, por consumir alimentos en mal estado o por una dieta con un pH ácido, ejemplo: ingesta abundante de carnes rojas, que favorece las secreciones de ácido clorhídrico necesario para llevar a cabo la digestión, y cuando las cantidades de este ácido se producen en exceso de acuerdo al tipo de alimentos ingeridos, se produce la acidez con manifestaciones como ardor, acidez estomacal, reflujos ácidos y puede estar acompañada de dolor de estómago. La acidez durante un tiempo prolongado puede favorecer la producción excesiva de glutamina, de otros aminoácidos y del aumento de los radicales libres, creando toxinas que pasan a la sangre, con la consecuencia de la inflamación de las mucosas gástricas, que provocan la gastritis, causante del dolor y de otras manifestaciones.

También la acidez puede inflamar las vellosidades intestinales, afectando la absorción de los nutrientes, favoreciendo el desbalance nutricional o la mal nutrición y la aparición de enfermedades crónicas. Un estudio reciente realizado en los Estados Unidos refiere la relación de la acidez gástrica con el riesgo de padecer un cáncer de laringe o de esófago, por los reflujos gástricos que se producen por el exceso de los ácidos estomacales que dañan constantemente las partes altas del tubo digestivo.

Normalmente la acidez se combate con medicamentos alcalinos o protectores, lo que no resulta beneficioso para el organismo cuando la toma de estos medicamentos es prolongada durante mucho tiempo. Pero erróneamente de lo que se pensaba, que la mejor forma de combatir la acidez, era mediante una dieta abundante en alimentos alcalinos, ha resultado contraproducente ya que la abundancia de alimentos alcalinos, pude producir alcalosis que daña las funciones de muchos órganos y especialmente la del cerebro y la del Sistema Nervioso.

Por estas razones es importante el DLM para facilitar el proceso digestivo y la eliminación de las grasas y demás sustancias sobrantes de la digestión que facilitan la acidez y la acidosis, aumentando así la posibilidad de que nuestro cuerpo pueda neutralizar la acidez y elevar el poder de contrarrestar los efectos de los agentes patógenos, y de los efectos de la acidez gástrica y facilitar la posibilidad de metabolizar el amoniaco y los hidratos de carbono, y aumentar la flora bacteriana protectora de la mucosa gástrica e intestinal.

ESTREÑIMIENTO

El estreñimiento, también conocido como constipación, consiste en la poca movilidad o de los movimientos peristálticos de los intestinos, que provocan la pobre defecación, con esfuerzo y con heces escasas y duras. Su clasificación está determinada por el tipo y formas de las heces, que suelen ser pocas, duras y en forma de bolitas o de excreta de ovejas. Se acompaña de pocas evacuaciones, heces escasas y duras, dificultad y dolor al defecar, pesadez y llenura.

Normalmente y en condiciones óptimas de salud, se puede defecar entre una o dos veces al día en dependencia de la dieta y de la actividad física. En algún momento de la vida todos podemos padecer de estreñimiento y generalmente lo combatimos con laxantes o purgantes, pero el uso sistemático de laxantes puede provocar la aparición de un trastorno de la motilidad, por la disminución de la actividad de propulsión del colon, conocido como colon catártico, mientras que el uso de purgantes puede provocar desequilibrios electrolíticos por las cantidades de agua y sales que se eliminan.

Entre las causas que pueden provocar el estreñimiento están la edad que hace que en los ancianos sea más frecuente por la poca movilidad de los intestinos, una dieta elevada en carnes principalmente rojas, en sal, desajustes de los horarios de comida, que impiden un ciclo fisiológico de ingestión, absorción y evacuación adecuado, también puede estar asociado a otras enfermedades, por algunos medicamentos como antidepresivos, por enfermedades del colon, por elevados niveles de estrés prolongados y la falta de ejercicios físicos sistemáticos. Por una dieta pobre en fibras, frutas y vegetales frescos y el poco hábito de consumirlas crudas, beber poco agua lejos de la comidas o beber abundante agua o líquidos junto con las comidas principales que diluyen los jugos digestivos. Puede estar acompañado de otras manifestaciones como cefaleas, vértigos, mareos, distensión abdominal, dolor por debajo del ombligo, fisura anal, dolor lumbar, nerviosismo, irritabilidad, cansancio, agotamiento y fatigas. El estreñimiento puede ser la causa principal de las hemorroides y los divertículos.

Se recomienda el DLM, en la región del abdomen con el objetivo de disminuir el tiempo del tránsito fecal en el colon, o sea aumentar la velocidad del tránsito intestinal y reducir la presión interna por aumento del bolo fecal con muy buenos beneficios para el sistema digestivo y para facilitar la evacuación intestinal, estimular el peristaltismo del intestino grueso y su tono muscular, lo que ayudará a combatir el estreñimiento.

Realizar un programa educativo de evacuación, procurando un horario estable, sin prisas y con la mayor tranquilidad posible, con una higiene anal correcta. Realizar el DLM en horas de la mañana y lejos de las comidas, en la región del abdomen de derecha a izquierda o a favor de la circulación fecal, colon ascendente-colon transverso-colon descendente.

HEMORROIDES

Las hemorroides son las várices que se forman en el interior y en el exterior del ano, provocadas por dilatación y por el aumento de presión de las venas hemorroidales. Las hemorroides internas se producen por encima o en el interior del recto, y las externas se producen por debajo de la línea del recto. Su tamaño puede aumentar en la medida de la afección y se acompañan de dolor, siendo más fuerte cuando se defeca o al limpiar el ano, puede estar acompañada de sangrado.

Se considera que la causa principal es la dieta inadecuada o la mala nutrición, ya que se relaciona su aparición con las dietas elevadas en grasas, picantes, sal, estimulantes y baja en frutas, verduras frescas, pobre en fibras y flavonoides. También por el estreñimiento, por los hábitos inadecuados de defecación, cuando se retienen los deseos prolongados por priorizar otras actividades o se defeca con prisa y sin calma, por la mala higiene anal y por los sobre esfuerzos o cargas de peso exagerados que provocan aumento de la presión sobre las venas hemorroidales y de la musculatura anal, por el embarazo, por el sedentarismo, entre otros.

El DLM debe estar dirigido a reducir el tiempo del tránsito fecal y la presión interna por acumulación del bolo fecal, junto con una dieta rica en fibras ayuda además a prevenir el cáncer de colon, por lo que es recomendable consumir cereales integrales, el salvado de trigo que resulta muy eficaz, el arroz, trigo inflado, copos de avena y de maíz, para combatir las hemorroides y ayudar a que la defecación sea diaria y el bolo fecal sea pastoso y no duro o carente de agua.

Evitar el consumo de alcohol, el exceso de café, de sal, de picantes e irritantes, procurar evitar el estreñimiento y mejorar la higiene anal para evitar infecciones en las posibles heridas. Realizar ejercicios físicos aeróbicos moderados, ayudan y activan los movimientos peristálticos de los intestinos.

COLITIS

La colitis es la inflamación del colon, con síntomas provocados por la propia inflamación como dolor en el recto y en la parte inferior del abdomen o por debajo del ombligo, con diarrea frecuentes por la presencia de úlceras en la parte final del colon transverso y el recto, en los casos moderados y graves se producen sangrados con sangre de color rojo intenso o sangrado bajo. Es más frecuente en las edades entre 20 a 30 años, precisamente por ser estas edades en las que se realizan mayor esfuerzo físico y cargas de objetos pesados, ya que se asocia su aparición de forma aguda con la realización de actividades por sobre esfuerzo o con cargas físicas elevadas.

El DLM en la región del abdomen y la región lumbar, se recomienda para facilitar la defecación suave y diaria, evitar el estreñimiento, favorecer la formación del bolo fecal suave, hidratado, pastoso, y de esta forma reducir la presión interna que puede producir un bolo duro y seco, y con el objetivo de favorecer la estimulación de los movimientos peristálticos del colon, promover la defecación en horas tempranas de la mañana y reducir los edemas y los coágulos que puedan quedar en el recto.

Realizar un entrenamiento educativo para lograr defecar en horas tempranas de la mañana, evitando la acumulación durante el resto del día del bolo fecal. Mantener una buena higiene del área después de la defecación.

COLELITIASIS

Los cálculos biliares o colelitiasis biliar, es la formación de cálculos en la vesícula biliar o en las vías biliares, compuestos de materias sólidas que varían de tamaño desde un grano de sal o hasta ocupar toda la vesícula, pero generalmente son del tamaño del fruto de una avellana y la mayoría están formados por cristales de colesterol y algunos por sales cálcicas o de pigmentos biliares, que pueden ser marrones o negros, estos últimos tienen que ser tratados con cirugía y los cálculos mixtos, que se forman por cantidades de calcio y sales de bilirrubinato.

Su diagnóstico generalmente se realiza por la ecografía abdominal, por indicación médica. La colelitiasis es más frecuente en las mujeres que en los hombres y hay factores que predisponen a la enfermedad como la obesidad, la toma de anticonceptivos, las dislipidémias, la diabetes, y durante el embarazo pueden aparecer y tienden a eliminarse después del parto, los antecedentes familiares, la pérdida de peso asociada con anorexia u otras causas, enfermedades del hígado como la cirrosis que puede ser causada por la obstrucción de los conductos biliares, trastornos digestivos e intestinales, entre otros.

En algunos casos se manifiesta sin síntomas, pero generalmente se presentan síntomas de cólicos en la región del hipocondrio derecho, y puede irradiarse al tórax, con dolor fuerte que puede durar horas, repugnancia a los alimentos, y rechazo a las comidas abundantes en grasas, vómitos, nauseas, mareos, inflamación abdominal, pueden estar acompañados de ictericia y de inflamación de la vesícula, conocida también como colecistitis, que puede ser aguda o crónica y con pancreatitis generalmente cuando el conducto biliar se obstruye.

El DLM en el hipocondrio derecho, en el abdomen y en la región lumbar, es adecuado para movilizar y eliminar las grasas, para combatir la colelitiasis, disminuir los niveles de colesterol y en los casos de obesidad, procurar bajar de peso y reducir el colesterol.

COLESTEROL Y TRIGLICÉRIDOS

El colesterol es un lípido, que se encuentra en los tejidos corporales y en el plasma sanguíneo, se concentra en el hígado, el cerebro, la médula espinal y en el páncreas.

En cifras o cantidades normales es fundamental para mantener la permeabilidad de la membrana plasmática celular que permite la entrada de nutrientes y oxígeno a la célula y la salida de sustancias de desechos metabólicos y del dióxido de carbono, participa en el metabolismo del calcio y de la síntesis de la vitamina D, forma parte de las sales biliares y promueve la producción de las hormonas del sexo como la testosterona, los estrógenos y la progesterona, participa en el transporte de la aldosterona y el cortisol. Pero el colesterol alto es un factor de riesgo en el infarto del corazón y en las enfermedades cerebrovasculares, en la medida en que contribuye a bloquear las arterias.

Las cifras clínicas normales de los niveles adecuados de colesterol y triglicéridos en el organismo para evitar las enfermedades causadas por las altas cantidades de colesterol y triglicéridos en sangre se consideran entre los valores siguientes:

TIPO DE COLESTEROL	VALORES NORMALES	UNIDADES
HDL (colesterol bueno)	34.0 a 91	mg/dl
LDL (colesterol malo)	55.0 a 125	mg/dl
COLESTEROL TOTAL	145 a 200	mg/dl
TRIGLICÉRIDOS	35.0 a 150	mg/dl

Nota: Las cifras superiores a estos niveles constituyen un alto riesgo de padecer enfermedades cardiovasculares y cerebrovasculares.

El organismo y el hígado absorben las grasas de los alimentos y libera los triglicéridos que pasan a la sangre, la que los transporta a todo el organismo con el objetivo de producir energía, y las sobrantes las almacenan en forma de grasa. En la sangre se unen con algunas proteínas y al colesterol, formando las lipoproteínas de baja densidad, que también contienen colesterol. Por lo que la producción de triglicéridos está altamente relacionada con el consumo excesivo de grasas, ya que la grasa que el hígado no necesita para producir la energía necesaria para las funciones del organismo las transforma y las almacena en forma de triglicéridos.

Entre los factores de riesgo están el consumo elevado de alimentos calóricos, como las grasas, proteínas de origen animal, el azúcar y el alcohol, que aumentan la producción de triglicéridos en el hígado, los antecedentes familiares o hereditarios, algunas enfermedades como la diabetes, trastornos del hígado, el uso de algunos medicamentos, los hábitos tóxicos, la edad, entre otros. Las grasas y el consumo excesivo de proteína animal pueden favorecer el aumento de colesterol y triglicéridos. Por estas razones en necesario eliminar el consumo de las grasas saturadas animales o grasas "trans" y los productos de fabricación industrial, elaborados con estas, ya que representan un alto riesgo para los niveles de triglicéridos y colesterol.

El DLM ayuda a reducir el nivel de colesterol y triglicéridos, para prevenir las enfermedades cardíacas de forma más segura, sana y eficaz que cualquier tipo de fármaco. El DLM aplicado en la mayor parte del cuerpo pero especialmente en la región del abdomen, reduce el nivel de colesterol y potencia la movilización de las grasas de las arterias, evitando que se acumulen en las mismas y obstaculicen el flujo sanguíneo, previniendo así los problemas cardiovasculares como las cardiopatías o la aterosclerosis.

ECOGENICIDAD HEPÁTICA

La ecogenicidad hepática o hígado graso se considera como una alteración metabólica del hígado por la acumulación excesiva de grasa, como ácidos grasos y triglicéridos en los hepatocitos que son las células del hígado, provocando inflamación hepática, con elevado riesgo de desarrollar fibrosis, daños hepáticos crónicos o cirrosis hepática.

Las estadísticas de muchos países refieren un aumento de la ecogenicidad hepática en los últimos años, con predomino del sexo femenino y en las edades comprendidas entre 40 y 60 años, con una alta proporción en personas obesas, y en todos los casos relacionada con el consumo elevado de grasas en la dieta, baja ingesta de fibras, con algún hábito tóxico, principalmente por el consumo excesivo de bebidas alcohólicas, y con pocos o ningún hábito de ejercicios físicos sistemáticos y dosificados. En la mayoría de los casos no se asocia la ecogenicidad hepática con antecedentes de hepatitis, aunque también es un factor que puede favorecer la inflamación del hígado.

La ecogenicidad hepática en la mayoría de los casos es asintomática o sea no se presentan síntomas significativos y se detecta generalmente cuando la persona se realiza exámenes por otras causas, y se observa preferentemente mediante exámenes de imagen. En algunos casos pueden aparecer mareos, agotamiento, fatigas, dolores, pesadez abdominal e ictericia.

Entre las causas principales que la provocan se consideran el consumo excesivo y duradero de bebidas alcohólicas, trastornos metabólicos y resistencia a la insulina, cuando el organismo no regula adecuadamente el azúcar que se consume en la dieta, con la consecuencia de exceso de azúcar en la sangre que hace que el páncreas aumente la producción de insulina y por las cantidades elevadas de energía esta se acumula en el hígado en forma de grasas, que es la manera en que el hígado la almacena. Los ácidos grasos de cadena corta se absorben a través de la mucosa intestinal, pasan al torrente sanguíneo y van al hígado para su metabolismo. La grasa en exceso se almacena en las células grasas como triglicéridos (depósito de grasa). Se convierte desde la glucosa o las proteínas para almacenarse en el hígado como grasa saturada. Otros factores que la pueden provocar son la diabetes, los niveles elevados de colesterol y los triglicéridos, en algunos casos los antecedentes familiares, y por el uso de algunos medicamentos como los corticosteroides, los antiinflamatorios no esteroides, la aspirina, entre otros.

La mayoría de los casos no desarrollan formas graves de la enfermedad, pero en algunos casos pueden aparecer fibrosis hepática, y provocar cirrosis hepática o hepatocarcinomas.

La estrategia terapéutica con el DLM consiste principalmente en bajar de peso en los casos de sobrepeso y obesidad, movilizar y eliminar la grasa acumulada en el hígado y en el resto del organismo durante un tiempo prudencial que permita la desaparición de la grasa acumulada en las células hepáticas. Para ayudar a eliminar el exceso de la grasa depositada en las células hepáticas y favorecer el buen funcionamiento del hígado y de la vesícula biliar. El DLM resulta muy efectivo en poco tiempo, sin constituir riesgos para la salud.

OBESIDAD

La obesidad se refiere a un exceso de grasa corporal, a expensas de un aumento del tejido adiposo, se desarrolla en la mayoría de los casos en ausencia de procesos o enfermedades conocidas, generalmente es debido a un trastorno primario.

Estudios psicológicos sobre el obeso refieren que la mayoría de las personas obesas no conocen los hábitos nutricionales o tiene malos hábitos nutricionales, desconocen la obesidad como proceso de la enfermedad, se sienten inseguros, ansiosos, deprimidos y la mayoría se vuelven apáticos y con pocos deseos de realizar actividades y ejercicios físicos, por lo que todo esto promueve el riego de aumentar cada vez más de peso.

Las investigaciones científicas actuales asocian la obesidad a un incremento de la morbilidad y la mortalidad, en enfermedades como la diabetes, accidentes cerebrovasculares, enfermedades coronarias, infecciones de heridas postquirúrgicas, la relacionan con distintos tipos de cáncer y el riego de padecer de un infarto del miocardio agudo (IMA).

CLASIFICACIÓN DEL ÍNDICE DE MASA CORPORAL (IMC) Y EL RIESGO PARA LA SALUD			
I	BAJO PESO	menor de 18,5	Moderado a Alto
II	PESO NORMAL	18,5 a 24,9	Normal a Bajo
III	OBESIDAD CLASE I	25,0 a 29,9	Moderado
IV	OBESIDAD CLASE II A	30,0 a 34,9	Alto
V	OBESIDAD CLASE II B	35,0 a 39,0	Alto o Muy Alto
VI	OBESIDAD CLASE III	mayor de 40	Extremadamente Alto

- Las principales recomendaciones en el control de la obesidad deben estar dirigidas al consumo de una dieta baja en grasas saturadas y en sal.
- El DLM reporta beneficios para la reducción del peso en las personas obesas. Aunque con los masajes y el DLM, la movilización de las grasas del panículo adiposo es escasa, pero si se logran resultados positivos al movilizar la circulación de la linfa, con el consecuente aumento en la eliminación de sustancias de desechos del metabolismo, toxinas, radicales libres, entre otras.

CÁNCER Y METÁSTASIS

Recomendaciones para su Prevención

Las causas del cáncer y las metástasis son muy complejas, desde genéticas, hasta nutricionales y los investigadores y médicos realizan grandes esfuerzos para lograr esclarecer muchos aspectos y poder combatir este mal que tanto daño causa a miles de personas en todo el mundo.

Como ya sabemos en el proceso de envejecimiento, cuando una célula normal se divide varias veces, el ADN repetitivo conocido como telómero y que se localiza en el extremo de los cromosomas se hace más pequeño hasta desaparecer provocando la muerte de la célula. Sin embargo, en las células tumorales el telómero cada vez más aumenta de tamaño, lo que se conoce como aumento de los niveles de telomerasa, lo que indica que es esencial para que el tumor crezca y se desarrolle.

Son varios los investigadores basados en la teoría genética del telómero y la división celular que sostienen que la telomerasa es una de las causas del crecimiento tumoral y se basan para esto en los mecanismos que hacen que una célula que por su división celular pueda morir se convierta en una célula que puede dividirse indefinidamente, facilitando el crecimiento del tumor. Según estas investigaciones es el telómero el que le potencia la capacidad de multiplicarse innumerable veces y reproducir su vida celular. Mediante varios estudios de laboratorio se ha demostrado que las células tumorales a las que se les retira el telómero, mueren rápidamente debido a su deterioro.

También cada vez más se tiene en cuenta la incidencia de algunos factores ambientales, el tabaco, el alcohol, las exposiciones al sol, y cada vez más no son pocas las investigaciones que demuestran la acción negativa de los radicales libres en la formación de metástasis y la relacionan con la dieta inadecuada y con hábitos no saludables de alimentación. Las investigaciones refieren que las células sanas viven en un medio alcalino y rico en oxígeno, mientras que las células malignas proliferan mejor en un medio acidificado.

El linfoma es un tipo de cáncer que se origina en el tejido linfoide cuando los linfocitos, se multiplican y se vuelven malignos, afectando a las células normales, con inflamación indolora de los ganglios linfáticos del cuello, las axilas y la ingle. Existen varios tipos de linfomas, entre los más frecuentes están el linfoma de Hodgkin o linfoma no Hodgkin, que se diferencian porque las células anormales detectadas en la enfermedad de Hodgkin son diferentes de las que se detectan en el tejido del linfoma no Hodgkin.

El linfoma primario del sistema nervioso central (SNC) se produce cuando se forman células cancerosas en el tejido linfático del cerebro o de la médula espinal. Los linfocitos llegan hasta el Sistema Nervioso Central a través de la linfa, cuando algunos de los linfocitos se hacen malignos, aparece el llamado linfoma primario en el Sistema Nervioso Central, que se origina en el cerebro, las meninges y la médula espinal, pero también puede aparecer en el ojo, el que se conoce como linfoma ocular.

Signos y Manifestaciones del Seno

Los signos y manifestaciones en los senos se pueden explorar mediante la palpación, cuando se palpa un bulto algo duro en el seno o bajo el brazo, que puede doler a la palpación. Se puede observar visualmente, cuando el pezón está hundido hacia adentro o invertido, con secreción anormal, la piel del seno o la areola pueden estar escamosas, inflamadas, de color rojo, arrugadas o con comezón.

Los senos están compuestos por tejido adiposo, tejido glandular y por tejido conjuntivo, que es el tejido de soporte que rodea otros tejidos y órganos, huesos, cartílagos, la sangre y la grasa, y anatómicamente el seno está formado por la areola, el pezón, por lobulillos, lóbulos, por conductos, vasos linfáticos y ganglios linfáticos. Los lóbulos son partes del tejido glandular; tienen otros más pequeños llamados lobulillos que terminan en bulbos muy pequeños que son los encargados de producir la leche materna, la que fluye por los conductos desde los lobulillos hasta el pezón. Las secreciones que salen por el pezón, que no es leche materna y sale del interior del seno pueden ser un signo de cáncer, pero también puede ser causada por las píldoras anticonceptivas, por algunos medicamentos o por infecciones. Los bultos más sensibles también pueden aparecer en diferentes momentos del ciclo menstrual, o por el envejecimiento, a medida que se acerca a la edad de la menopausia disminuyen de tamaño, pero generalmente estos cambios suelen ser benignos.

Cáncer de Mama y Mastectomía

El cáncer de mama es la neoplasia más frecuente en el sexo femenino, anualmente se diagnostican aproximadamente un millón de casos nuevos y un elevado número de muertes en todo el mundo.

Existen evidencias del cáncer de mama desde el antiguo Egipto, en el año 1600 a.C. Sin embargo, en la actualidad las pacientes tienen mayor supervivencia gracias a los tratamientos actuales y a los avances importantes desde el punto de vista del diagnóstico y en el reconocimiento de los o del ganglio centinela, que son los primeros en recibir el drenaje proveniente del tumor y puede ser removido por una pequeña cirugía. La disección axilar ofrece la oportunidad de evitar un procedimiento axilar más radical, con las correspondientes complicaciones.

El tratamiento quirúrgico del cáncer infiltrante de mama conlleva a la erradicación del tumor primario y la linfadenectomía axilar para lograr el control local de la enfermedad.

En el cáncer de mama se forman células cancerosas en los tejidos del seno, formando una masa o tumor que crecen y se dividen sin control e invaden el tejido cercano con metástasis que puede diseminarse a los ganglios linfáticos o a otras regiones del cuerpo.

El cáncer de mama generalmente se forma en los tejidos del seno, por lo general, en los conductos que llevan la leche al pezón y en los lobulillos o glándulas que producen leche. Se puede presentar tanto en hombres como en mujeres, aunque en el hombre es menos frecuente. El estadio depende del tamaño del tumor y si se ha diseminado.

Mediante la mamografía se puede detectar el cáncer temprano en los senos, es un examen que permite evaluar los cambios o anomalías pequeñas en los senos, que no pueden ser detectados por la palpación, por la observación, ni por otras pruebas más simples. En los casos de presencia de signos u anomalías el médico puede indicar una biopsia para encontrar las células cancerosas en el seno.

La técnica del mapa linfático y la biopsia del ganglio centinela identifican a la paciente con metástasis axilar. El estado de los ganglios linfáticos axilares es el factor pronóstico aislado más importante en el cáncer de mama. La biopsia del ganglio centinela es el mayor avance en el tratamiento quirúrgico del cáncer de mama en las últimas décadas. Su utilidad radica en poder predecir la presencia o ausencia de metástasis en los ganglios linfáticos axilares en las pacientes con cáncer de mama. La invasión axilar extensa se asocia a un peor pronóstico, la supervivencia de la paciente se reduce, mientras más ganglios estén afectados menor será la supervivencia.

En los casos que necesiten de cirugía conservadora para extirpar el cáncer de seno, pero no el seno completo, el cirujano puede hacer la tumorectomía, que es solo la extirpación del tumor, o de otras técnicas en las que se extirpa el cuadrante del seno o la más conocida que es la mastectomía segmentaria, en la que se extirpa el cáncer y parte del tejido del seno que se encuentra alrededor del tumor y del revestimiento de los músculos del tórax cercanos al tumor.

La mastectomía se distingue de acuerdo al número de ganglios o a la cantidad de tejido extirpado, por lo que se considera como "mastectomía simple", cuando se extirpa la glándula mamaria y los ganglios linfáticos sin afectar la axila, "mastectomía subcutánea", cuando solo se extirpa la glándula mamaria, "mastectomía radical", cuando se extirpa la glándula mamaria, el músculo pectoral y los ganglios axilares. Las técnicas modernas de la mastectomía permiten localizar el tejido, valorar la extensión del tejido dañado para poder realizar una intervención quirúrgica más precisa.

La disección de los ganglios linfáticos axilares además proporciona información sobre el número de ganglios metastásicos, útil para establecer la etapificación, el pronóstico, y la decisión en relación con el tratamiento. A pesar de su utilidad, la linfadenectomía axilar no está exenta de complicaciones como el linfedema, las parestesias por lesiones de los nervios intercostobraquiales, los seromas, las infecciones de las heridas, el dolor y la disfunción del hombro, entre otras menos frecuentes pero de mayor gravedad como la lesión o trombosis de la vena axilar y la lesión del nervio motor de la axila.

El tratamiento puede incluir cirugía, quimioterapia, radioterapia, terapia hormonal, biológica y, si el médico lo indica cuando lo considere necesario, se puede aplicar el DLM, en la región superior e inferior de los senos en dirección hacia los ganglios linfáticos axilares. El médico puede mantener la observación de los quistes, ya que pueden desaparecer por sí solos.

El edema braquial postmastectomía es una de las complicaciones mayores e invalidantes del tratamiento en estos casos del cáncer de mama. Cuando se realiza una mastectomía radical u otra técnica quirúrgica que comprenda el vaciamiento axilar, con exéresis de los ganglios linfáticos superficiales y profundos, se produce una reducción del flujo de linfa del miembro superior afectado.

Como consecuencia del tratamiento quirúrgico del cáncer de mama, que incluye la remoción de los grupos ganglionares axilares y la acción de la radioterapia postoperatoria, se establece en el miembro superior una alteración de la circulación linfática de intensidad variable que puede no manifestarse clínicamente, desarrollarse lentamente u ocasionar severas complicaciones que pueden conducir a la invalidez del brazo.

Es conocido que para el organismo resulta más nociva la acumulación de un líquido rico en proteínas que la de líquido hipoproteico, ya que la elevada concentración de proteínas favorece el aumento de la presión coloidosmótica y por consiguiente de la filtración capilar; esto, a su vez, ocasiona alteraciones metabólicas del tejido colágeno, lo que conlleva al aumento de fibroblastos que desencadenan la cadena: edema-fibrosis-esclerosis.

La escasa o ausente capacidad de transporte de la linfa postmastectomía obedece a la extirpación de los ganglios y vasos linfáticos, lo que puede agudizarse por el uso de la radioterapia y por la aparición de infecciones postquirúrgicas, que dificultan aún más la circulación linfática.

Posterior a la cirugía el médico puede indicar el DLM, y el vendaje multicapas compresivo con malla tubular y vendas inextensibles cuando lo considere oportuno, durante las dos primeras semanas. Para facilitar el drenaje linfático, el médico antes debe determinar el estadio del edema, que puede clasificarse clínicamente como:

- Estadio I: edema moderado, blando al tacto, que compromete brazo y/o antebrazo.
- Estadio II: edema marcado en brazo, antebrazo y/o mano; puede existir una paquidermitis moderada y al tacto no deja fóvea.
- Estadio III: edema muy marcado en brazo, antebrazo y mano, con rigidez, paquidermitis acentuada, deformación e infecciones.

El DLM se debe iniciar siempre por el cuello, continuando por la región superior e inferior del seno extirpado en dirección hacia la axila. También se debe realizar en la región costal y en la región superior de la espalda directamente hacia la axila. Si no existe alguna contraindicación, es recomendable aplicar el DLM en el seno contrario aunque no se halla extirpado para favorecer el drenaje de la linfa hacia los ganglios sanos. Puede aplicarse durante 35 a 45 minutos.

En todos los casos, antes de aplicar el DLM, el linfoterapeuta junto con el médico deben evaluar el estado general de la paciente, el aspecto de la piel, la amplitud de la movilidad articular del hombro, codo, muñeca y dedos por medio de un goniómetro, y debe medir también antes del tratamiento con una cinta métrica el perímetro del miembro afectado a nivel de la raíz de los dedos; en la muñeca; a partir de la muñeca hasta el codo y a partir del codo hasta la raíz del miembro. Durante el tratamiento debe medir una vez por semana los mismos parámetros y puede apoyarse con contención externa (con mangas) a partir de la tercera semana, ejercicios linfo-tenso-activos y asistidos.

Las medidas higiénico-dietéticas sobre la piel mediante agentes desinfectantes, hidratantes, antimicóticos, activadores del retorno venoso y linfático y la ayuda psicológica son necesarios, si tenemos en cuenta que el edema braquial posterior a la cirugía resectiva por cáncer de mama con vaciamiento axilar, puede aparecer en cualquier momento del postoperatorio inmediato o tardío, inclusive hasta 10 años después. Su instalación y desarrollo depende no sólo de la cirugía y la radioterapia, sino también de una serie de factores predisponentes o coadyuvantes como la edad avanzada, la obesidad, el sedentarismo, los procesos inflamatorios o infecciosos del miembro superior, la cirugía inadecuada, la falta de medidas higiénico-dietéticas, entre otros. El linfedema crónico es el más difícil de revertir de todos los tipos de edema. El mismo debe ser evitado en lo posible y si ya está instalado, hay que tratarlo y controlarlo adecuadamente.

El mejor método de tratamiento de esta grave afección es la prevención logrando que las pacientes tomen conciencia de la importancia de las medidas antes mencionadas.

Papiloma intraductal

El papiloma intraductal no canceroso, es una afección del seno parecida a una verruga, que se presenta generalmente cerca del pezón o en un conducto lácteo del seno, acompañado de una secreción que sale por el pezón. La edad más frecuente de aparición en las mujeres es entre 30 a 55 años, y se puede detectar mediante la palpación cuando se palpa un bulto en el seno o cuando aparece dolor alrededor del pezón, aunque algunos papilomas no se logran palpar y pueden ser detectados al realizar otras pruebas de exploración por otras causas, mientras que cuando los papilomas son varios generalmente aparecen lejos del pezón. La presencia de varios papilomas intraductales puede aumentar el riesgo de padecer cáncer del seno.

Está demostrado que con el DLM de forma sistemática se puede mejorar la alcalinidad celular y reducir el riesgo de desarrollar algunos tipos de cáncer. Por lo que la estrategia terapéutica con El DLM está dirigida especialmente a su prevención y a reducir la acidificación, los estancamientos, desobstruir y mejorar la circulación de la sangre y la linfa, tonificar y fortalecer el organismo, favorecer la alcalinidad, tonificar especialmente el riñón para favorecer la formación, circulación y excreción de desechos y toxinas, ablandar los endurecimientos, diluir la flema, eliminar la humedad patógena endógena y disminuir los factores emocionales adversos y la falta de esperanza.

La mayoría de los medicamentos indicados para el tratamiento del cáncer provocan nauseas y/o vómitos, que generalmente se produce por los efectos de la quimioterapia, aunque también pueden aparecer náuseas y vómitos por causas ajenas a los medicamentos y a la quimioterapia. Siempre que aparezcan estas u otras manifestaciones es importante consultar a su médico, para que evalúe las causas y la posible indicación de aplicar el Drenaje Linfático Manual.

SÍNDROME PREMENSTRUAL

La menstruación es un proceso normal a consecuencia de un ciclo que se repite normalmente cada 28 días, y debe durar entre 3 a 7 días, se inicia en la pubertad más o menos a los 10 años y termina con la menopausia alrededor de los 45 años. Se presenta en forma de sangrado provocado por el desprendimiento del endometrio, para facilitar la implantación del óvulo fecundado. Este proceso es una condición para que se produzca el embarazo, sin embargo en algunas mujeres, previo a la llegada de la menstruación puede ocasionar diversas molestias y dificultades, que deben ser revisados o diagnosticados por el ginecólogo, y que están denominadas como lo que se conoce como "síndrome premenstrual".

El "síndrome premenstrual" se caracteriza por estar acompañado de síntomas y manifestaciones físicas y emocionales que aparecen horas o días antes de la menstruación, y que desaparecen cuando aparece o baja la menstruación. Su causa se considera que puede estar asociada a varios factores biológicos, hormonales, psicológicos y culturales. Es más frecuente en las mujeres entre 20 y 40 años, con antecedentes familiares de trastornos hormonales, pero muchos especialistas consideran que tienen un gran peso los síndromes depresivos, o el haber sufrido algún tipo de exigencias o tabús sexual o familiares desde edades tempranas, de invasión, insultos, maltrato o violencia sexual. El síndrome premenstrual no se presenta igual en todas las mujeres, para algunas las manifestaciones y los síntomas son leves o moderados y para otras pueden ser muy severos.

El síndrome premenstrual, generalmente se acompaña de varias manifestaciones y síntomas entre los que se pueden señalar la retención de líquidos, cefaleas, constipación, cólicos estomacales, dolor abdominal, aerofagia, espasmos musculares, dolor de espalda, inflamación y dolor en los senos, nauseas, irritabilidad, ansiedad, depresión, agotamiento, fatiga, pérdida del deseo sexual y dolor menstrual.

El DLM aplicado en el abdomen, la región lumbar, las extremidades inferiores y en la región inguinal, puede contribuir a eliminar o disminuir los síntomas y manifestaciones como la inflamación, los dolores, los cambios hormonales, los espasmos, la irritabilidad, el agotamiento, el cansancio y mejorar el estado de ánimo, y ayuda a eliminar los radicales libres que se producen durante el periodo menstrual.

LEUCORREA

La "leucorrea", también llamada flujo vaginal, es la producción anormal de secreciones continuas causada por varios factores que pueden ser hormonales, cuando los niveles de progesterona y estrógenos son bajos, por secreciones anormales de las glándulas genitales, provocados por enfermedades metabólicas o del cuello del útero, que se presenta con secreciones de color grisáceo pálido, sin olor. Pero también se produce cuando los órganos sexuales de la mujer son afectados por alguna infección, virus o parásitos, la que se manifiesta con la presencia de secreción fluida o espesa, abundante, de color blanco verdoso, de olor fétido, con prurito o picazón genital, con fisuras y ardor al orinar. También puede aparecer por el uso de ropa interior inadecuada.

En todos los casos es necesario consultar al ginecólogo, para que en los casos provocados por infección vaginal, parásitos o virus, indique el tratamiento el que determinará el tipo de medicamento recomendado. En los casos provocados por trastornos hormonales o por enfermedades metabólicas, además del tratamiento indicado por el ginecólogo, el DLM en la región del abdomen, la espalda y las extremidades inferiores, resulta beneficioso, principalmente dirigido a la eliminación de grasa y según el trastorno metabólico.

SÍNDROME DE OVARIOS POLIQUÍSTICOS

El síndrome de los ovarios poliquísticos, se presenta en un 15% de las mujeres en edad reproductiva, se considera como un trastorno endocrino y metabólico, y la resistencia a la insulina se asocia como un factor determinante, ya que provoca desequilibrios en la producción de energía a nivel celular. Teniendo en cuenta que la resistencia a la insulina, es una alteración genética o adquirida de la entrada de glucosa a nivel celular por la acción de la insulina para producir energía, cuando la glucosa dependiente de insulina no penetra adecuadamente en el interior de las células y los tejidos, con la consecuencia del aumento de los niveles de glucosa en sangre, que provocan la hiperglucemia y una hiperinsulinemia por el aumento de la producción de insulina por parte del páncreas, lo que favorece la posible aparición del síndrome de ovarios poliquísticos.

Generalmente se manifiesta con el aumento de peso y obesidad, acumulación de grasas en la región abdominal, con un aumento de la medida de la cintura al nivel del ombligo en la mujeres de más de 35 pulgadas, trastornos y dolores menstruales, hiperlipidemias, aumento del colesterol, diabetes, afecciones de la piel como costras negruzcas, descamación, caídas del cabello y crecimiento del vello principalmente en la cara y bigote, acné, irritabilidad, mal humor, agotamiento, cansancio, nerviosismo, ansiedad. En los casos más complicados sangrado vaginal y puede estar asociado con la infertilidad, entre otros.

El DLM, en todo el cuerpo o aplicado en la región del abdomen alto y bajo, en la región lumbar, en las extremidades superiores e inferiores, está dirigido a mantener el control de los niveles de insulina, con el objetivo de regular la ovulación normal, mantener el peso corporal adecuado y en los casos de obesidad, bajar de peso, y favorecer la circulación y la depuración de la linfa.

HIPOGALACTIA

Se considera como hipogalactia cuando la madre no segrega la leche después del cuarto día del parto. La madre puede detectarlo cuando el recién nacido no aumenta de peso y orina poco o tiene deposiciones escasas y en algunos casos la madre se percata por el llanto del bebé que generalmente queda con hambre.

Durante el embarazo ocurren cambios fisiológicos y hormonales en la mujer, con el aumento de cortisol, insulina, tiroxina, estrógenos, progesterona, prolactina, lactógeno, entre otras con el fin de preparar las mamas para garantizar la producción de la leche materna. Para esto el organismo de la embarazada aumenta el almacenamiento de grasas que serán utilizadas posteriormente en la producción de leche.

Estos cambios promueven el aumento del tamaño de las mamas, las que están formadas por lóbulos y por los alveolos mamarios, donde se produce la leche materna a partir del cuarto mes de embarazo, los que se nutren de la sangre que les llega a través de los vasos sanguíneos que la irrigan, la leche se exterioriza mediante el conducto excretor mamario que se comunica con la areola y el pezón. Aunque en algunos casos pueden salir pequeñas cantidades de leche materna durante el embarazo, normalmente no se excreta al exterior por el efecto de las cantidades altas en sangre del lactógeno, los estrógenos y de la progesterona, los que disminuyen bruscamente con la expulsión de la placenta durante el parto y de manera contraria con el aumento elevado de prolactina la que estimula y facilita la secreción de leche por los alveolos mamarios. Cuando el recién nacido succiona el pezón, estimula mediante una señal refleja la hipófisis la que ordena la producción hormonal de oxitocina encargada de hacer que la leche salga por el pezón. Mientras que por diferentes causas, si el recién nacido no succiona correctamente o la técnica de lactancia es deficiente, los alveolos mamarios a los que no se les extrae la leche, dejan de producirla y pueden afectar a otros alveolos o a los conductos excretores con la consecuencia final de una disminución en la producción de leche.

Si el niño llora frecuentemente, está irritado o alterado con frecuencia, puede que no sea necesariamente una producción insuficiente de leche. Algunas madres creen que el niño debe mamar cada 3 o 4 horas y luego dormir tranquilamente, pero muchos recién nacidos no extraen suficiente leche en cada mamada y necesitan mamar con más frecuencia, otros succionan para relajarse, todo esto corresponde a un comportamiento normal en los bebés que reciben la lactancia materna. Su causa generalmente se debe a factores hormonales, psíquicos y emocionales. También por el mal procedimiento de lactar, como el poco tiempo acompañado de la pobre extracción de leche, deficiente acoplamiento de la boca del bebé al pezón, con succión débil o pobre.

Entre las causas hormonales que la pueden provocar están y se considera un trastorno principalmente en la circulación linfática y por consiguiente de la sangre; así como fenómenos de estancamiento, es común que la causa esté asociada a las pérdidas de sangre, hemorragias postparto y a grandes esfuerzos del propio parto, así como la disfunción del Bazo, el hipotiroidismo, la diabetes, afecciones de los ovarios, el estrés sostenido durante el embarazo, el parto y posterior al parto, el uso de algunos medicamentos, alcohol, drogas y el tabaquismo, el consumo de una dieta inadecuada, entre otras.

El DLM realizado en la región del cuello, la nuca, los senos, el tórax, el abdomen, la espalda y las extremidades superiores, ayuda a la producción de leche materna por mejorar la circulación linfática y facilitar la regulación hormonal.

ASMA

El asma se considera como una enfermedad crónica del sistema respiratorio provocada por inflamación y por el aumento de la bronco-constricción del árbol bronquial, que causa obstrucción dificultando el paso del aire fundamentalmente el que se elimina cargado de CO_2, por lo que se produce retención del aire atrapado, que impide la entrada de aire nuevo cargado de oxígeno (O_2). Se caracteriza por una bradipnea súbita espiratoria (inspiración corta y espiración larga) independiente de esfuerzos, a veces acompañada de tos molesta e improductiva, con respiración sibilante y dificultad para respirar por el aire atrapado, que por lo general obliga al enfermo a adoptar una posición sentada que le permite ampliar más la caja torácica. En la fase final de la crisis puede expulsar esputos mucosos adherentes y perlados, síntoma de alivio. Los síntomas pueden ser desde leves hasta tan graves que pueden causar la muerte.

La crisis de asma puede desencadenarse por factores alérgicos ambientales y alimenticios, por casusas nerviosas o estrés, por el esfuerzo o asma inducido por el esfuerzo. Mientras que su aparición como enfermedad puede ser debido a factores genéticos que generalmente se presenta desde la infancia, por deficiencias inmunológicas, con hipersensibilidad a componentes alérgenos como hongos, microbios, bacterias, polvos, polen, entre otros. Estas deficiencias inmunológicas pueden ser provocadas por el uso excesivo de antibióticos desde los primeros años de vida, que pueden dañar la flora bacteriana. También se consideran como factores causantes desde la infancia las infecciones virales o bacterianas, que favorecen la deficiencia inmune.

Aunque el tratamiento del asma es principalmente medicamentoso, indicado por el médico, el tratamiento con DLM en las etapas de intercrisis ayuda a elevar el nivel inmunológico y que disminuyan los estados de alergia, ayuda a evitar las crisis, a espaciarlas y disminuir el tiempo de las mismas, por lo que indudablemente se trata de mejorar la calidad de vida de los asmáticos, reduciendo así el riego de mortalidad y tiene un efecto preventivo y terapéutico sobre la bronquitis crónica, el enfisema pulmonar y el asma.

El DLM aplicado siempre lejos de las crisis de asma, es muy eficaz para prevenir las reacciones alérgicas y disminuir la formación de flemas y mucosidad, para conservar en estado óptimo las vías respiratorias, los pulmones y el sistema inmunitario, es recomendable aplicarlo diariamente durante un tiempo prudencial, que puede ser hasta 30 días, posteriormente descansar 20 días y volver a repetir por 30 días más.

El DLM ayuda a combatir los problemas respiratorios, la inflamación de los pulmones y dilata los bronquios, además de su efecto depurativo sobre los radicales libres, que se producen en grandes cantidades durante las crisis de asma. No se recomienda aplicar el DLM, ni acostar al paciente durante los estados de crisis agudas, ya que está totalmente contraindicado.

ENFERMEDAD PULMONAR OBSTRUCTIVA CRÓNICA (EPOC)

La EPOC (Enfermedad Pulmonar Obstructiva Crónica), es una enfermedad pulmonar, generalmente no reversible, provocada por la obstrucción de las vías aéreas, en la mayoría de los casos de forma progresiva, la que con el tiempo empeora. Su causa se asocia al tabaquismo, generalmente en aquellos fumadores adictos desde muchos años. Es una enfermedad con mayor incidencia en los países desarrollados, también entre sus causas pueden estar aunque en menor consecuencia las profesiones vinculadas o expuestas al humo, en fábricas o fundiciones, por el uso de calefacciones o de cocinas que esparcen humo preferentemente en espacios cerrados.

En la mayoría de los países desarrollados la EPOC, está entre las primeras causas de muerte, muy directamente vinculada al tabaquismo y cada día las cifras de personas con esta enfermedad van en aumento. Por estas razones las autoridades sanitarias realizan grandes esfuerzos e invierten recursos para publicitar aún más los efectos negativos del hábito de fumar. Sin embargo la mayoría de los fumadores conocen estos efectos perjudiciales para su salud, pero siguen fumando cada vez más, lo que explica en parte la adicción del tabaquismo vinculado a los problemas del estrés sostenido y otras afecciones mentales.

Entre los síntomas principales están la inflamación de los pulmones y las vías respiratorias, con partículas dañinas, que dificultan el flujo del aire respiratorio generalmente con aumento progresivo de la inflamación. La EPOC, está muy vinculada a la bronquitis crónica y con el enfisema pulmonar.

En cuanto a la estrategia terapéutica para evitar y combatir la EPOC, con el DLM se debe realizar preferentemente en la espalda, el tórax y el cuello, en la región del abdomen y la región lumbar, con el objetivo de reducir el riego de padecer la enfermedad pulmonar obstructiva crónica. El DLM estará dirigido a reducir la producción y liberación de dióxido de carbono (CO_2), en el organismo, evitar la retención de líquidos y de CO_2. Una higiene respiratoria, evitando la intoxicación por humo, realizar ejercicios respiratorios, ejercicios físicos sistemáticos y dosificados y mantener una dieta rica en antioxidantes y ácidos grasos esenciales, aportan beneficios para mantener una salud pulmonar y respiratoria y evitar la EPOC.

NEUMONÍA

Se considera la neumonía, como una infección respiratoria aguda que puede ser grave, con inflamación que afecta a los espacios alveolares de los pulmones, por causas principalmente infecciosas provocadas por hongos, bacterias o virus, siendo los más frecuente en los niños, el estreptococos neumoniae, y en el adulto el haemofilius influenzae, y los estafilococos, entre otros, los que pueden ser altamente contagiosos al transmitirse por las vías respiratorias, por los fluidos nasales, la saliva, por los estornudo, por la tos y por vía de la sangre contaminada.

En la neumonía los alvéolos se llenan de líquido con contenido de pus, lo que dificulta la respiración y la absorción del oxígeno. Según las estadísticas sanitarias es la principal causa de muerte infantil a nivel mundial. Puede afectar a los familiares del enfermo por la contaminación respiratoria o a través de la alimentación.

Las personas con deficiencia inmune son las que tienen mayor riesgo de contraer la enfermedad, como los portadores del VIH (Sida), las que padecen de fibrosis quísticas, EPOC y bronquiectasia, por la acumulación frecuente de líquidos en los pulmones, las personas de la tercera edad, los fumadores, los asmáticos y los que padecen de alguna enfermedad crónica.

En dependencia de la afección puede ser leve, moderada o severa, pero puede pasar con facilidad de una neumonía leve a severa y puede llegar a causar la muerte, si no se detecta y atiende rápidamente, principalmente en los recién nacidos, los niños menores de seis años y los ancianos, en los que generalmente aparece después de una bronquitis o catarro severo, por lo que es importante el diagnóstico médico rápido y eficaz. Puede afectar en su totalidad a un lóbulo pulmonar o a una parte que puede ser los alveolos, que se localizan en los bronquios (bronconeumonía), o la que se produce en el tejido intersticial del pulmón.

Se manifiesta con síntomas de tos permanente, dolor de cabeza, dificultad para respirar en la mayoría de los casos con sibilancia, con aumento de la frecuencia respiratoria y cardiaca, fiebre, esputos de color amarillo verdoso, espeso y en algunos casos con sangre y olor fétido, pérdida del apetito, escalofríos, hipotermia, agotamiento, y pocos deseos de caminar, en los casos graves aparece cianosis o piel azulada y baja cantidad de oxígeno en sangre.

Se determina por el lugar del contagio como neumonía adquirida en la comunidad, y hospitalaria o nosocomial cuando se contagia en la sala de ingresos y por factores infecciosos como neumonía bacteriana, parasitaria, por hongos, vírica, atípica, por infección por causas de la ventilación mecánica pulmonar en pacientes graves, y por causas no infecciosas como neumonía química, eosinófila o por causas de aspiración de sustancia tóxicas.

El tratamiento principal es a base de antibióticos que serán indicados por el médico de acuerdo al tipo de bacteria, hongo o virus, según el tipo y especialmente en los niños es muy importante evitarla por las consecuencias inmunológicas posteriores para su salud. Es importante una alimentación balanceada para elevar el nivel inmunológico. En los recién nacidos la lactancia materna es un factor determinante hasta el sexto mes de nacido, para prevenir las enfermedades y contribuir a un sistema inmune y respiratorio fuerte.

El DLM no se debe aplicar durante la fase aguda de la neumonía, pero una vez eliminado el proceso infeccioso se puede aplicar cuando el médico lo indique para ayudar a eliminar la flema y la mucosidad acumulada en los pulmones. Posterior al proceso infeccioso es recomendable el DLM para elevar el nivel inmunológico y para aliviar la congestión nasal, la tos, la acumulación de flemas y la mucosidad.

El DLM tiene efectos diuréticos y depurativos, ayuda a eliminar grandes cantidades de toxinas, ayuda a expectorar y a limpiar las vías respiratorias.

Eliminar el tabaco en los fumadores es una necesidad imprescindible y determinante para la salud de la persona con neumonía.

BRONQUITIS Y CATARRO COMÚN

La bronquitis es una inflamación de los bronquios, que se produce generalmente por infección bacteriana o viral y de acuerdo a la duración se clasifica como bronquitis aguda o crónica. Puede estar acompañada de síntomas de tos, inflamación de los bronquios con edemas, fiebre, mucosidad de color amarillo verdoso, obstrucción de las vías aéreas, dificultad para respirar y sibilancia parecidas a las del asma, cansancio, agotamiento, dolor de las articulaciones, pérdida del apetito, entre otros.

En los casos bacterianos, es importante la indicación médica de medicamentos para combatir las bacterias causantes de la bronquitis. Es importante no auto-medicarse y no tomar antibióticos por cuenta propia, pues es necesario saber el tipo de bacteria que la causa, para según el tipo indicar el antibiótico que la elimine, ya que como es sabido, no todos los antibióticos resultan efectivos, pudiendo ser dañino si no es el indicado por el médico. En los recién nacidos o niños pequeños, cuando se produce por acusa bacterianas, se le llama "bronquiolitis".

La invasión de cualquier factor patógeno exógeno puede adoptar varias modalidades evolutivas. La estrategia terapéutica con El DLM consiste en eliminar el factor patógeno, facilitar la sudoración, abrir los poros y evitar que la afección avance hacia estratos más profundos. Es recomendable en los estados en que aparecen síntomas de obstrucción nasal, sensación molesta en la región nasal, mucosidad amarilla, dolor frontal, tos y sensación de calor corporal. Si el médico lo indica, el DLM en la región de la cabeza, la frente, la nariz, la cara, el cuello, el tórax y la espalda, ayuda a reducir y calmar los síntomas, eliminar el calor, desobstruir las vías respiratorias y elevar el nivel inmunológico.

SINUSITIS

La sinusitis, es la inflamación de los senos paranasales, que puede estar provocada en la mayoría de los casos por virus, hongos o bacterias, y se manifiesta con síntomas de dolor de cabeza principalmente en la región afectada, cuando se asocia a los senos maxilares, el dolor con frecuencia se produce en los maxilares y cuando es frontal, se produce en la frente, también se presenta con dolor en los senos nasales, secreción permanente de mocos, fiebre, fetidez nasal, mal aliento, tos, inflamación de la cara y nariz, dificultad para masticar, malestar general, cansancio, agotamiento, depresión y tristeza. El uso de antibióticos solo estará indicado por el médico previa revisión.

Una vez eliminada la infección y si el médico lo indica, el DLM realizado en la cabeza, la frente, la nariz, la cara, el cuello, la nuca y el tórax, estará dirigido a eliminar la flema y la mucosidad, para evitar la retención de líquidos y de esta manera las flemas y mocos, ayuda a movilizar y a eliminar la mucosidad, las flemas y evitar o disminuir el edema maxilar o frontal.

RINITIS – RINORREA

La Rinitis, es la inflamación del revestimiento de la mucosa y de los cornetes de la nariz y generalmente se asocia a la Rinorrea. Puede estar provocada por "causas alérgicas", cuando es por cambios ambientales, o alergógenos y por "causas no alérgicas", cuando es por infecciones, por reacción a algunos medicamentos o por trastornos vasomotores. El nivel de inflamación señala el nivel de la afección, mientras mayor sea la inflamación mayores serán las manifestaciones y síntomas en la mayoría de las personas afectadas. En la rinitis alérgica conocida también como "fiebre del heno", es importante mantenerse alejados de los focos alérgicos, que desencadenan la inflamación y los síntomas.

Se presenta con síntomas de enrojecimiento de la nariz, estornudos, coriza, picazón, lagrimeo, secreción, congestión y obstrucción nasal, sensación molesta en la región nasal, dificultades de la olfacción, mucosidad amarilla, dolor frontal, tos y en algunos casos pólipos nasales. Generalmente el tratamiento es medicamentoso, pero los remedios naturales funcionan muy bien en la mayoría de los casos, como lavados nasales, inhalaciones y el DLM en las zonas específicas para cada caso.

El DLM realizado en la cabeza, la frente, la nariz, la cara, el cuello, la nuca y el tórax, es muy importante en el tratamiento de la rinitis y la rinorrea, como medio para evitarla, controlar y disminuir los síntomas y las manifestaciones y para elevar el nivel inmunológico.

HIPO

Se considera el hipo como la contracción espasmódica, repetitiva e involuntaria del diafragma y de los músculos intercostales, con una inspiración brusca de aire y con el hundimiento del abdomen, con un sonido característico que lo hace único.

Se produce por la contracción espasmódica y repentina del diafragma durante la inspiración. Es una contracción provocada por los impulsos nerviosos que provienen de un centro neuronal del Sistema Nervioso Central, ubicado en el bulbo cerebral, que viajan a través de la vía eferente del nervio frénico que estimula la contracción y la relajación del diafragma, de los músculos respiratorios intercostales y del cuello. Los impulsos se emiten por la irritación del centro nervioso de forma periódica e intermitente, con una frecuencia determinada, que hacen que el hipo no sea continuo.

El hipo puede ser agudo, cuando dura menos de 72 horas y entre la principales causas están, el comer rápido y no masticar adecuadamente los alimentos, lo que hace que estos no sean triturados convenientemente dificultando y demorando la digestión, que al enlentecerse facilita la fermentación de los residuos de alimentos en el estómago, por el uso abundante de picantes, estimulantes y excitantes en el sazón de las comidas, por la ingesta frecuente y principalmente durante las comidas principales de bebidas alcohólicas y con gas, por tomar las bebidas y los alimentos demasiado fríos o demasiado calientes, por cambios bruscos de temperatura, por el estrés sostenido. Generalmente dura pocos minutos y no tiene consecuencias graves.

Puede manifestarse también como hipo persistente cuando se prolonga más de 72 horas y puede durar desde meses hasta algunos años, este hipo puede estar causado por varias enfermedades que provocan daños al nervio vago o del nervio frénico. Este hipo es necesario que sea diagnosticado por el médico para detectar su causa y poder aplicar el tratamiento indicado, ya que este hipo sí puede traer consecuencia de mayor gravedad y llegar a ser muy debilitante, al interrumpir el sueño, la respiración, la alimentación, la comunicación verbal, las relaciones interpersonales, puede promover la deshidratación, la depresión, la ansiedad, la desesperación y los pocos deseos de vivir con consecuencias fatales. Si no se detiene el hipo mediante otras terapias, como la acupuntura que resulta eficaz en muchas personas con hipo, la psicoterapia o técnicas psicofisiológicas de relajación, u otras, en la mayoría de los casos es necesario realizar una intervención quirúrgica conocida como frenicotomía.

El tratamiento del hipo agudo, cuando es frecuente y del hipo persistente, estará dirigido a tratar las causas o las enfermedades que lo provocan, para de esta forma resolver el hipo.

El DLM realizado en la cabeza, la frente, la nariz, la cara, el cuello, la nuca, la espalda y el tórax, está dirigido a limpiar las vías respiratorias altas, eliminando las flemas y facilitar la saliva tragándola con calma para facilitar la deglución y elevar el nivel inmunológico.

TOS

La tos es una contracción espasmódica con expansión súbita y repentina del aire de los pulmones, a través de la glotis y que produce un sonido característico, con el objetivo de remover materias, limpiar o expulsar el moco bronquial o cualquier cuerpo extraño que aparezcan en la tráquea, la laringe, en los bronquios o el aparato respiratorio, puede estar causada por múltiples enfermedades y como manifestación de otras tantas que pueden estimular los receptores de la tos, o las vías nerviosas aferentes, y provocar la tos o por la estimulación de un receptor vagal provocando el reflejo tusígeno que actúa como mecanismo reflejo defensivo del aparato respiratorio, con el fin de eliminar los factores causantes, que pueden ser cuerpos extraños localizados en las vías aéreas, secreciones bronquiales y reflujos digestivos.

La tos puede provocarse de forma voluntaria y como mecanismo reflejo. La tos se inicia con una inspiración profunda, seguida del cierre de la glotis, de la relajación del diafragma y de una contracción muscular ante la glotis cerrada, lo que provoca una presión máxima efectiva en las vías respiratorias que origina el estrechamiento de la tráquea a través del pliegue de la membrana posterior seguida de la abertura de la glotis, la diferencia de presión entre el interior de las vías respiratorias y el exterior provocan una fuerza de expansión a altas velocidades, con el sonido característico de la tos, facilitando la expulsión del cuerpo extraño o flemas. Estas presiones internas cuando son sostenidas pueden crear daños musculares, en las vías respiratorias, en los vasos sanguíneos, en la laringe, en la tráquea, en las costillas y otras regiones.

Cuando algún cuerpo extraño obstruye el paso del aire, se presenta el reflejo de la tos que se encuentra en el bulbo raquídeo para eliminarlo y permitir la entrada del aire libremente.

La función neurovegetativa se produce por la inervación del sistema nervioso simpático y parasimpático, directamente por el X par craneal (nervio vago), que permite la movilidad del músculo liso traqueal, la sensibilidad de la pared y la secreción de las células traqueales. La inervación permite la función de ventilación del árbol traqueo-bronquial que está formado por una musculatura lisa de tipo involuntario, promovida por el automatismo respiratorio situado en la formación reticular del tronco cerebral y estrechamente vinculada a la apertura automática y sincronizada de la glotis con la musculatura estriada toraco-abdominal y cervical del reflejo voluntario.

El reflejo tusígeno, protege la vía aérea del reflujo de las secreciones respiratorias, digestivas o exógenas provocadas por cuerpos extraños. Este reflejo comienza por la irritación de un receptor. Los receptores de la tos se distribuyen por todas las vías del aparato respiratorio y también en receptores locales que están vinculados con la inervación del nervio vago. La tos es una respuesta refleja a la estimulación o irritación de las terminaciones nerviosas conocidas como receptores de la tos, estos se localizan en la garganta y las zonas más importantes de las vías respiratorias, en los senos nasales, en los conductos auditivos, el esófago, en los bronquios, en la membrana del pericardio y también en el abdomen.

Para saber si la tos es provocada por alguna enfermedad, primeramente es necesario establecer un diagnóstico médico para descartar las demás causas que provocan la tos, antes de aplicar el DLM.

El DLM, para el tratamiento de la tos, se recomienda realizarlo en la cabeza, la frente, la nariz, la cara, el cuello, la nuca y el tórax, y se debe realizar combinando las manipulaciones de DLM, intercalando la respiración y procurando mover la faringe, la laringe y la epiglotis al tragar y la tráquea al respirar, procurando que el receptor logre sentir el movimiento de la faringe, laringe y la epiglotis, realizar una inspiración por la nariz lentamente, realizar la espiración también por la nariz lentamente, procurando sentir el movimiento de la parte alta de la tráquea, tragar saliva y realizar la respiración de la misma forma, siempre sintiendo el movimiento al tragar. Al finalizar el DLM procurar tragar saliva dos o tres veces más realizando la inspiración y la espiración por la nariz lentamente.

NEUROPATÍAS

La neuropatía es una enfermedad degenerativa e inflamatoria del Sistema Nervioso Periférico, y puede ocurrir por causas infecciosas generalmente por toxicidad por alcoholismo y/o tabaquismo, herpes zóster, por artritis, lupus eritematoso, por enfermedades autoinmunes o virales, por algunos medicamentos. Es frecuente en los pacientes diabéticos, por consecuencia del cáncer, por daños del sistema nervioso, entre otras. En todos los casos de neuropatías, los niveles de radicales libres son muy elevados, mientras el consumo de antioxidantes en la dieta diaria es muy bajo.

Se considera también como polineuropatías, por causas metabólicas, que pueden ser hereditarias por la transmisión de algunos trastornos metabólicos de padres a hijos, nutricionales, toxicas o vasculares, que provocan degeneración en el parénquima del nervio o polineuritis, por causas toxicas, infecciosas o alérgicas, y nutricionales, que provocan inflamación del tejido conectivo de los nervios periféricos, y se producen principalmente por deficiencias vitamínicas especialmente del complejo B, B1, B6, B12, de vitamina E, y por el consumo deficiente de alimentos que contienen estas vitaminas, acompañado de una dieta hipercalórica o rica en azucares, que empeoran la enfermedad, ya que inhiben la absorción de las vitaminas del grupo B y del ácido fólico, que puede provocar la neuropatía nutricional, en aquellas poblaciones que por la carencia total durante un tiempo prolongado en el consumo de proteínas, de aminoácidos y vitaminas del complejo B, y con el aumento de una dieta rica en azucares para calmar o saciar el hambre, pueden aparecer neuropatías tipo epidémicas. En estos casos particulares, el tratamiento comprende el aumento de nutrientes y alimentos ricos en vitaminas del grupo B, E, y ácido fólico, eliminando o reduciendo el consumo de azucares y llevando una dieta baja en calorías. El consumo de suplementos dietéticos de vitaminas del grupo B, ácido fólico y vitamina E, resultan necesarios para aliviar los síntomas y manifestaciones, en los casos más avanzados. En los casos de neuropatías toxicas o alcohólicas, es imprescindible eliminar el consumo de bebidas alcohólicas.

Los síntomas son pérdida de la sensibilidad, térmica y táctil, dolor especifico o neuropático como quemante, punzante, intenso, migratorio o fijo y característico, parestesia, hormigueo, neuralgias, en los casos más avanzados trastornos motores, isquemia temporal, con parálisis y desmielinización del nervio, deterioro de las motoneuronas, trastornos funcionales, atrofias musculares, y en los casos graves parálisis de los músculos del cuello, cara, tronco, de los cuatro miembros o parálisis respiratoria que necesitan de oxígeno asistido.

Los tratamientos actuales son principalmente a base de neuroprotectores y antioxidantes por su acción sobre los radicales libres y las sustancias tóxicas, para precisamente reducir la toxicidad.

El DLM aplicado en todo el cuerpo y especialmente en las zonas afectadas, juega un papel determinante junto con la nutrición, para restaurar las funciones nerviosas, musculares y articulares dañadas.

En los casos de neuropatías toxicas principalmente por alcoholismo y tabaquismo, es necesario eliminar totalmente el consumo de alcohol y el hábito de fumar. Los casos de neuropatías metabólicas, es necesario corregir la afección metabólica. En todos los tipos de neuropatías es imprescindible una nutrición mediante una dieta diaria elevada en vitaminas especialmente del grupo B, A, C y ácido fólico, en minerales y antioxidantes. Una dieta baja en azucares y en calorías, controlando los niveles de azúcar en sangre.

Es importante aumentar las sesiones de DLM, durante un tiempo prudencial para ayudar a depurar la sangre y eliminar los elementos tóxicos que empeoran la enfermedad y elevar el nivel inmunológico.

HÁBITOS TÓXICOS:

ALCOHOLISMO

Según datos estadísticos a nivel mundial en nuestros días existe uno por cada 10 personas que han consumido bebidas alcohólicas alguna vez en su vida, estas cifras llegan aproximadamente al 70% de la población mundial.

El alcohol abundante ingerido por la madre durante los primeros 4 meses de la gestación puede incidir sobre la deformación o monstruosidad del feto. Mientras que estudios recientes han reportado reacciones anafilácticas y choque anafiláctico por la ingestión de alcohol etílico. La ingestión de alcohol etílico está presente en todos los niveles educacionales de la población, con una distribución de alcohólicos según la edad de comienzo de la ingestión del tóxico de hasta un 30% en los menores de 18 años.

Se consideran alcohólicos aquellos que refieren el consumo perjudicial y la dependencia alcohólica, que son formas bien definidas clínicamente. Algunos estudios definen que los rasgos psicológicos de la personalidad y los tipos de temperamento introvertido y melancólico son los que más incidencia tienen en el consumo de alcohol, por lo que resulta más efectiva y necesaria la intervención en la atención primaria de salud, y en los programas de prevención comunitaria.

Científicos de la Universidad de Minnesota, Estados Unidos han encontrado la primera evidencia en una investigación realizada a participantes voluntarios, que explica cómo el consumo de bebidas alcohólicas puede ser cancerígeno. Una de las sustancias con las que el cuerpo humano descompone o metaboliza el alcohol ingerido, llamada acetaldeído, tiene la capacidad de dañar el ADN, provocando anomalías cromosómicas en cultivos de células y actuando como un carcinógeno animal.

Entre las estrategias terapéuticas del alcoholismo y el consumo de alcohol, juega un papel importante el DLM para depurar y limpiar el organismo. Pero como hemos mencionado, por ser el alcoholismo y el consumo de alcohol en abundancia un problema multifactorial, es necesario un programa de intervención multidisciplinario. El DLM aunque muy importante, solo constituye un apoyo terapéutico.

TABAQUISMO

En las últimas décadas, múltiples investigaciones han demostrado la asociación entre tabaquismo y salud en sentido negativo. Se estima que 7 de cada 10 muertes prematuras ocurren directa o indirectamente por el consumo de los productos del tabaco.

El conocimiento de los efectos negativos del tabaquismo, la publicidad de los daños causantes en las cajetillas y en los medios de información, por si solo no bastan para modificar el comportamiento de este hábito dañino en la población a nivel mundial.

Los efectos negativos del tabaco en la mayoría de los fumadores se presenta con síntomas de obstrucción nasal, sensación molesta en la región nasal, dificultades de la olfacción, mucosidad amarilla, tos generalmente permanente que se debe a la humedad y al calor y a la irritación que produce el humo del tabaco en la vías respiratorias. Fumar es la principal causa de la Enfermedad Pulmonar Obstructiva Crónica (EPOC) y es la principal causa de cáncer de pulmón.

Entre las estrategias terapéuticas del tabaquismo como en el alcoholismo, juega un papel importante el DLM corporal, para ayudar a depurar y limpiar el organismo, por sus efectos depurativo, protector y fortalecedor de los pulmones y las vías respiratorias.

MIGRAÑA

La migraña, se caracteriza por dolor de cabeza muy intenso de origen neurológico, y se manifiesta por el dolor propiamente dicho, acompañado de náuseas y vómitos, irritabilidad y por fotofobia que puede ser causada por el espasmo del nervio oculomotor o séptimo par craneal, que no envía la información necesaria al ojo para que se cierre el iris, quedando abierto a la entrada de la luz, lo que resulta muy molesto. Se comporta como migraña con aura y sin aura. El aura son los síntomas que aparecen antes que el dolor y pueden ser la fotofobia, nauseas, algún vómito y vasoconstricción exagerada, posteriormente o minutos más tarde se presenta el dolor fuerte, con una vasodilatación también exagerada que hace visibles algunas arterias de la frente y la cara. En la mayoría de los casos en la migraña con aura puede evitarse el dolor si se interviene rápido y en el momento de la aparición del aura.

Es más frecuente en las mujeres, y aparece generalmente en la infancia. En la mayoría de los casos puede desaparecer después de los 45 o 50 años. Se cree que puede estar causada por la hipersensibilidad a la estimulación de los receptores dopaminérgicos.

La estrategia terapéutica con el DLM consiste en eliminar y reducir los mecanismos que provocan vasoconstricción o vasodilatación vascular, junto con la eliminación de los alimentos que contienen altas cantidades de glutamato y de sodio, la sal, los alimentos estimulantes de los vasos sanguíneos que contienen feniletilamina y tiramina. Eliminar el consumo de bebidas alcohólicas como la cerveza, los vinos tintos y blancos, el ron, el Whisky, el Brandy, el coñac, entre otras, por sus efectos vasodilatadores.

Se recomienda aplicar el DLM en la cabeza, la frente, la cara, los ojos, el cuello, la nuca, el tórax y el abdomen, ya que resulta beneficioso en los trastornos de orden neurológico, como las cefaleas y migrañas, tanto durante las crisis como en los intervalos sin dolor, para facilitar la disminución de la intensidad y la frecuencia de aparición de las crisis, por su efecto antiedematoso, sedante, relajante y vagotónico en el alivio del dolor.

NEURALGIA DEL TRIGÉMINO

El nervio trigémino es el V par craneal que a través de sus tres ramas fundamentales las que les dan su nombre "trigémino", inervan las ramas oftálmica, el maxilar y el mentón y varias estructuras de la cara. Su irritación o alteración puede dar origen a la neuralgia, provocada generalmente por infección en alguna raíz dentaria, en los senos paranasales, o por causas desconocidas, que da origen a un dolor de poco tiempo, con aumento del dolor en el recorrido del nervio trigémino, puede irradiarse hacia la primera rama "oftálmica", hacia la segunda rama "maxilar" o hacia la tercera rama "mandibular".

El tratamiento con El DLM está dirigido a aliviar el dolor, favorecer la relajación de la musculatura de las ramas afectadas, disminuir la irritabilidad nerviosa, relajar al paciente, movilizar el cuero cabelludo, disminuir la tensión y facilitar el drenaje de los líquidos y sustancias acumuladas por causas de la inflamación y el dolor. Se realizará el DLM en el cuero cabelludo, la frente, los ojos, para drenar el recorrido de la primera rama oftálmica, activar la circulación linfática, en la cara para drenar los vasos de la segunda rama maxilar, activar la circulación linfática, y en la región de la tercera rama mandibular, para activar los ganglios del mentón.

En todos los casos se comenzará el DLM, por la mitad de la cara no afectada y a continuación en la mitad afectada, seguido del drenaje del cuello, así como las manipulaciones bucales.

BRUXISMO

Es el hábito inconsciente de rechinar los dientes. Aparece generalmente por hiperactividad y desórdenes mentales y del corazón, por malformaciones dentarias, entre otras. Se presenta principalmente de noche, durante el sueño pero también puede ser diurno. Se produce desgaste dental y roturas de los dientes en casos severos, dolor en el músculo masetero, y la articulación temporomandibular, y en algunos casos abarca los músculos del cuello y la cara, puede causar además cefaleas. Funcionalmente puede ser causado por mala oclusión dental, cuando la arcada superior y la inferior no encajan correctamente se produce un contacto prematuro entre los dientes, de forma que la estructura dentaria se tiene que acomodar y la mandíbula se mueve en posición anómala. El desgaste de los dientes se va provocando lentamente y puede aparecer infecciones, quistes y necrosis producto de la inflamación de la pulpa.

El tratamiento con el DLM se realiza con el objetivo de relajar la musculatura de la cara, principalmente el masetero, movilizar la linfa de la articulación temporomandibular y estimular el drenaje de los ganglios parotídeos. Favorecer la relajación del cuero cabelludo para disminuir la tensión psíquica, la hiperactividad y apaciguar los desórdenes mentales. Drenar los vasos y ganglios del cuello y relajar la musculatura del cuello, movilizar el mentón y sus ganglios linfáticos.

ESCLEROSIS MÚLTIPLE

La Esclerosis Múltiple en placas es una enfermedad del Sistema Autoinmune en que el Sistema Inmunológico defensivo del cuerpo ataca y destruye el tejido graso, la Mielina y los nervios periféricos, por lo que se considera como una enfermedad desmielinizante, por la pérdida de Mielina que es la capa protectora que recubre los nervios.

La prevalencia de la enfermedad mundialmente está aumentando y ya afecta a una de cada 500 personas, de ellas las mujeres son dos veces más afectadas que los hombres, sobre todo en el adulto joven.

La Esclerosis Múltiple se caracteriza por lesiones multifocales de la sustancia blanca, llamadas placas, es muy variable, aparecen lesiones perivasculares con infiltrado de células mononucleares, desprendimiento y fragmentación de la Mielina y variable pérdida de la misma. El Sistema Nervioso Central, tiene una pérdida de Mielina, seguida de una cicatriz del tejido nervioso conocida como "placa". Sin esta capa protectora de Mielina los impulsos nerviosos se enlentecen o no se transmiten adecuadamente hasta las regiones del cuerpo. La localización de estas "placas" determina el tipo y extensión de los síntomas.

Las lesiones con cicatrices "placas", se localizan principalmente en la sustancia blanca del cerebro y en la médula espinal, particularmente en localizaciones anexas a los ventrículos laterales de ambos hemisferios cerebrales. Frecuentemente se realiza su diagnóstico muchos años después de su comienzo, el paciente experimenta frustraciones y ansiedad.

Causa una gran variedad de déficit neurológico como pérdida visual, parálisis, pérdida sensorial, ataxia, nistagmo, trastornos psiquiátricos y demencias. El curso clínico de la enfermedad es impredecible, en la mayoría de los casos el curso es largo, de 20 a 30 años. Algunos casos tienen un curso agudo fulminante, que puede ser fatal, en otros se describe un curso lento y progresivo desde el inicio, y en otros, después de episodios de brote remisión, comienzan a presentar la evolución lenta y progresiva, esto describe las 3 formas clínicas de la enfermedad, "forma aguda fulminante", "forma primaria progresiva", "forma secundaria progresiva o brote remisión".

La fatiga es el más persistente de los síntomas, es periódica, seguida de un estrés físico o psicológico. Esta fatiga a menudo se convierte en tan severa que el paciente es incapaz de hacer algo más que descansar. La debilidad generalizada y varios grados de inestabilidad aparecen de tiempo en tiempo. A menudo ocurre doble visión y visión borrosa. La pérdida de memoria, de la claridad mental y la confusión ligera pueden ser obvias al paciente, a los familiares y amigos. Los reflejos patológicos están ausentes y el paciente describe áreas de sensaciones alteradas difíciles de confirmar. La persona generalmente está exhausta y se comporta irritable y nerviosa, incapaz de realizar sus actividades diarias.

Si el diagnóstico es realizado en estadios tempranos de la enfermedad, probablemente se evitarán serias incapacidades. La aplicación del tratamiento debe hacerse lo más pronto posible. Se recomienda un cambio en el estilo de vida con una dieta baja en ácidos grasos saturados, la reducción del estrés, el descanso adecuado y la adopción de una actitud mental de optimismo junto con la determinación de hacer una vida satisfactoria sin las limitaciones de la enfermedad.

Se recomienda el DLM especialmente en la cabeza, la nuca, las extremidades, el abdomen y el tórax, ya que ayuda a eliminar radicales libres, que se producen en la esclerosis múltiple, junto con el aumento del consumo de alimentos antioxidantes, frutas y verduras frescas, y suplementos vitamínicos y minerales al día.

Un programa de DLM, junto con ejercicios de rehabilitación son de suma importancia para reducir los síntomas, mantener las funciones aún existentes y restaurar las funciones pérdidas o disminuidas, evitar la discapacidad, la fatiga, el cansancio, la debilidad general del organismo y mejorar la calidad de vida.

ENCEFALOPATÍA HEPÁTICA

Es el deterioro de la función neurológica causada por la toxicidad del cerebro y del sistema nervioso provocada por el paso desde la circulación portal de sustancias con altas concentraciones tóxicas no depuradas por el hígado a la circulación sanguínea general, habitualmente de carácter episódico y reversible. En la encefalopatía hepática existe un aumento en las concentraciones séricas de amoníaco, aminoácidos aromáticos, neurotransmisores inhibitorios y falsos neurotransmisores como la serotonina, feniletanolamina y octopamina. Además, existen ácidos grasos de cadena corta y fenoles. Esto quiere decir que las fórmulas nutricionales a administrar deberán estar privadas de estos componentes, o de sus precursores. La restricción proteica estará encaminada a evitar la progresión del estado encefalopático, pero debe ser lo suficiente para evitar que se produzcan el déficit nutricional, las alteraciones de la inmunidad celular y las sepsis. Siempre que el paciente lo tolere, se administrarán por vía enteral alimentos y/o nutrientes (según sea el caso) que contengan cantidades reducidas de aminoácidos aromáticos y azufrados, y cantidades aumentadas de aminoácidos ramificados en forma de jugos de frutas y vegetales, ya sea espontáneamente, por vía oral, o por sonda nasogástrica.

En el ataque agudo se reducen las proteínas y se mantiene un consumo energético de 2000 kcal/día o superior, por vía oral o intravenosa y no se realizará el DLM, ni vendajes compresivos.

Durante la recuperación del estado encefalopático, el consumo proteico se incrementará progresivamente valorando siempre por el médico la respuesta del enfermo. El aporte proteico se continuará hasta alcanzar los niveles normales o se bajara al nivel inferior, sin la utilización de los aminoácidos de cadena ramificada como tratamiento en los pacientes con peligro inminente de encefalopatía.

El DLM resulta beneficioso en la fase de recuperación y cuando el médico lo indique oportuno para hacer drenar y eliminar las concentraciones séricas de amoníaco, aminoácidos aromáticos, neurotransmisores inhibitorios y falsos neurotransmisores como la serotonina, feniletanolamina y octopamina, entre otras sustancias tóxicas y perjudiciales.

ENCEFALOPATÍA LINFOSTÁTICA

La encefalopatía linfostática generalmente se produce por el acumulo de la carga linfática en el cerebro, lo que da lugar a daños de las funciones del Sistema Nervioso Central. El sistema nervioso central y el sistema linfático vascular mantienen una estrecha comunicación a través de los vasos linfáticos. Mediante los canales prelinfáticos que parten de las meninges del encéfalo y de los nervios cerebrales, espinales, olfatorios y de la piel del cuero cabelludo, sale gran parte de la carga linfática del cerebro, la que es captada por los vasos linfáticos de la mucosa nasal y llevada hasta los ganglios linfáticos profundos del cuello, a los que también llega la linfa procedente del sistema nervioso central, los dientes, garganta y senos paranasales.

Las infecciones e inflamaciones repetidas de las amígdalas, la faringe, la sinusitis y otitis, pueden afectar los ganglios cervicales profundos y obstruir y dificultar el drenaje de la linfa que procede del cerebro con la aparición de la encefalopatía linfostática, aprosexia nasal y linfedema facial, con síntomas y manifestaciones en los procesos psíquicos de la atención, el pensamiento y la memoria, déficit intelectual, respiración bucal y alteraciones faciales y estáticas de la piel de la cara.

El DLM, aplicado en la cara, la nariz, el cuello, en el interior de la boca y en las encías, resulta beneficioso para evitar la encefalopatía linfostática, y en los casos ya existentes aliviar los síntomas y manifestaciones.

ASCITIS

La ascitis es la acumulación de líquido seroso en la cavidad peritoneal o en el espacio que se localiza entre el peritoneo parietal y el peritoneo visceral. Es la complicación más frecuente de la cirrosis hepática y su aparición se corresponde con un mal pronóstico.

Si la acumulación del líquido en el abdomen es poca, generalmente no aparecen síntomas significativos, pero cuando la cantidad de líquido aumenta se presentan manifestaciones de acidez gástrica, indigestión, distensión abdominal, inflamación y edemas en los tobillos por la acumulación de líquido en los vasos de la región inguinal.

En este estado de descompensación del enfermo, la estrategia terapéutica está encaminada a restringir la sal y aportar, además, una dieta de acuerdo con las necesidades energéticas del individuo, con énfasis en la administración de albúmina por vía oral (ovo- y lactoalbúmina) y endovenosa si lo requiriera y según los criterios establecidos. Cuando el médico considere necesario indicará la aplicación del DLM, en la región del abdomen y las extremidades inferiores para disminuir la acumulación del líquido en el abdomen.

ENFERMEDAD CELÍACA

La enfermedad celíaca es una enfermedad crónica autoinmune, por intolerancia al gluten, que es una proteína vegetal amorfa combinada con almidón, que se encuentra en la semilla de algunos cereales y está compuesta de gliadina y glutenina.

La enfermedad celíaca se manifiesta con inflamación crónica del yeyuno en el intestino delgado, provocado por el efecto dañino de la proteína vegetal conocida como gliadina, que está presente en los cereales como el trigo, el centeno, la cebada, el kamut. Se considera que es causada por la acción de la enzima transglutaminasa, que altera la gliadina y el sistema inmunológico del organismo, provocando una reacción e inflamación con atrofia por acortamiento del tamaño de las vellosidades intestinales, y en algunos casos pérdida de las vellosidades, provocando trastornos en la absorción de los nutrientes.

En 1950, el Dr. Karel Dicke, demostró que con la eliminación del trigo y el centeno de la dieta, desaparecían los síntomas y la enfermedad celíaca mejoraba, cuando estos cereales se sustituían por arroz y maíz, mejoraba el apetito y aumentaba la absorción de grasas y nutrientes, los enfermos aumentaban de peso y mejoraban su estado general y la salud.

No se debe confundir como alergia a estos cereales, ni al gluten, pues se trata de una intolerancia precisamente al gluten. Se presenta generalmente en personas genéticamente predispuestas, desde la infancia y en todas las edades y en dependencia de la forma de aparición, de los síntomas y manifestaciones se establecen distintas clasificaciones.

Para determinar si una persona es celíaca, es necesario realizarle un diagnóstico médico, que se basará en varias pruebas clínicas para determinar las lesiones u atrofias de las vellosidades intestinales, entre otras que generalmente se realizan en la infancia, para descartar si los síntomas presentes pertenecen a la enfermedad celíaca o son síntomas de otras enfermedades. Por esto no se recomienda eliminar los alimentos en la dieta sin previo diagnóstico médico.

Se manifiesta con síntomas como desnutrición por la disminución de la absorción de los nutrientes, principalmente de hierro, vitaminas del grupo B, con anemias ferropénica, por carencia de hierro y la megaloblástica por deficiencia de la vitamina B12, pérdida de peso, retardo en el crecimiento, rigidez y calambres musculares por falta de calcio, aparición de edemas por la falta de proteínas en la sangre, vómitos, diarreas, dolor abdominal, erupciones en la piel, dermatitis, irritabilidad, cansancio, agotamiento, debilidad general, trastornos nerviosos, renales, hepáticos, aparición de linfomas, en las mujeres infertilidad, retardo de la menarquía y las embarazadas pueden tener riesgos de aborto.

Aunque las causas de la intolerancia al gluten se desconocen, se cree que puede estar provocada por cierta predisposición genética, aunque no hereditaria, por padecer otras enfermedades autoinmunes por susceptibilidad genética, por infecciones virales o por causas ambientales.

La estrategia terapéutica en la actualidad está dirigida principalmente a la eliminación total y de por vida del gluten en la dieta, y junto con un programa de DLM corporal, puede ayudar a mejorar la rigidez y los calambres musculares, la aparición de edemas, vómitos, diarreas, dolor abdominal, erupciones en la piel, dermatitis, irritabilidad, cansancio, agotamiento, debilidad general, trastornos nerviosos, renales, hepáticos, la aparición de linfomas y regular los periodos menstruales en la mujer.

Se recomienda antes de consumir los productos elaborados industrialmente revisar siempre las etiquetas para saber si el producto contiene o no gluten.

NIÑOS HIPERACTIVOS

Las causas de la hiperactividad en los niños tienen que ser diagnosticadas y tratadas, por un equipo multidisciplinario, por ser un problema multifactorial. Un programa de DLM adecuado puede ayudar mucho a mejorar las manifestaciones y la conducta de estos niños, ya que no solo mejora la salud, sino también que hace que el niño empiece a disfrutar de una vida más relajada, más organizada, más placentera y segura.

El DLM es importante como ayuda para disminuir la hiperactividad, ya que aparte de relajarlo y tranquilizarlo le ayuda a eliminar los radicales libres que se producen en el organismo por la tensión nerviosa constante o mantenida que se produce en estos niños.

Las sesiones del DLM pueden aplicarse en días alternos durante corto tiempo sin sobrepasar los 20 minutos.

ESTRÉS

Estrés, del inglés *stress*, "tensión", es un estado vivencial, displacentero, sostenido en el tiempo, donde el sujeto tiene o cree tener pocos recursos de enfrentamiento ante los eventos vitales.

El Dr. Hans Selye, científico investigador de las neurociencias fue el primero en denominar *stress* a estos estados vivenciales. En la década del 30, cuando estudiaba medicina en la Universidad de Praga observó que todos los enfermos a quienes estudiaba, independientemente de la enfermedad que padecieran, presentaban síntomas comunes como agotamiento, pérdida del apetito y de peso, irritabilidad, ansiedad, cambios de la conducta, entre otras y denominó a este conjunto de síntomas "síndrome de estar enfermo", [estrés].

Son múltiples las manifestaciones y cambios psicológicos y fisiológicos que se producen en el organismo para aumentar las probabilidades de supervivencia frente a una amenaza a corto plazo, lo que en determinados momentos puede ser beneficioso o servir para escapar de situaciones de peligro, mantenernos alejado de los eventos vitales o alertas ante situaciones que conlleven una respuesta oportuna, pero cuando los factores estresantes y sus manifestaciones son sostenidas o a largo plazo, pueden romper el equilibrio psicológico y fisiológico de la persona. Numerosos estudios sobre el estrés refieren los trastornos que produce el estrés en el aprendizaje, la memoria y la toma de decisiones.

Los sistemas endocrino y nervioso juegan un papel importante en la recepción y transmisión de las señales que integran la función. Como es sabido el cerebro, es el órgano principal del Sistema Nervioso Central, y sus células son las "neuronas" las que se comunican entre sí por medio de los axones que son largas fibras protoplasmáticas que transmiten los impulsos de señales a las distintas partes del cuerpo, conocidos como "potenciales de acción". La función biológica más importante que realiza el cerebro es administrar los recursos energéticos de los que disponemos, controlar el comportamiento accionando los músculos y la secreción hormonal. De este control hormonal, se produce el "cortisol", la hormona del estrés. Estudios recientes señalan, la estrecha relación entre los niveles elevados de cortisol en sangre y el Infarto del Miocardio Agudo (IMA). Cuando el IMA es provocado por esta causa.

El cortisol es liberado por la corteza suprarrenal, que es parte de la glándula suprarrenal y está controlada por el hipotálamo, en respuesta al estrés o a un nivel bajo de glucocorticoides en la sangre. La secreción de la hormona (CRH) corticotropina, por el hipotálamo, activa la secreción por la hipófisis de la hormona suprarrenal, que es transportada por la sangre hasta la corteza suprarrenal, en la cual desencadena la secreción de glucocorticoides. El cortisol en sangre, se mezcla a la globulina CBG fijadora del cortisol en el plasma, a la proteína albúmina, y otra cantidad de cortisol se mantiene circulando libre. Cuando la concentración del cortisol alcanza cifras elevadas en la sangre, la globulina fijadora CBG se encuentra saturada y los niveles de cortisol plasmáticos aumentan considerablemente, con un promedio de tiempo en la sangre entre 1 a 2 horas, que puede aumentar con los estados sostenidos de estrés.

La estrategia terapéutica mediante el DLM está dirigida a ayudar a eliminar las cantidades máximas posible de cortisol, promover la relajación mental y muscular y procurar desarrollar una mejor respuesta de relajación ante los eventos estresantes de la vida. Se recomienda un programa de DLM corporal sistemático y dosificado durante un tiempo prudencial en correspondencia con la disminución gradual de los niveles de estrés y el mejoramiento de la salud física y mental.

INSOMNIO

Se considera el insomnio, como la dificultad para quedarse dormido, demorar horas para logra dormir, despertarse y no dormir más durante la noche, tener pesadillas, terror nocturno, tener un sueño ligero que hace despertarse con el menor ruido, no lograr el sueño profundo, levantarse cansado o agotado, no poder dormir las horas suficientes, son las principales manifestaciones del insomnio. Está considerado por los especialistas como uno de los principales problemas de los trastornos del sueño, con un alto grado de incidencia en todo el mundo, tanto en los hombres como en las mujeres.

Entre las causas que lo provocan, pueden estar algunos factores orgánicos, como daños cerebrales, corticales, trastornos cerebrovasculares, cardiovasculares, psicológicos, los dolores durante la noche, la fiebre, trastornos digestivos, entre otros factores orgánicos. Las investigaciones realizadas sobre el insomnio, le confieren una alta incidencia a los problemas relacionados con las preocupaciones, que se vuelven un acicate al ser reproducidas por el cerebro, durante las horas de sueño e incluso horas antes de ir a la cama para dormir. También la excitación nerviosa, la ansiedad, la depresión y el estrés sostenido, están entre sus principales causas.

De forma general otros trastornos del sueño y el insomnio, se manifiestan con cierta frecuencia y resultan destructores de muchas funciones del organismo, provocando daños severos para la salud que pueden ser irreversibles tanto psíquico, como mental y orgánico, si no se tratan a tiempo y tienden a la cronicidad.

En la actualidad existen varios tratamientos para los trastornos del sueño y para el insomnio, que van desde terapias naturales, homeopatía, acupuntura, masajes, técnicas de relajación, psicoterapia, medicamentos, entre otros que atendiendo a las causas reales del problema pueden lograr resultados efectivos con la solución del trastorno.

El DLM es una terapia importante ya que resulta beneficioso para ayudar a reducir los trastornos del sueño y especialmente el insomnio,

Se recomienda el DLM para el tratamiento del insomnio, en sesiones alternas para ayudar a mejorar la circulación linfática, para elevar el nivel inmunológico y evitar las enfermedades oportunistas que pueden aparecer por los trastornos del sueño, facilitar los estados de relajación y ayudar a conciliar el sueño, revitalizando y estimulando las funciones celulares y la eliminación de toxinas que se liberan en el organismo por la falta de sueño, estimular las sustancias precursoras de la serotonina y de la melatonina que tienen función relajante y placentera sobre el Sistema Nervioso Central, y que mejoran la memoria, fortalecen el sistema inmunológico, reducen el estrés, ya que tienen función sedante y tranquilizante, evitan la depresión, retrasan el envejecimiento celular y al facilitar el sueño profundo y recuperador, mejoran la salud en general.

LITIASIS RENAL

La Litiasis renal, también conocida como cálculos o piedras en los riñones, se presenta con mayor frecuencia en los hombres entre 30 y 70 años. Principalmente por el aumento de la concentración de solutos en la orina, casi todos los cálculos renales contienen calcio, siendo la mayoría por litiasis de oxalato y de fosfato de calcio, cistina o ácido úrico, por alteraciones del pH de la orina, de las sustancias protectoras del riñón, por la presencia de cuerpos extraños, por padecer algunas enfermedades como el hipotiroidismo, tumores malignos, por infecciones repetitivas, por el consumo de algunos medicamentos y por malos hábitos alimentarios y como acompañante de la obesidad. Una dieta elevada en alimentos que contienen calcio, proteínas de origen animal, preferentemente de carnes rojas, con aumento de sodio o elevada en sal común, una dieta rica en oxalato, el consumo excesivo de bebidas alcohólicas, y una baja ingesta de líquidos, ayudan a la formación de cálculos y los más frecuentes son los compuestos por calcio por la retención del calcio en los riñones y la dificultad de estos para eliminarlos a través de la orina.

La estrategia terapéutica con el DLM está encaminada a impedir la formación y la eliminación de los cálculos ya formados. Es imprescindible beber abundantes líquidos, ya que el aumento de líquidos es muy importante para evitar la litiasis renal, debido a que el aumento de la concentración de los cristales pueden eliminarse a través de la orina, por lo que se recomienda beber dos o tres litros de agua al día y uno de otros líquidos que pueden ser zumos de frutas frescas y caldos para procurar orinar sobre dos litros de orina diarios y evitar la formación de cristales de oxalato de calcio.

Con el DLM se puede reducir la probabilidad de padecer nefrolitiasis que favorece la acumulación de los cálculos en los riñones y en los uréteres. Se puede disminuir la calciuria, la oxaluria, la acidosis metabólica y la disminución de la citraturia, que se asocian a la formación de cálculos renales.

El DLM ayuda a reducir la retención del ácido úrico, reducir la acumulación de calcio y los fosfatos, eliminar el soluto de los alimentos y de purina, para evitar la litiasis por ácido úrico, reducir las cantidades de cistina y evitar la formación de los cálculos renales y promover su eliminación.

PROSTATITIS

La próstata, es una de las glándulas sexuales masculinas, formada por numerosos acúmulos de pequeñas glándulas encargadas de producir el líquido prostático que es transportado a la uretra prostática. Se ubica debajo de la vejiga y por delante del recto, rodea parte de la uretra y tiene el tamaño aproximado de una nuez. Su función es producir un líquido blanco que no contiene espermatozoides, pero si los nutrientes que alimentan y conforman el semen y que sirven de vehículo para que los espermatozoides producidos por los testículos salgan al exterior mediante la eyaculación.

Las enfermedades más frecuentes son la prostatitis (inflamación), y también se afecta con frecuencia por el cáncer de próstata, también conocido como adenocarcinoma, que es una neoplasia o tejido nuevo, que se forma en la mayoría de los hombres después de los 50 años, la hiperplasia prostática benigna (existen más células de lo normal), adenoma (agrandamiento), entre otras, que provoca aumento de tamaño y el bloqueo de la uretra o de la vejiga, causando dificultad para orinar y para realizar las relaciones sexuales.

Entre las manifestaciones o síntomas aparecen dolor para orinar, sangre en la orina, la existencia de un flujo débil e intermitente de la orina, orinar con frecuencia, principalmente en la noche, goteo involuntario de orina, trastornos renales por retenciones urinarias crónicas, dolor permanente en la región lumbar y la pelvis. La visita a tiempo al médico ante los síntomas mencionados, es la acción más importante y elevan la probabilidad de prevención, de tratamiento y recuperación, en dependencia de la etapa de la afección. Después de los 40 años el riesgo de aparición de enfermedades de la próstata aumenta en la mayoría de los hombres.

Algunas conductas higiénicas y dietéticas son recomendadas para mantener una adecuada salud prostática y prevenir las enfermedades de la próstata, aumentar la ingesta de líquidos y alimentos portadores de agua, para tonificar el riñón y la producción de orina.

El DLM es beneficioso para la próstata por sus efectos antimitóticos que evitan la inflamación de la próstata, ayudan a eliminar las grasas y disminuye el riesgo de cáncer de próstata, ya que puede evitar el crecimiento de las células cancerígenas y pueden inducir a su destrucción, por su efecto antiinflamatorio de la próstata.

El Drenaje Linfático Manual se realiza a través de los vasos linfáticos que forman la red periprostática que drenan en la superficie exterior de la próstata, en la cadena ilíaca externa, en los ganglios hipogástricos y sacros.

Con el DLM se ha demostrado su eficacia en pacientes con agrandamiento benigno de la próstata. No obstante no se debe aplicar sin controles previos y sin indicación médica, para descartar otras posibles patologías de la próstata.

CISTITIS

La Cistitis es causada principalmente por una infección de las vías urinarias bajas, es más frecuente en las mujeres, ya que la vagina está más cercana del ano y la longitud de la uretra en la mujer es más corta que la del hombre. La bacteria que con más frecuencia la provoca es la "Escherichia coli", que puede alojarse en las paredes de la vejiga y provocar una infección de las vías urinarias que se manifiesta con síntomas de ardor al orinar, picor o escozor en la zona vaginal, orina con sangre o turbia, de olor fuerte y deseos continuos de orinar.

Entre los otros factores que la provocan pueden estar algunas enfermedades como la diabetes, cálculos renales, trastornos menstruales, menopausia, relaciones sexuales violentas o sin deseos, por sondas necesarias por algunas enfermedades o cirugías, y también puede presentarse durante el embarazo, por el exceso de frío o humedad en el bajo vientre y por enfermedades de la próstata en el hombre.

La estrategia terapéutica con el DLM debe estar acompañada del tratamiento médico para combatir la infección si es por esta causa, de una higiene adecuada de la zona vaginal, haciéndolo de delante hacia atrás y con agua corriente, evitar ropa interior de tejidos irritantes y ajustada, beber abundante agua y otros líquidos para procurar orinar bastante y facilitar la eliminación de las bacterias a través de la orina.

RETENCIÓN DE ORINA

Se considera retención de orina, o retención aguda de orina, a la dificultad de orinar cuando la vejiga está llena de orina y la persona tiene deseos de orinar, pero no puede o se le dificulta, no tolera la acumulación de orina en la vejiga y siente deseos e intenso dolor al orinar.

Producida por varios factores que pueden ser principalmente por la obstrucción de las vías urinarias y también por la obstrucción de la vejiga, por causas neurogénicas, psíquicas o de origen neurológico que impide el vaciado por estrechamiento de la uretra, por hipertrofia benigna de la próstata, prostatitis, cálculos en la uretra, carcinomas prostático o neoplasias de las vías urinarias, trastornos de las válvulas uretrales o esclerosis, por el uso de sondas o por incoordinación de la micción, entre otras.

Es necesario el diagnóstico médico, para detectar la causa e indicar el tratamiento, el uso de sonda uretral, introducción de un catéter en la vejiga u otros tratamientos que son indicados solamente por el médico.

La estrategia terapéutica con el DLM estará dirigida a facilitar la eliminación de orina o la excreción de la orina, para esto se recomienda el DLM varias veces al día, durante un mes o el tiempo de mayor retención de orina, aumentando la ingesta de líquidos, zumos, agua, caldos o sopas naturales bajo en sal y alimentos portadores de agua, para tonificar el riñón y la eliminación de orina de los riñones y de las vías urinarias y la vejiga. El DLM se aplicará en la región del abdomen para drenar los vasos linfáticos en dirección hacia los ganglios inguinales, en la región lumbar hacia la cadena ilíaca externa, en los ganglios hipogástricos y sacros.

INCONTINENCIA DE ORINA

La incontinencia urinaria es la pérdida del control del esfínter vesical, con la consecuencia de la pérdida involuntaria de orina; la persona no puede retener la orina, ante las actividades cotidianas de la vida, al realizar esfuerzos, al subir escaleras, reír, toser, estornudar y en los casos de mayor afección puede escaparse la orina al caminar normalmente o simplemente sentado. Constituye un problema psicológico para la persona, higiénico, social, familiar y que puede provocar daños severos en la autoestima, en la calidad y el estilo de vida.

Puede ser causada por una alteración funcional del llenado de la vejiga, por causas de algunas enfermedades como las neuropatías, la enfermedad de Alzheimer, el Parkinson, Ictus cerebral, enfermedades neurológicas y periféricas, lesiones medulares, por rebosamiento, cuando la vejiga está rebosada y no puede penetrar más orina procedente de los riñones, lo que provoca una distensión por rebosamiento de la vejiga que promueve la incontinencia, muy frecuente en enfermedades de la próstata, de la vejiga y en los ancianos con enfermedades de la próstata, diabetes, por alteraciones anatómicas o daños de la musculatura o del esfínter de la vejiga, por infecciones de las vías urinarias, por espasticidad o flacidez de la vejiga y/o sin inhibición del músculo detrusor, por trastornos nerviosos, por el estrés sostenido, por dificultades en la defecación, por el uso de medicamentos antidepresivos, relajantes, con la edad avanzada, entre otras. También durante el embarazo es frecuente la incontinencia urinaria principalmente por el descenso del feto con la consecuente compresión del suelo pélvico y de la vejiga.

Para determinar sus causas, es necesario una evaluación médica mediante la aplicación de varias pruebas para llegar al diagnóstico, valorar si la incontinencia o el escape de orina es realmente involuntario y poder indicar el tratamiento, en los casos que necesiten cirugía, medicamentos, estimulación eléctrica, acupuntura u otras técnicas que sean necesarias.

Con el DLM se puede obtener resultados positivos por su acción para facilitar la excreción o eliminación gradual de orina, y evitar que se reboce la vejiga y se produzca el escape de orina.

El DLM ayuda a eliminar la grasa, evitar el sobrepeso y la obesidad, ya que existe una relación alta entre la obesidad y la incontinencia urinaria, por la excesiva presión que ejerce las grasas acumuladas en la región inferior del abdomen sobre el suelo pelviano, la vejiga y la uretra. Se debe realizar en la cadena ilíaca externa, en los ganglios hipogástricos y sacros, en la región abdominal y en la cadena de ganglios inguinales y de la vejiga.

ARTRITIS

La artritis es una enfermedad del sistema inmunológico, con características deformantes, que se manifiesta por la inflamación en los tejidos de las articulaciones, en los casos más graves puede afectar a todas las articulaciones, al corazón y a otros órganos internos. Se consideran varios tipos, pero las más frecuentes son la "osteoartritis" (provocada por el desgaste prolongado de los cartílagos que unen los extremos de los huesos, permitiendo el roce de los mismos), y la "artritis reumatoide" (por la inflamación y deterioro de las partes blandas de las articulaciones, con la cicatrización de otros tejidos que limitan la movilidad). También se considera "la gota", como un tipo de artritis, causada por la acumulación de ácido úrico generalmente en las articulaciones de los dedos de los pies y las manos.

A diferencia de la artrosis que se produce generalmente por causas degenerativas, la artritis, se refiere a la inflamación de los tejidos que están alrededor de las articulaciones. Los primeros síntomas que se presentan en la mayoría de los casos son, dolor, edemas y dificultad para movilizar las zonas afectadas, que suelen ser las manos, nudillos y dedos, las muñecas, los codos, hombros, pies, rodillas y en algunos casos la articulación de la mandíbula.

Generalmente se acompaña de fiebre, enrojecimiento y rigidez de las articulaciones inflamadas. A medida que la enfermedad avanza, se notan ciertas deformidades, como la desviación cubital de las articulaciones metacarpo-falángicas, deformidad en cuello de cisne en los dedos de las manos y pies, y deformidad en forma de ojal del pulgar, entre otras, edema y dolor persistente que dificultan progresivamente los movimientos y actividades diarias. En su fase más crítica, en la cual los síntomas y signos aparecen paulatinamente a lo largo de los años y con presencia de grandes deformidades e intensos dolores de las articulaciones, rigidez y dificultades para moverlas, con síntomas de fatigas, fiebre, agotamiento, cansancio, debilidad, irritabilidad, inapetencia y en algunos casos anemia, aparece deformidad ósea, atrofia muscular y deterioro de las partes blandas.

Con el tiempo, la persona experimenta síntomas emocionales muy importantes como depresión, ansiedad, incertidumbre, irritabilidad, inseguridad y deseos de aislamiento. Aparecen nódulos subcutáneos, en los codos, manos, pies, y también en el cuero cabelludo. En el pulmón además de pleuritis, neumonitis y arteritis, se puede presentar la fibrosis intersticial difusa, entre otras enfermedades y manifestaciones.

Puede estar provocada por varios factores, aunque aún se desconocen muchos de ellos, como los antecedentes familiares o hereditarios, por una infección prolongada durante los primeros años de vida, por la edad aunque puede aparecer desde edades tempranas.

El DLM ayuda a eliminar sustancias de desechos, a mejorar y a movilizar los líquidos corporales, entre los que se encuentran los tuétanos, la sinovia, entre otros que forman partes de las articulaciones. Eliminar el oxalato, mejorar la absorción del calcio, eliminar el ácido úrico que se acumula en las articulaciones de los pies y manos, ayuda a disminuir la inflamación de las articulaciones. Debe realizarse en todo el cuerpo, pero especialmente en las zonas afectadas y en las extremidades inferiores. Combinado con otras medidas terapéuticas resulta más efectivo, por su efecto antiedematizante en la reducción de la inflamación y analgésico en el alivio del dolor.

GOTA

La gota es un tipo de artritis producida por el aumento y acumulación de los niveles de ácido úrico conocido también como cristales de sales de urato principalmente en las articulaciones, en los riñones y otros tejidos del cuerpo, y se manifiesta con síntomas de dolor severo o muy intenso, con enrojecimiento del dedo grueso del pie. Está asociada a antecedentes familiares o genéticos y su causa principal es por la ingesta elevada y prolongada de alimentos ricos en purina como las carnes rojas, vísceras de animales, mariscos, alcohol, por la dieta baja en frutas y vegetales antioxidantes. Puede estar condicionada también por un estilo de vida sedentario, por la obesidad, por la deficiente eliminación del ácido úrico por los riñones.

La gota es una enfermedad que existe desde la antigüedad, conocida como la enfermedad de los Reyes, los que erróneamente consideraban que la ingesta abundante de carnes rojas y de caza mayor solo eran los alimentos imprescindibles para la buena salud, con una dieta carente de verduras y frutas. Pero en los tiempos actuales a pesar de que sus causas se conocen desde hace mucho tiempo, existen países desarrollados y zonas pobladas con cierta aparición de esta enfermedad principalmente por una dieta elevada en proteína animal y baja en frutas y verduras.

Se presenta como gota aguda y puede afectar a cualquier articulación pero generalmente en los dedos gruesos de los pies, con dolor muy aparatoso, de instalación brusca en los primeros días con inflamación exagerada, que se alivia con el tiempo pero generalmente se repiten durante cierto tiempo. Y como gota crónica por la evolución prolongada con la formación de nódulos que aumentan gradualmente de tamaño por la acumulación del ácido úrico o cristales de urato. Cuando se controla adecuadamente por el tratamiento y la dieta los síntomas disminuyen considerablemente.

La gota por el aumento de ácido úrico en la sangre puede favorecer la aparición de enfermedades renales como la nefritis, insuficiencia renal, cálculos en los riñones y en las vías urinarias, y puede ser causa también de la hipertensión arterial, de enfermedades del corazón, de diabetes y está muy asociada a la obesidad.

Cuando la concentración de ácido úrico en sangre es superior a 6 mg/dl, puede existir riesgo de padecer la gota, por la formación de cristales de urato. Para evitar esto es necesario mantener una dieta adecuada, rica en frutas y verduras, en antioxidantes, controlando el consumo de proteínas de origen animal y baja en grasa y en bebidas alcohólicas.

El líquido hiperproteico que se acumula en las articulaciones afectadas produce una serie de cambios histológicos en las membranas sinoviales que aumentan el edema, la inflamación aguda, la hinchazón y el dolor.

El DLM reporta beneficios en el tratamiento de la gota por sus efectos diuréticos y depurativos, con buenos efectos contra la artritis y la gota, modera, regula y ayuda a eliminar las concentraciones de purina. Ayuda a eliminar la producción de urato monosódico que dificulta la eliminación del ácido úrico por los riñones, y a limpiar los tejidos. Se debe aplicar en los dedos de los pies en dirección hacia los ganglios poplíteos y continuando hacia los ganglios inguinales, y en todo el cuerpo hacia las grandes cadenas ganglionares.

ARTROSIS

Como vimos anteriormente en las diferencias entre artrosis y artritis, la artrosis se caracteriza por el desgaste degenerativo del cartílago y de las partes duras de las articulaciones, la columna vertebral, la cadera y de los principales huesos del cuerpo.

Las personas que padecen de artrosis es importante que tengan un control nutricional y en el mantenimiento del peso corporal, evitando el aumento de peso y la obesidad, que aunque no son factores que la producen, si pueden ser condiciones que contribuyen a agravar y a desencadenar los síntomas y sus manifestaciones y hasta crear posibles lesiones y fracturas.

Las investigaciones recientes, refieren la importancia del DLM para retardar, combatir y aliviar los procesos degenerativos de la artrosis. Con el DLM se puede favorecer la neutralización de la acidosis, al promover reacciones alcalinas, por su acción antioxidante en el organismo, que ayudan a eliminar o movilizar los depósitos de minerales que se forman en las articulaciones.

Recomendamos aplicar el DLM corporal y especialmente en las extremidades de las articulaciones afectadas, combinado con movilizaciones pasivas o asistidas de las articulaciones y con el bombeo de las cadenas ganglionares de las articulaciones para mejorar el drenaje linfático y facilitar la eliminación de las sustancias y desechos que se acumulan en las partes blandas de las articulaciones en esta afección.

HERNIAS DISCALES

Las hernias de los discos intervertebrales, se presentan también con frecuencia y generalmente afecta más a la región lumbar en los espacios de L4-L5, y L5-S1. Por la compresión del disco, la irrigación sanguínea está limitada, por lo que se dificulta la capacidad de recuperación y reparación, por la compresión pueden aparecer daños en los nervios espinales, su deterioro provoca la degeneración del disco, su atrofia, pérdida de la elasticidad y disminución del grosor. Los síntomas y signos más comunes son dolor que irradia hacia las extremidades inferiores, rigidez y limitación del movimiento, frio en la región afectada, encorvadura anterior y entumecimiento.

Las personas que padecen hernias discales deben recibir de forma sistemática, al menos una vez a la semana una sesión de DLM corporal y especialmente en la región de la espalda, ya que ayuda a eliminar las toxinas y desechos del proceso inflamatorio, mejora las funciones de los cartílagos y la sinovia elementos que componen los discos intervertebrales.

FRACTURAS

Las fracturas más frecuentes son provocadas por causa traumática, aunque se debe tener en cuenta la edad, el grado de osteoporosis y la artritis. Se pueden provocar en todos los huesos del cuerpo, pero la región con más recurrencia es la rodilla, al parecer por su participación biomecánica y por las caídas. Para facilitar la restauración de las fracturas, la terapéutica mediante El DLM debe estar dirigida a elevar los niveles de calcio en el organismo para facilitar la formación del callo óseo compacto y la restauración del hueso dañado, estimular los mecanismos antioxidantes, para facilitar la eliminación de los radicales libres y demás sustancias toxicas que se liberan del proceso traumático e inflamatorio.

El DLM aplicado en la zona afectada, o en la extremidad contra lateral, ayuda a restaurar las fracturas, ya que estimula una mejor asimilación y participación del calcio en la formación del callo óseo compacto necesario para la restauración de las fracturas. Es importante que los alimentos que contienen calcio se ingieran junto con alimentos ricos en vitamina D, al menos durante el tratamiento de restauración con el DLM.

LESIONES Y AFECCIONES DE LOS TEJIDOS BLANDOS

Las lesiones y afecciones más frecuentes de los tejidos blandos se presentan en la articulación coxofemoral y aparece principalmente en edades tempranas o en la infancia, donde los componentes anatómicos, morfológicos, fisiológicos y funcionales de la articulación aún no han desarrollado las capacidades necesarias para mantener la estabilidad adecuada. En los adultos estas lesiones se ven con menor frecuencia precisamente por el desarrollo y fortaleza de los elementos que la componen. Las lesiones que se presentan en la articulación coxofemoral son generalmente traumáticas, por procesos de descalcificación, por causas degenerativas e inflamatorias. El proceso degenerativo puede causar una ruptura en la red de fibras del cartílago. El proceso inflamatorio puede afectar en primer estadio la membrana sinovial articular, crear adherencias y destrucción gradual del cartílago articular con la presencia de dolores severos y sostenidos.

La lesión del Manguito de los Rotadores es también frecuente en muchas personas, y se produce con frecuencia por causas traumáticas, por la aparición gradual de cuerpos artrósicos, deposiciones de calcio y su lesión puede ser parcial o de mayor implicación que crea limitación o impotencia funcional de los movimientos.

Otras afecciones y lesiones como las vaginitis y tendinitis pueden aparecer, siendo las más frecuentes los desplazamientos o vaginitis que se producen en los tendones. En las vaginitis de los tendones aparece dolor en la región que se irradia por el músculo que lo inserta y en la zona del tendón, el dolor es más intenso a la palpación y los movimientos están limitados, cuando se realizan movimientos de flexión y extensión se escucha un sonido de roce y el dolor puede aumentar cuando se cargan pesos.

Las bursitis es otra afección que se puede presentar además por la acción de movimientos bruscos, por traumatismos o por el excesivo trabajo de la articulación que provoca la inflamación no infecciosa de la bursa, con inflamación en la articulación afectada, dificultades para moverla y al realizar movimientos el dolor se hace más fuerte.

Las periartritis se tratan de una capsulitis con adherencias que provoca inflamación de la cápsula y la membrana sinovial, que favorece la formación de adherencias en la cabeza del hueso y entre la cápsula, que limita los movimientos. Aparece con mayor frecuencia en pacientes con largo tiempo de inmovilización del brazo, en diabéticos, en las mujeres y en ambos sexo en personas mayores de 50 años. El dolor intenso que aumenta por las noches, con abundantes adherencias en el periostio, la musculatura y en los ligamentos de la articulación que dificulta los movimientos en todas direcciones y su disminución funcional, trae como consecuencia en la mayoría de los casos anquilosis con inmovilidad de la articulación que incapacita a la persona para realizar las actividades cotidianas de ducharse, vestirse o desvestirse, cocinar, trabajar y acostarse. También puede estar provocada por causas traumáticas.

En estas afecciones de los tejidos blandos señaladas anteriormente, el DLM es una estrategia de tratamiento muy importante por los beneficios sobre los componentes anatómicos de los tejidos y la membrana sinovial de las articulaciones, en el proceso inflamatorio, en la disminución de las adherencias y la recuperación gradual del cartílago articular y en el alivio del dolor. En todos los casos es necesario elaborar un programa de tratamiento de acuerdo al diagnóstico para seleccionar las zonas de aplicación y el tiempo de tratamiento.

ALGIAS VERTEBRALES

Las lesiones e incapacidad de la espalda en los tiempos actuales cada vez afecta a más personas en todo el mundo, lo que constituye un problema de salud y para los médicos o terapeutas que se dedican al alivio del dolor. Como es conocido la columna vertebral constituye el sostén del eje músculo-esquelético y en su interior se localiza la médula espinal de donde salen los nervios espinales que inervan todo el cuerpo. El dolor de espalda puede estar provocado por alteraciones de la columna vertebral, por sobrecargas y por deformidades o problemas posturales. La columna vertebral está compuesta por vértebras, discos intervertebrales, la médula, nervios, ligamentos, tendones, músculos, etc., la alteración de cualquiera de estas estructuras pueden ser la causa del dolor de espalda.

Los tejidos no inervados como el disco intervertebral, no causan dolor pero la pérdida del grosos y elasticidad del disco hacen que se incremente la presión interna que se traduce en una mayor deformidad de las estructuras dolorosas. El revestimiento sinovial de las carillas articulares y la cápsula articular presentan gran inervación lo que lo hacen muy sensibles al dolor y a los procesos inflamatorios que favorecen los espasmos musculares y por consiguiente limitación de los movimientos e irritación del nervio.

En todos los casos es importante la aplicación del DLM, para cada afección, regulado y controlado por el médico, teniendo en cuenta el grado del daño, la edad, la actividad que la persona realiza y la existencia o no de otras enfermedades. Por todo esto es recomendable seguir los parámetros técnicos y metodológicos del DLM, para retardar la aparición de las enfermedades degenerativas, fortaleciendo y consolidando los huesos, evitando así las posibles fracturas con las caídas frecuentes propias de la tercera edad, y con la mayor movilidad de las articulaciones, los ligamentos, músculos y tendones.

El DLM ayuda a evitar las lesiones de los tejidos blandos porque evita el almacenamiento de glucógeno, que es un potenciador de la acción de la insulina que evita la hipoglucemia durante la realización del ejercicio físico y el deporte.

El DLM estimula la regeneración de las articulaciones, en el proceso de recuperación después del ejercicio físico y en la rehabilitación de los traumatismos y de las lesiones, por sus efectos en el alivio del dolor, en la disminución de la inflamación, de las contracturas musculares y en la recuperación de las lesiones de los tejidos blandos. De la misma manera tiene amplios beneficios en la prevención de las lesiones de los tejidos blandos.

FIBROMIALGIA

Las causas de la fibromialgia aún se desconocen, algunas investigación señalan que su origen puede ser genético. Otros factores pueden estar relacionados con este trastorno, entre los que se consideran el estrés sostenido, traumatismos, accidentes, lesiones recurrentes, algunas enfermedades, trastornos del sueño y ciertos malestares o dolencias. También se considera que puede aparecer por causas desconocidas.

La fibromialgia es un trastorno que causa dolores musculares, rigidez, dolor de la articulación temporomandibular y fatiga, cansancio y agotamiento, trastornos del sueño, insomnio, como despertarse varias veces durante la noche los que pueden preceder al desarrollo de la fibromialgia, la que se ha vinculado al dolor matutino y con alteraciones de la memoria y cefaleas. También se presentan otras manifestaciones como menstruación dolorosa en las mujeres, dificultad para concentrarse, con la aparición de puntos hipersensibles en el cuerpo que duelen al ser presionados, preferentemente en la nuca, cuello, la espalda, los hombros, las caderas, los brazos y las piernas, que aunque todavía no se conoce exactamente como se originan, si se sabe que aparecen en zonas donde existe mayor número de receptores nociceptivos y que son activados con signos de dolor causando respuesta en el Sistema Nervioso Central haciéndolos más sensibles y excitables, por factores estresantes, infecciones, traumatismos, trastornos del sueño, inflamaciones y hereditarios.

En algunas personas la fibromialgia se presenta con dos o más manifestaciones del dolor y con el síndrome de fatiga crónica, entre otras como dolor emocional y psicológico que se empeoran por el estrés sostenido ante las dudas, temores, tristeza, confusión, preocupaciones, y en muchos casos por falta de apoyo moral, familiar o del entorno.

Algunas investigaciones refieren que gran parte de las personas afectadas de fibromialgia, son hijos de madres que durante el embarazo estuvieron sometidas al estrés sostenido por su vinculación al cortisol. No son pocas las investigaciones que refieren que el estrés sostenido es un importante factor predisponente en la evolución de la fibromialgia, algunas la señalan como el resultado de alteraciones metabólicas provocados por el estrés en las funciones del hipocampo en personas afectadas de fibromialgia con el aumento de las manifestaciones de dolor, la fatiga y demás síntomas.

Otras investigaciones actuales sobre la fibromialgia, relacionan los trastornos del sueño, como el sueño interrumpido, disminución de las fases profundas del sueño, dificultades para quedarse dormido, trastornos en el funcionamiento del Sistema Nervioso Autónomo y la predisposición y sensibilización al dolor, a la fatiga, a la depresión, a la ansiedad, a la disminución de serotonina y el empeoramiento de la enfermedad.

Las estadísticas señalan que el 70 y el 80% de quienes padecen fibromialgia refieren trastornos del sueño, estados depresivos, ansiedad, debilitamiento, niveles de estrés elevados y aumento de síntomas dolorosos musculares durante el sueño. De esta forma las alteraciones o trastornos del sueño, pueden convertirse en una fuente de inicio de la enfermedad y sus síntomas e incidir en el inicio del dolor crónico que caracteriza a la fibromialgia.

Para el tratamiento de la fibromialgia se recomienda, mientras no se defina su causa, un tratamiento multidisciplinario, con psicoterapia conductual, ejercicios terapéuticos, masajes terapéuticos, fisioterapia, terapia ocupacional, acupuntura, fármacos indicados por el médico, una alimentación rica en antioxidantes y la aplicación sistemática del DLM, para mejorar el sueño, reducir el estrés como factor desencadenante de los niveles de cortisol y para reducir los síntomas y manifestaciones de la fibromialgia.

OSTEOPOROSIS

La osteoporosis es un síndrome degenerativo, con la disminución del tejido que forma los huesos, con pérdida de la masa ósea, de sales minerales, calcio y proteínas, que componen el hueso, lo que hace que este sea menos resistente, más débil y se fracture con mayor facilidad. Se diagnóstica generalmente mediante exámenes de densimetría ósea que permiten medir la densidad de minerales de la masa ósea. Se presenta con mayor frecuencia en las mujeres después de la menopausia principalmente después de los 45 o 50 años, producto de la disminución hormonal y de estrógenos por los ovarios. También puede ser causada por la extirpación quirúrgica de los ovarios, por la dieta pobre en calcio, por la pérdida de calcio por causa de otras enfermedades como insuficiencia renal, y dificultades en la absorción del calcio en los intestinos, por artrosis, artritis, por hipertiroidismo, trastornos de las gónadas, por metástasis, tumores, por el consumo de sustancias toxicas, por causas de la anorexia, por el sedentarismo y la deficiencia de vitamina D, también por algunos medicamentos de uso prolongado como los corticoides, entre otros que impiden la absorción del calcio.

Uno de los problemas más preocupantes en la enfermedad de la osteoporosis, es el alto riesgo de tener fracturas, no solo por posibles caídas, sino también por movimientos o al cargar algún peso, en huesos como las caderas, las vértebras de la columna, el fémur, en las articulaciones de los tobillos, pies, hombros, muñecas, manos, y dedos, asociadas a las complicaciones típicas de las fracturas como trombolismo, úlceras por presión por el tiempo prolongado en régimen de cama, afecciones respiratorias, infecciones, neumonías, trastornos circulatorios, formación de edemas, incapacidad para moverse o caminar, pérdida del apetito y aumento del sedentarismo por la imposibilidad de hacer ejercicios, entre otras tantas, que pueden aparecer por la edad, por la presencia de otras enfermedades y de trastornos psíquicos y mentales, que en algunos casos pueden agravarse con posibilidad elevada de mortalidad.

La estrategia terapéutica mediante El DLM consiste en facilitar el aumento o el mantenimiento de la masa ósea, principalmente por ayudar a fijar los compuestos de sales de calcio y vitamina D. Para esto es necesario la aplicación planificada y regulada del DLM junto con la realización sistemática y metodológicamente dosificada de ejercicios físicos, evitando los ejercicios con pesos elevados, los anaeróbicos y de alto impacto, y como principal estrategia una dieta diaria con el aumento de alimentos ricos en calcio y vitamina D. Mantener un estilo de vida nutricional adecuado, ya que cuanto mejor sea la fijación del calcio en los huesos mayor será su densidad.

CALAMBRE MUSCULAR

Se considera como calambre muscular, una contracción súbita e involuntaria de uno o más músculos, generalmente está acompañada de dolor, con agarrotamiento de los músculos de las regiones del cuerpo implicadas, que suelen ser con mayor frecuencia los de las piernas, especialmente de los gemelos que imposibilitan a la persona para caminar mientras dure el calambre. También afecta con frecuencia a los músculos de los muslos, los dedos de los pies y las manos y en menor frecuencia a los antebrazos y la región intercostal del tórax.

Entre las principales causas que lo provocan están la fatiga muscular provocada generalmente por la sobre carga física, que aumentan la pérdida de electrolitos provocando la deshidratación con pérdidas de minerales especialmente de potasio, sodio y magnesio. Por la acumulación de desechos y elementos tóxicos como el cortisol, ácido láctico y otros que se liberan en el organismo sometido a cargas físicas y psíquicas elevadas, por las contracturas, la tensión y la rigidez muscular y articular, que provoca la compresión sobre los nervios centrales y periféricos, que son también factores que provocan los calambres musculares. También pueden estar causados por la pobre oxigenación, dada por trastornos circulatorios que dificultan la irrigación sanguínea al músculo, por trastornos neurológicos de base, por daños en los nervios periféricos, por cambios climáticos bruscos (frío-calor), por causas de otras enfermedades como la diabetes, la fibromialgia, por hipoglucemias, por algunos tipos de neuropatías periféricas, por anemias, por altos niveles de estrés y por causas de una dieta baja o carente de vitaminas del grupo B, B1, B2, B3, B6 y B12, de vitaminas E y D, y minerales, especialmente de magnesio, potasio, calcio y zinc. Algunas investigaciones refieren la importancia de estas vitaminas y minerales, especialmente las vitaminas D y E, y de los minerales como el magnesio, el calcio y el potasio para evitar los calambres musculares frecuentes.

Varios estudios han demostrado que el DLM, aplicado sistemáticamente con aporte en la dieta o mediante suplementos de magnesio en personas con calambres musculares frecuentes, reduce significativamente los episodios de estos.

El uso abundante de diuréticos se asocia a la aparición frecuente de episodios de calambres musculares, se cree que por la eliminación precisamente de sodio, potasio, magnesio y calcio del organismo, elementos importantes para el buen funcionamiento neuro-muscular.

Para evitar las repeticiones de los calambres musculares, es importante realizar el DLM, en la zona afectada y en las extremidades contralaterales, por los beneficios que reporta en la relajación muscular y del Sistema Nervioso, es importante para la correcta transmisión de los impulsos nerviosos, por su acción en la eliminación de radicales libres, para evitar la debilidad y la fatiga muscular, el agotamiento, el cansancio, los trastornos de la neuro-conducción y de la excitabilidad neuronal, para ayudar a elevar el aporte necesario de nutrientes.

Recomendamos sesiones de DLM, después de realizar ejercicios físicos en el gimnasio, ya que resulta beneficioso para ayudar a eliminar el ácido láctico, radicales libres y demás sustancias perjudiciales que se producen por el estrés del ejercicio físico y para combatir los calambres musculares.

14

Los tratamientos con Drenaje Linfático Manual en la Estética

Para el cuidado de la piel, los tratamientos del DLM nos permiten mantener nuestra piel sana y retardar de la forma más saludable su envejecimiento, mejorándola desde dentro del organismo, y desde sus capas internas o más profundas, mejorando a su vez, no solo la piel sino todas las funciones orgánicas y fisiológicas de nuestro cuerpo.

Los tratamientos limpiadores:

En la estética se aplican tratamientos limpiadores externos, para esto mediante el DLM también podemos actuar en la limpieza de la piel, por sus efectos mediante la circulación de la linfa, que se traducen en resultados limpiantes a nivel de la piel, con la propiedad de disolver sustancias o partículas grasas, suciedades, desechos de las glándulas sebáceas y sudoríparas, células muertas y elementos de desechos del metabolismo que permanecen incrustados en los poros y ayuda a limpiarlos para mantenerlos activos.

Los efectos limpiadores y depurativos del DLM que por su acción son buenos para eliminar manchas y las distintas manifestaciones de la piel, aumentando el consumo de agua, es recomendado de una a dos veces a la semana sin dejar de mantener el equilibrio energético y nutricional necesario para sujetos sometidos a la actividad física normal. Es ideal para eliminar las grasas y toxinas (ácido láctico y sustancias oxidantes), movilizadas por el DLM sistemático.

Para eliminar manchas que disminuyen la despigmentación de la piel y la acción de los radicales libres, favorecer la circulación sanguínea mediante la nutrición y oxigenación y la circulación linfática por su acción de eliminación de elementos tóxicos y desechos metabólicos.

Los tratamientos Humectantes:

En la estética, también pueden hacerse mediante el DLM dirigido hacia ese objetivo y consiste en tratar la sequedad de la piel, ya que el tejido puede sufrir sequedad por la exposición directa al medio ambiente o agentes patógenos exógenos, el frio actúa principalmente sobre la capa externa de la piel, dañando su suavidad y la exposición continua al sol durante el verano la tiende a poner rígida, los tratamientos humectantes permiten que la grasa natural de la piel y el agua se acumule en los tejidos. El DLM facilita las propiedades humectantes de la piel.

Los tratamientos Antiarrugas:

Mediante el DLM los tratamientos antiarrugas consisten en actuar sobre la piel con el fin de reducir las líneas de expresión y las provocadas por el envejecimiento. El DLM mejora la circulación sanguínea y linfática, favorece la hidratación y mejora las fibras de colágeno y la elastina de la dermis, facilita la capacidad y respuesta de relajación ante la acción de mantener una expresión de tensión sostenida, que precisamente al ser sostenida disminuye la circulación de la sangre al comprimir los vasos sanguíneos y dificulta los procesos de eliminación al mantener comprimido la red de vasos linfáticos y disminuye la circulación linfática, aparece entonces rigidez muscular y se dificulta el retorno circulatorio venoso, marcando una línea llamada de expresión.

Los tratamientos Astringentes:

Con el DLM consisten en eliminar el exceso de grasas y la acumulación de estas en los orificios de los poros, y se aplica principalmente en las pieles grasientas. Se recomienda una vez a la semana, por su efecto en la eliminación de grasa. Es importante antes de aplicar el DLM, que los orificios de los poros estén bien limpios para favorecer el cierre de los mismos.

Los tratamientos Suavizantes:

Consisten en mantener y favorecer la suavidad de las tres capas de la piel, favorecer la elasticidad y frescura, para protegerla de los cambios ambientales, del viento frio y viento calor que seca la piel por la acción secante que provoca el aire caliente.

El DLM se recomienda para mejorar la elasticidad y la suavidad de la piel, favorecer la asimilación de los pigmentos propios de la piel como el carotenoide, la melanina, la hemoglobina simplificada y la oxihemoglobina, que son protectores de la piel contra las radiaciones solares, evitan que se produzcan lesiones o quemaduras y favorecen el bronceado de la piel cuando se expone de forma racional y gradual al sol.

ENVEJECIMIENTO

La teoría del envejecimiento celular, la demostró el eminente investigador y profesor de anatomía Leonard Hayflick, a lo que llamó «senescencia», cuando en su laboratorio obtuvo células de tejido de un feto y las alimentó en un cultivo donde observó que las células al no tener que mantener un organismo vivo, se dividieron y se multiplicaron hasta unas 100 veces, en la que se detuvo la división, las células dejaron de alimentarse del cultivo y como resultado sus membranas se destruyeron, dejando de reproducirse hasta morir. Posteriormente hizo lo mismo con células de un hombre de 70 años, con el mismo resultado en la multiplicación, deterioro y muerte celular, concluyendo que el envejecimiento se inicia por la división celular y que nuestro reloj celular o biológico comienza a caminar desde que nacemos.

Los estudios genéticos llevados a cabo posteriormente por sus discípulos para determinar por qué mueren las células, descubrieron que el telómero que se localiza y recubre las puntas de los cromosomas y al que no se le daba importancia genética, en las nuevas células surgidas de la división celular, (el telómero) era cada vez más pequeño cuanto más división, llegando a ser extremadamente pequeño al final de la división celular, y a partir de aquí las células dejaban de reproducirse. Los genes que habían estado cubiertos por el telómero quedaban descubiertos y comenzaban a producir proteínas que aceleraban su destrucción. Concluyendo la investigación con el resultado de que el telómero, es el causante del envejecimiento provocado por la división celular.

La teoría de los radicales libres sustenta que existe la posibilidad de protección de los efectos dañinos de los radicales libre, mediante las sustancias antioxidantes y de reparación del daño oxidativo. Por lo que asegura la posibilidad de retardar el envejecimiento, disminuyendo los efectos de los radicales libres y la vía más segura hasta nuestros días es el aumento de las defensas de antioxidantes mediante una dieta adecuada, sana y con el aumento del consumo de alimentos antioxidantes, que pueden combatir y retardar los efectos oxidativos y un estilo de vida sano, con la realización de ejercicios físicos sistemáticos y dosificados y un sistema linfático activo y saludable.

Por todo esto los investigadores han demostrado que el envejecimiento depende del nivel del estrés oxidativo, de la velocidad de producción de sustancias oxidantes y de la acción y cantidades de antioxidantes como mecanismo de defensa y reparador de los daños oxidativos. Por lo que modificando o disminuyendo el nivel de estrés oxidativo, se pueden retardar los efectos del envejecimiento celular y aumentar las perspectivas de vida.

El envejecimiento cutáneo es un proceso complejo, dinámico y multifactorial, al estar involucrados múltiples factores: genéticos, hormonales, nutricionales, los estilos de vida, los hábitos tóxicos, los efectos de una vida marcada por sufrimientos, insultos, maltratos, etc., ambientales, el estrés psíquico sostenido, entre otros.

El envejecimiento cutáneo puede ser *intrínseco*, cuando influye solamente el paso del tiempo como el proceso natural del paso de los años, y la oxidación bioquímica en el que influye de una manera muy importante el factor genético antes expuesto de cada persona. El envejecimiento cutáneo *extrínseco*, cuando son determinantes los factores ambientales, los cambios climáticos, las zonas geográficas donde se vive y donde influyen las radiaciones ultravioletas, en aquellos países más expuesto al sol, y los más influenciados por el frío, como factor de reseques de la piel, los estilos de vida, los hábitos tóxicos (alcoholismo, drogadicción, tabaquismo) y nutricionales, las radiaciones ionizantes, las condiciones laborales en muchos casos expuesto directamente al frío, al calor, a elementos tóxicos, al estrés laboral o familiar, a la aparición de enfermedades agudas o crónicas que padece la persona a lo largo de su vida y a todos los factores externos que puedan influir directa o indirectamente sobre el envejecimiento del organismo.

Es difícil poder actuar sobre el envejecimiento cutáneo intrínseco, ya que no podemos actualmente modificar los factores que lo provocan, pero si podemos actuar modificando los factores que provocan el envejecimiento cutáneo extrínseco, al actuar eliminando la mayor parte de los factores que como hemos visto lo provocan.

Las investigaciones realizadas sobre el envejecimiento de la piel refieren la acción del «ácido hialurónico», considerado como un nutriente esencial en la formación del tejido conectivo. El ácido hialurónico conocido también como hyaluronan, es producido por el organismo y se encuentra principalmente en los cartílagos y el líquido sinovial de las articulaciones, en el tejido conectivo, en las válvulas del corazón, en los vasos sanguíneos, en los ojos y en mayor cantidad en la piel. Su deficiencia puede provocar enfermedades de las articulaciones, de las válvulas del corazón y facilitar la aparición de arrugas y del envejecimiento de la piel. Por ser la piel el órgano con mayor concentración de ácido hialurónico y por sus funciones en la hidratación, suavidad y textura es importante para la captación y fijación del agua en la dermis que permite aumentar su propio peso en agua y facilitar la lubricación, elasticidad y movilidad de la piel, evitando que se agriete, parta o se lesione por causa de los movimientos del cuerpo. El ácido hialurónico está presente en el tejido extracelular de la piel y ayuda a mantener unidas las células por su característica viscosa y al formar parte de la estructura del tejido conjuntivo, además de alisar los pliegues subcutáneos estimula la producción de colágeno, participa en el rejuvenecimiento de la piel, como relleno y contorneado de los pómulos, labios, alisa la frente y reduce las arrugas y distintas marcas cutáneas, las cicatrices del acné y otras afecciones de la piel.

Cuando la piel es dañada por la acción de los radicales libres, "Especies Reactivas de Oxígeno" (ERO2), las células de la dermis dejan de producir ácido hialurónico lo que provoca una debilidad en la epidermis facilitando la formación de las arrugas, por lo que para retardar la aparición de las mismas y de las líneas de expresión es importante mantener un suministro adecuado de ácido hialurónico en el organismo para que actúe sobre las capas internas de la piel, ya que además de tener la función de mantener la unión de la piel, también está presente en el tejido conectivo fibroso de los tendones, cartílagos, ligamentos y en el líquido sinovial. También elimina los radicales libres, los subproductos dañinos y tóxicos para la piel derivados de la oxidación.

Son pocos los alimentos que contienen ácido hialurónico, pero el consumo de algunos alimentos puede estimular su producción por el organismo.

El Drenaje Linfático Manual corporal realizado de manera sistemática al menos una vez al mes, es una terapia de elección y con magníficos beneficios ya que ayuda a eliminar grandes cantidades de radicales libres, actúa como antioxidante natural, al mejorar la circulación linfática encargada de captar a nivel intersticial y eliminar las sustancias oxidativas, los efectos nocivos que producen los oxidantes o radicales libres en la salud de la piel humana y en los procesos de envejecimiento.

Resumiendo, la multiplicación de estos radicales libres puede producirse por varias causas, como una nutrición inadecuada con pocos elementos antioxidantes, frutas, vegetales y aumento en el consumo de carnes, grasas poliinsaturadas, cambios hormonales, enfermedades, traumatismos, procesos inflamatorios, virales y bacterianos (infecciones), por cambios ambientales, el estrés, causando una lenta destrucción del organismo de forma silenciosa pero que en la mayoría de estos son irreversibles, la acción de los radicales libres puede variar el código genético celular y acelerar los procesos de degradación celular, disminuyendo el nivel inmunológico y las defensas del organismo, acelerando el proceso de envejecimiento de la piel y demás órganos.

CELULITIS

Son varios los autores basados en sus investigaciones científicas que refieren que la celulitis está originada por cierta predisposición genética y hormonal, la que ha sido denominada como una alteración cutánea que la sufren tanto los hombres como las mujeres, pero en mayor frecuencia las mujeres en la zona de los muslos, caderas, abdomen, glúteos y también en los brazos.

Popularmente se ha denominado con el término "celulitis", y es conocida así desde hace muchos años. Pero como con la terminación "itis", en medicina se clasifican las afecciones que presentan un proceso de inflamación patológica de los órganos y tejidos, como hepatitis (inflamación del hígado), amigdalitis (inflamación de las amígdalas), faringitis (inflamación de la faringe), por solo mencionar algunos. En el caso de este proceso al que nos referimos, no existe inflamación a nivel celular, por lo que ha sido mal diagnosticado y denominado desde sus inicios, ya que también ha sido clasificada por algunos estudiosos con otros términos, lo que parece demostrar que al no repercutir con peligro para la vida, no fue considerado con anterioridad por las ciencias médicas hasta que en nuestros tiempos la medicina estética le ha prestado mayor interés, ya que las estadísticas refieren que alrededor del 92% de la población mundial femenina padece celulitis de algún grado.

Las investigaciones más recientes, han determinado que su nombre científico es "lipodistrofia localizada del tejido conjuntivo subcutáneo", que se caracteriza por una acumulación de grasa, debido a una hipertrofia de las células grasa o adipocitos de la hipodermis, acompañada en la mayoría de los casos por afecciones vasculares y linfática, con retención de líquidos y del tejido fibroso y conjuntivo, con pérdida de su función de sostén y de unión de sus fibras, lo que provoca el deterioro del tejido conjuntivo, adquiriendo la piel un aspecto muy parecido a la piel de la naranja.

Mientras que en la obesidad existe un aumento del tamaño y cantidad de las células adiposas, que se presenta en todo el cuerpo, afectando varios tejidos y los órganos internos, la celulitis se forma por la afección del tejido subcutáneo, con un aumento de tamaño y abultamiento de los lóbulos grasos con depresiones en las paredes que los separan entre sí, que hacen que a la palpación se palpen estas ondulaciones, depresiones, irregularidades y bultos, lo que a su vez crea una compresión en los vasos sanguíneos con una retención de líquido en la zona afectada. Esto provoca una deformación de la piel, que presenta unos nódulos más o menos duros y a veces dolorosos, adquiriendo el aspecto ya mencionado de piel de naranja, y en dependencia del grado de desarrollo pueden observarse a simple vista sin la necesidad de palpar, y sin afectar órganos internos, constituyendo un problema estético, pero que también en algunos casos puede acarrear perturbaciones mentales y trastornos psíquicos, con baja autoestima.

En las mujeres se observan mayoritariamente zonas con más celulitis producto que las hormonas femeninas actúan como factor determinante en esta afección, lo que hace que en edades tempranas se observe en los muslos, abdomen y en los brazos de algunas adolescentes los primeros síntomas de celulitis, que también pueden estar vinculados con una dieta inadecuada desde edades tempranas, preferentemente en la niñez, recordemos que es en la primeras edades donde se definen ciertas preferencias por los sabores y los gustos en la etapa adulta. A todo esto se le suman los factores o estilos de vida, los trastornos circulatorios, la presencia de algunas enfermedades crónicas que pueden contribuir a la aparición de la celulitis, los hábitos sobre la realización del ejercicio físico sistemático, la ingestión frecuente de bebidas alcohólicas, y otros hábitos tóxicos, el tabaquismo, el estrés sostenido como factor importante en la elevación de los niveles de cortisol en sangre, los trastornos del sueño, las relaciones sexuales desmesuradas cuando forman parte del cumplimiento de metas o son impuestas, las relaciones familiares y laborales en condiciones del tedio, la monotonía, la falta de motivación, el acoso, los insultos y estados de insatisfacción y el no sentirse a gusto con la vida, son factores también en la aparición y proliferación de la celulitis. Por todo lo visto es que se clasifica como una "lipodistrofia localizada del tejido conjuntivo subcutáneo".

La aplicación sistemática del DLM es importante para retardar la aparición de la celulitis, y una vez que haya aparecido para el tratamiento, evitando que empeore y pase a las fases superiores, por lo que resulta de gran valor en el retardo y tratamiento de la celulitis. Es la terapia de punta que en estos tiempos se está aplicando para el tratamiento de la celulitis en los principales centros cosméticos, clínicas estéticas, balnearios y Spas de los Estados Unidos y de varios países.

La disminución de alimentos ricos en grasas, oxidantes, sal, café, bebidas alcohólicas, y otras sustancias tóxicas, acompañado de un estilo de vida sano, con la aplicación planificada del DLM junto con la realización sistemática y dosificada del ejercicio físico, son los factores recomendados para retardar la aparición de la lipodistrofia del tejido conjuntivo.

El DLM se debe aplicar no solo en las zonas afectadas, se debe aplicar en la región abdominal especialmente con maniobras para hacer vaciar la cisterna del quilo, para facilitar la eliminación de desechos metabólicos y toxinas, contribuyendo así, a retardar la aparición de esta lipodistrofia del tejido conjuntivo, mejorar la digestión y el buen funcionamiento de los intestinos, favorecer la vasodilatación y estimular la circulación local de la linfa, los vasos, arterias y venas, mejorando la circulación del retorno venoso.

Para mantener la piel de los muslos, glúteos y pechos tersa y evitar la lipodistrofia localizada del tejido conjuntivo de los senos, es necesario hacer DLM en el tórax hacia las axilas, aumentando la duración y cantidad de las sesiones para mejorar la circulación de la linfa y evitar la retención de toxinas, desechos, líquidos y mejorar la regeneración celular.

En resumen, para combatir la celulitis y retardar su aparición y evolución, es imprescindible llevar un estilo de vida equilibrado, realizando una dieta adecuada, ejercicios moderados, sistemáticos y dosificados y preferiblemente aeróbicos de mediano impacto, ingerir las cantidades adecuadas de líquidos, ni más, ni menos, reducir los niveles elevados de estrés y disminuir así los niveles de cortisol en sangre. Si a pesar de esto aparece por cierta predisposición genética, es importante la ayuda de un tratamiento con el DLM para combatirla, siempre aplicado por un profesional, lo que servirá de gran ayuda para mejorar la circulación de la sangre y la linfa, ayudar a eliminar sustancias de desechos y toxinas, mejorar la elasticidad y la textura de la piel, entre otras funciones beneficiosas, pero no constituye una terapia que eliminará totalmente esta afección y aun en menor medida aplicada con aparatos, equipos o vibradores eléctricos.

El Drenaje Linfático Manual, además de la eliminación de toxinas, ayuda a la defecación diaria, mejora las propiedades del colágeno y las fibras de elastinas entre otros elementos, limpia la piel de desechos y parasitarios, activa el proceso de queratinización de la piel eliminando células muertas y promueve el aporte de cantidades suficiente de agua que ayudan a la hidratación de la piel.

ESTRÍAS

Como todos sabemos la epidermis, la dermis y la hipodermis, son las capas que componen la piel. La dermis es la capa compuesta principalmente por fibras, que la hacen portadora de la movilidad de la piel, como las "fibras de elastina", conformada por una red delgada encargadas de la elasticidad de la piel, y las "fibras de colágeno", organizadas en grandes núcleos, que le proporcionan resistencia y fortaleza a la piel, son las encargadas de mantener la estructura, la integridad y el tono de la piel. Si las fibras de colágeno se desorganizan y las fibras de elastina pierden su elasticidad toda la estructura de sostén de la piel se puede romper, formándose las estrías y tomando la piel un aspecto estriado cicatricial.

Las causas pueden ser multifactoriales, entre las que se encuentran la deshidratación que provoca la sequedad de la piel, favoreciendo que las fibras elastinas pierdan su elasticidad y se rompan, lo que puede empeorar con las variaciones bruscas en el peso y el tamaño, con un almacenamiento elevado de grasas que provoca una tensión permanente en la piel o en los embarazos, por los trastornos o cambios hormonales, que actúan sobre las fibras de la dermis, la elastina y sobre el colágeno, algunos medicamentos y corticoides, y enfermedades como el síndrome de Cushing, pueden desencadenar desordenes hormonales y dañar las fibras de colágeno y las elastinas. Una dieta inadecuada carente de elementos antioxidantes, fundamentalmente de vitaminas y minerales que favorecen el envejecimiento prematuro de la piel afectando las fibras de elastinas y el colágeno, lo que hace que cuando la piel se estira por el aumento de peso sobre la capa de grasa se puede romper causando las estrías que posteriormente se consolidan como cicatrices.

Aparecen en forma de pequeñas líneas de color rojizo, nacarado y pueden volverse de color blanco violáceo si aumentan de grosor, pudiendo llegar a formarse en forma de surcos más profundos. Las estrías aparecen en la mayoría de los casos, bilateralmente, a ambos lados del cuerpo y las regiones más afectadas pueden ser el abdomen, las caderas, los muslos, los brazos y los senos, precisamente donde más se acumulan las grasas por el aumento de peso, aunque pueden aparecer en cualquier parte del cuerpo.

La estrategia con el DLM tiene como objetivo favorecer el mantenimiento de la elasticidad, la resistencia, la suavidad, la hidratación, la nutrición y el cuidado de la piel, estimular la producción del colágeno que es producido por nuestro propio cuerpo, propiedad que se pierde con el paso del tiempo.

El DLM por sus efectos antitóxicos, defensivos, sedantes, antiinflamatorios, emolientes, favorece la flexibilidad y elasticidad a los tejidos y la piel. Por sus beneficios, reporta mejoría en las estrías, los queloides, las quemaduras y en otras afecciones de la piel, pero su mayor resultado se obtiene en la prevención de las mismas. También es recomendable para prevenir las estrías y en su tratamiento, y en otras afecciones de la piel por su poder antioxidante. Al DLM, se le atribuyen magníficos resultados en el tratamiento de las cicatrices al no dejar apenas huellas y regenerar la queratina de la piel, actúa en la estabilización iónica de todas las membranas celulares, favorece la elasticidad y flexibilidad de la piel, mejora el nivel defensivo del organismo para que elimine las bacterias patógenas, manteniendo la piel limpia, tersa y elástica. Se recomienda aplicarlo de manera sistemática al menos una vez a la semana, aumentando a la vez el consumo de líquidos, de zumos de frutas frescas y agua, también de alimentos portadores de agua fisiológica, para favorecer la hidratación de la piel. Evitar dentro de lo posible un aumento de peso. Si está embarazada lo recomendable es consultar a su médico para decidir junto con él las estrategias terapéuticas. Evitar la exposición exagerada al sol ya que puede promover las estrías al dañar las fibras de colágeno y de elastina.

CICATRICES Y QUELOIDES

El acumulo de líquido en los espacios intersticiales da lugar a la formación del edema, lo que dificulta la formación de una cicatriz, constituyendo un problema estético.

Cuando se produce una herida, los tejidos afectados desarrollan un proceso de reparación con una proliferación de los componentes del tejido conjuntivo que van a formar la cicatriz con una menor elasticidad que la de la piel sana. Esta proliferación del tejido conjuntivo, cuando es excesiva puede formar una cicatriz hipertrófica o queloide, que depende en la mayoría de los casos del tipo de herida o quemadura, de factores genéticos y del tipo de raza.

Mediante el DLM, se puede mejorar la circulación sanguínea y linfática, se evita la aparición de las adherencias alrededor de la herida o quemadura, y al igual que en las estrías favorece el mantenimiento de la elasticidad, la resistencia, la suavidad, la hidratación, la nutrición y el cuidado de la piel, aumenta el aporte de nutrientes y de los factores protectores de las células de los tejidos, limpia los tejidos y elimina las células muertas y las sustancias que se promueven en los tejidos afectados por la herida o quemadura, por lo que resulta muy beneficioso en la formación de las cicatrices y en su tratamiento estético, especialmente en las cicatrices recientes, aplicado localmente y alrededor de la cicatriz y vaciando las cisternas linfáticas del quilo y las fosas supraclaviculares o términus hasta obtener su mejoría.

Finalizada la sesión del DLM podemos aplicar localmente pomadas antiqueloides o antiquemaduras para evitar las retracciones de la piel, los hematomas, hidratar y suavizar la piel.

ESCLERODERMIA

La esclerodermia se caracteriza por una serie de trastornos que afectan a la piel, haciendo que esta se vuelve dura y edematosa. Se clasifica en el grupo de las afecciones de las colagenosis.

Con DLM, aunque no se logra influir sobre los trastornos internos que la producen, si se puede lograr que la piel se torne más blanda, suave, mejore su elasticidad y su aspecto.

DERMATITIS

Se conoce como dermatitis a la alteración cutánea que se caracteriza por una inflamación superficial de la piel, con manifestaciones en descamación, con picor, prurito con enrojecimiento, edemas, exudados y con la aparición de vesículas, también es conocida como eczema y puede ser provocada por diversas causas, y en función de su origen, de su evolución, de la regiones afectadas y las manifestaciones pueden clasificarse en las dermatitis de causas alérgicas y las dermatitis de causas no alérgicas.

Dermatitis de causas Alérgicas:

a) Dermatitis Atópica o inmediata.

Esta dermatitis cursa con niveles séricos elevados debido a alergias de tipo I, y se presenta generalmente en personas con antecedentes familiares o personales de alergia. El picor puede ser el elemento de mayor manifestación. Puede aparecer desde las edades tempranas de la vida, a partir de los 2 años con brotes repetitivos durante toda la vida.

Tiene estrecha relación con el sistema inmune y entre los factores que la pueden hacer aparecer están el estrés, los estados depresivos y emocionales, por los cambios de temperatura, por algunos geles o jabones de baños que pueden ser irritantes y por el uso de ropas y tejidos que pueden causar su aparición. También puede aparecer como dermatitis por contacto durante la exposición a alérgenos tópicos derivados del uso de medicamentos por vía tópica.

b) Dermatitis de contacto o retardada.

Esta dermatitis se produce principalmente debido a la alergia de tipo IV, por la deficiencia de las inmunoglobulinas de este tipo.

DERMATITIS DE CAUSAS NO ALÉRGICAS:

• *Dermatitis Seborreica:*

Es una afección inflamatoria con descamación que aparece principalmente en la cara, en la región de las cejas, en la región orbicular y el cuero cabelludo.

• *Dermatitis de Contacto:*

Principalmente es provocada por sustancias irritantes al estar en contacto con la piel, por lo que la inflamación es localizada solo en la zona de contacto y puede aparecer por poco tiempo, sin aparecer de nuevo al contacto con la sustancia que la provocó o puede aparecer para siempre de forma crónica.

En dependencia de las causas de aparición se pueden clasificar como las formas siguientes:

• *Dermatitis Alérgica de Contacto:*

Provocada por una reacción inmunológica de tipo alérgica frente a la sustancia causante, que pueden ser por contacto o a través de algunos alimentos que pueden favorecer la aparición como las alergias a algunas proteínas y por picaduras de insectos que causan reacción en algunas personas alérgicas a la toxina y pueden ser de tipo sistémico o local, manifestándose con inflamación localizada en la zona de la picadura o en varias partes de cuerpo, con irritación, urticaria y prurito.

• *Dermatitis Fotoalérgica de Contacto:*

Se producen por la aplicación de una sustancia alérgica, con posterior exposición al sol.

• *Dermatitis por Fotosensibilidad de Contacto:*

Por la alergia a ciertos medicamentos como son las sulfamidas, neomicinas, penicilinas, tetraciclinas, algunos antisépticos como el hexaclorofeno, el timerosal, los anestésicos entre otros, que pueden provocar dermatitis por fotosensibilidad, también al recibir radiaciones de rayos UVA simultánea y por el contacto con algunas sustancias irritantes. Generalmente no es de origen alérgico, solo se presenta por los factores anteriores.

- ***Dermatitis Microbiana:***

Principalmente es provocada por procesos infecciosos o microorganismos infecciosos, y se manifiesta con inflamación, enrojecimiento y puede aparecer descamación.

- ***Dermatitis de Estasis:***

Se produce por la insuficiencia de la circulación venosa, o linfática que provoca inflamación del área afectada, con coloración rojo muy oscuro y puede estar acompañada de descamación.

- ***Dermatitis Peri-oral:***

Se presenta alrededor de la boca y se manifiesta con descamación, con presencia de eczema, pústulas de color rojizo a blanquecino o azuloso, y en los casos más avanzados grietas en las comisuras labiales.

- ***Dermatitis del Pañal:***

Es la que se presenta en los recién nacidos en las zonas del pañal. También puede producirse por infección microbiana en la zona y por la orina. Se manifiesta por eritema que puede estar acompañado de descamación.

La estrategia del DLM es esencial para evitar principalmente las dermatitis que puedan estar provocadas por deficiencia inmune que causen alergias. Las dermatitis se pueden evitar si se conocen las causas que las provoca, y son eliminadas siguiendo el tratamiento indicado por el médico.

El DLM promueve y fortalece nuestro sistema inmune para hacer frente y con mayor resistencia a los factores causantes, ya que al mejorar la circulación linfática se aumenta la resistencia, la hidratación, se eleva el nivel inmunológico del organismo y el cuidado de la piel.

Para fortalecer el sistema inmune y la piel, es recomendable el DLM una vez a la semana para reforzar el sistema inmunológico, regular el sistema digestivo para ayudar a prevenir las alergias, para tratar las afecciones de las encías, las úlceras y eczemas peri-orales, para el tratamiento de las alergias por sus beneficios en el sistema inmunológico y en la piel, al hacerla más resistente a la exposición a la radiación solar (UVA-UVB), que pueden dar lugar a una acumulación excesiva de radicales libres. El DLM puede contribuir a protegernos frente a los factores causantes de alergia o eczemas, a evitar la descamación, neutralizando la acción de las demás manifestaciones y calmar los picores de las dermatitis. El DLM facial puede aumentar la secreción de saliva al actuar sobre los ganglios parotídeos aumentando la producción las inmunoglobulinas IG, presentes en la saliva para que actúen adecuadamente sobre los alimentos y sus posibles efectos alérgicos.

ACNÉ

Teniendo en cuenta que las causas del Acné son multifactoriales, los factores nutricionales deberán contemplarse como parte del tratamiento junto con las demás indicaciones terapéuticas, ya que su tratamiento debe abarcar los demás factores que la desencadenan, incluyendo las indicaciones médicas e higiénicas.

FACTORES QUE PUEDEN CAUSAR EL ACNÉ:

La alteración glandular puede tener su origen en distintas causas, casi todas ellas relacionadas con la pubertad y madurez sexual de la persona y algunos factores nutricionales pueden desencadenarla. Por sus prevalencia la trataremos por separado del resto de las afecciones estéticas. Las causas o factores condicionantes más frecuentes son:

- I Genéticos o familiares: tendencias familiares en que todos o la mayoría de los miembros padecen formas graves de acné.
- II Desequilibrio Hormonal: existe relación entre el acné y alteraciones del sistema endocrino, el comienzo en la pubertad y la curación espontanea con el aumento de la edad.
- III La relación Andrógeno – Estrógeno: con el sistema sebáceo es más evidente que con otras hormonas, la testosterona produce hiperplasia de las glándulas sebáceas, los andrógenos empeoran el acné.

- Estrógeno: Génesis: se presenta con más frecuencia en el sexo femenino y ocurre su exacerbación en la etapa premenstrual o durante la menstruación.
- Progesterona: pituitaria y tiroides tienen participación dudosa en la génesis del acné.
- Suprarrenales: algunos esteroides, son responsable de la aparición del acné.

IV Mecánicos: la obstrucción del ostium folicular favorece el desarrollo del acné, ejemplo: por el uso de cosmético (ceras, polvos compactos, maquillajes, jabones, etc.) que provocan retención sebácea y también al no limpiar bien la piel al desmaquillarse en el caso de la mujer.

V Químicos y Alimenticios: diversos medicamentos ricos en yoduros o bromuros, salicilatos, barbitúricos, al igual que algunos alimentos juegan también un papel importante en esta afección cutánea (chocolate, quesos, productos lácteos, mariscos, grasas, nueces y almendras).

VI Infección Secundaria: algunas bacterias como corynebacterium acnés y otras.

VII Emocionales o psíquicos: pueden condicionar o agravar el acné. Especialmente los estados sostenidos de estrés.

VIII Alteraciones del medio ambiente: los cambios bruscos de temperatura, o la exposición de estos en algunas profesiones.

Manifestaciones más frecuentes:

Entre las manifestaciones por causa del acné aparecen comedones con pequeña o ninguna reacción flogística, solo e inflamaciones foliculares sin cicatrices de importancia, en las primeras manifestaciones. Además de los comedones, pueden aparecer lesiones pustulosas superficiales e inflamatorias foliculares, con cicatrices de poca importancia, por la poca profundidad y por su tendencia a desaparecer, sin dejar marcas o huellas. En los estadios más avanzados pueden presentarse comedones, pequeñas pústulas y lesiones inflamatorias más profundas que dejan cicatrices eventuales y los casos más graves incluyen lesiones quísticas con infección secundaria intensa, pueden existir lesiones extensas y graves a repetición que con las cicatrizaciones consecutivas pueden ocasionar notables deformidades, marcas y dejar huellas para toda la vida y otras secuelas orgánicas y psíquicas.

El sebo y la grasa acumulada en el interior, al no poder salir, produce los comedones del acné que se manifiestan como puntos rosáceos purulentos que sobresalen ligeramente en la piel, siendo un medio de cultivo para las bacterias que descomponen los triglicéridos del sebo en ácidos grasos libres que irritan las paredes de los folículos pilosos afectados, los que pueden llegar a romperse y provocar una reacción con edema local y enrojecimiento con las lesiones cutáneas mencionadas.

Con el DLM se pueden obtener resultados satisfactorios ya que se logra eliminar los procesos infecciosos, el pus, las toxinas, posibles bacterias, facilita la cicatrización, limpia y elimina la obstrucción del ostium folicular por el uso de cosmético, ceras, polvos compactos, maquillajes, jabones y elimina la retención sebácea, facilita la relajación por lo que reduce el estrés que puede condicionar o agravar el acné.

Como remedio de apoyo al DLM, se puede aplicar diariamente cascarilla de pulpa de tomate crudo y levadura de cerveza, en la región afectada y exponer la zona afectada al sol durante 30 minutos diarios, preferentemente en el horario de la mañana.

PSORIASIS

La psoriasis es una alteración de la piel de origen autoinmune, no contagiosa y con una alta prevalencia de incidencia familiar o hereditaria, pero se considera como una enfermedad multifactorial, provocada por factores genéticos, inmunológicos y medioambientales, también puede aparecer por el estrés sostenido y por algunos hábitos tóxicos como el alcoholismo y el tabaquismo. Puede aparecer a cualquier edad y se presenta de forma crónica recurrente con brotes a veces espontáneos, y sin cura definida hasta estos momentos, con pronósticos variables, pero con posibilidades de controlar sus síntomas y manifestaciones.

La manifestación más recurrente es el picor, pero se presenta además con lesiones en formas de placas eritematosas y descamación de la piel, con escamas de color rojo plateadas, inflamación de la piel, con sensación de prurito, sequedad y en los casos de mayor afección se presenta con dolor en la zona y de varios tamaños, llegando a cubrir zonas extensas en las articulaciones de los codos, rodillas, manos, pies y el cuero cabelludo.

El tratamiento indicado en la mayoría de los casos es medicamentoso y tópico, con cuidados higiénico, cosméticos, psicológicos, destacándose en el alivio del dolor y la reducción del área afectada los tratamientos con DLM, que juega un papel muy determinante en las recaídas y empeoramiento de la afección, al igual que sucede cuando la persona está sometida a altos niveles de estrés.

En la mayoría de las personas con psoriasis los niveles de colesterol, los ácidos grasos y sus derivados están aumentados, lo que dificulta las funciones del estrato córneo, como la textura y la elasticidad, aparece sequedad por disminución de la hidratación de la zona afectada que mientras mayor es la afección, menor será la hidratación y retención de agua en el estrato córneo, lo que favorece la descamación.

La estrategia terapéutica mediante el DLM contempla sesiones sistemáticas durante 20 o 30 sesiones, dejando descansar 7 días, para volver a aplicarlo durante 20 días más, con el objetivo de hacer drenar la linfa para eliminar las sustancias nocivas, hidratar la piel, suavizar la superficie de las placas y mejorar la elasticidad de la piel, disminuir la inflamación y la descamación. El DLM de manera frecuente al menos cada 15 días es importante en la prevención y en el tratamiento de la psoriasis, cuando se trate de antecedentes familiares por su acción antiproliferativa sobre los queratinocitos, retarda el envejecimiento de la piel, junto con otros factores que mejoran las funciones de la dermis y la epidermis, y pueden prevenir la psoriasis.

OCULOPLÁSTICA

El DLM tiene un efecto beneficioso en la inflamación aguda y subaguda de las glándulas de Zeiss, Meibomio y Moll, aplicado con calor seco durante todo el proceso y húmedo cuando se busque la fistulización/drenaje espontáneo, acompañados de un Drenaje Linfático Manual.

En el edema inflamatorio y postquirúrgico, con aplicación de frío local en los primeros días y baños de contraste en los casos muy duraderos.

En las bolsas idiopático-seniles, el DLM, junto con aplicación de frío local al levantarse y al acostarse, ayuda a reducir las bolsas.

En las bolsas y/o edema de la oftalmopatía tiroidea, el DLM, junto con aplicación de frío local, contribuye a reducir el edema y las bolsas.

Cuando se aplica el DLM, con calor seco, colocamos un hot-cold pack caliente sobre la lesión durante 10 a 15 minutos acompañados de un DLM, entre 3 a 6 veces al día, aprovechando el efecto antiinflamatorio.

Cuando El DLM se aplica con frío seco, se utiliza un hot-cold pack frío, durante 10 minutos y se acompaña posteriormente con el DLM. Se extremarán los cuidados para evitar quemaduras por el frío seco.

Cuando El DLM se aplica con calor húmedo, colocamos un paño empapado en agua caliente, sobre la zona a tratar, durante 10 a 15 minutos y posteriormente se realiza el DLM. Además de disminuir la inflamación facilita la fistulización porque macera la piel. Se deben extremar los cuidados para evitar las quemaduras por calor fundamentalmente en el polo anterior del globo ocular y sobre todo en la córnea donde una quemadura puede dejar una cicatriz perjudicial.

La realización del DLM, junto con aplicaciones de baños de contraste, ayuda a reducir el edema, para esto se utilizan dos hot-cold pack, uno a 5°C y otro a 40°C. Comenzando con 5 minutos de calor, luego alternamos 2 minutos de frío y luego otros 30 a 60 segundos de calor, se repiten estos ciclos durante 10 minutos alternando con calor y con frío y a continuación se realiza el DLM. Esta combinación favorece la disminución del edema. Se tendrá en cuenta que los cambios bruscos de calor a frío conllevan un riesgo teórico ínfimo de espasmo de la arteria central de la retina, por lo que el DLM se realizará, de manera muy suave y lentamente.

En todos los casos en que se realiza el DLM en la región del ojo, se debe tener en cuenta que una mala manipulación o aplicación con una excesiva presión y tiempo prolongado en la ejecución del DLM puede ocasionar una bradicardia por la estimulación del reflejo óculo-cardíaco.

La región órbitopalpebral es ideal para la aplicación del DLM, junto con la termoterapia ya que el elemento diana es muy superficial y accesible y la piel es muy delgada, dilata los poros cutáneos aumentando la penetración de las pomadas. Además facilita la permeabilización de los conductos excretores en la medida que el calor aumenta la solubilidad de las secreciones, dilata los conductos de excreción y se moviliza gracias al DLM.

Es importante tomar medidas extremas para evitar lesionar el globo ocular, ya que en caso de ser lesionado el pronóstico es impredecible. Por ello la selección y el uso correcto del agente térmico es fundamental.

El DLM tiene efectos beneficiosos en algunas enfermedades inflamatorias de los párpados y las vías lagrimales. Como el uso correcto de la fuente de calor o frío proporciona gran seguridad al tratamiento y carece de efectos secundarios importantes puede ser probada en enfermedades oculares que teóricamente pueden ser beneficiadas.

LIPOSUCCIÓN

La cirugía de liposucción, o lipoaspiración, es una cirugía estética que se realiza con el objetivo de extraer grasa o tejido adiposo de las zonas del cuerpo donde se acumulan.

La liposucción fue creada en 1974 por el ginecólogo y cirujano italiano Giorgio Fischer, con el propósito de esculpir o moldear el cuerpo, reducir la grasa de algunas zonas al aspirar las adiposidades, especialmente la de los glúteos, rodillas, caderas, muslos, abdomen, lumbar, los brazos y la espalda.

La liposucción es una de las cirugías estéticas más traumáticas, ya que con el movimiento que se realiza con la cánula debajo de la piel se rompen gran cantidad de vasos sanguíneos y linfáticos, por la cantidad de tejido linfático que se extrae junto con la grasa succionada, lo que produce grandes hematomas y edema. No obstante, los avances médicos en este campo cada día están logrando nuevas formas y cánulas de menor diámetro que la hacen menos agresiva para los tejidos y vasos linfáticos vecinos a la zona tratada, ayudando a disminuir el sangrado, reblandecer la grasa y facilitar su extracción.

En la actualidad existen diferentes métodos de liposucción como la ultrasónica, con solución salina fría, tumescente, con láser, lipoaspiración y la lipoescultura. Se realizan con procedimientos quirúrgicos en un quirófano mediante anestesia local, peridural o general, según la zona y el tejido a extraer. Se realiza una pequeña incisión por donde se introduce una cánula de liposucción, conectada a un sistema de succión, la que el cirujano mueve entre los depósitos de grasa para localizarla y succionarla. Al finalizar, se coloca una venda elástica en la zona para evitar la inflamación y facilitar el drenaje linfático. Posteriormente se deben cumplir reposo durante las 24 horas siguientes a la liposucción, utilizar una faja o vendaje elástico durante uno o dos meses, mantener la higiene postural, evitar tomar medicamentos anticoagulantes como la aspirina y cuando el médico considere comenzar con las sesiones de Drenaje Linfático Manual, cumpliendo la metodología indicada referente a la dirección, las manipulaciones y la duración para la zona del cuerpo a la que se le aplicó la liposucción.

El DLM desempeña un papel muy importante en la recuperación postquirúrgica, evita que se forme el edema y hematoma, se endurezca el tejido y aparezca la fibrosis, facilita que la piel se retraiga y se adapte a la nueva disminución de volumen, ya que, por la extracción de la grasa, la piel queda separada del tejido subcutáneo. El DLM también facilita la regeneración de nuevas fibras de colágeno que ayudan a anclar la piel evitando que quede descolgada o flácida, y la regeneración de los capilares dañados. Por lo que el DLM se comenzará a aplicar desde la indicación del cirujano plástico, generalmente posterior a las 24 horas y en los casos más complicados después de tres o cinco días como máximo, con el objetivo de disminuir las molestias postoperatorias, acelerar lo máximo posible la recuperación, facilitar el drenaje linfático y el resultado estético. Las sesiones pueden durar hasta las cuatro semanas y, posteriormente, se deben combinar durante cuatro o seis meses con manipulaciones de fricción ascendente o a favor de la circulación de retorno venoso, frotación circular con distensión del tejido y amasamientos moderados y pocos profundos, aumentando la intensidad y la profundidad de estas manipulaciones gradualmente y de acuerdo a la evolución y la recuperación y mejoría de la zona liposuccionada.

Es importante que el linfoterapeuta tenga presente las posibles complicaciones postquirúrgicas que pueden conllevar a homorragias, trombosis venosa, embolismo graso, embolismo o edema pulmonar, equimosis e hipoestesia de la zona tratada, infecciones, necrosis del tejido y deformidades o irregularidades del contorno de la zona tratada.

15

Algunas Pruebas y Exámenes

EXAMEN

En todos los casos en los que se aplique el Drenaje Linfático Manual, el médico y el linfoterapeuta realizarán el examen mediante la palpación y podrán palpar los ganglios linfáticos en el área a examinar que puede ser en la región inguinal, cervical, axilas o las zonas que estén afectadas, y también puede palpar para evaluar la región pélvica, genital o poplítea para conocer el tamaño de la inflamación, si está en varias partes, si el ganglio está duro o blando, si duele a la presión, y para obtener otros datos que puedan ser de importancia.

Mediante el interrogatorio podrán conocer cuándo y cómo apareció la inflamación o el tumor, si apareció de repente o tuvo un crecimiento lento, si aparece y desaparece, si es doloroso, o duele al toser o al realizar actividades físicas, u otros síntomas importantes.

A través de las pruebas siguientes también el médico puede tener mayor cantidad de datos e información para poder llegar a un diagnóstico certero y evaluar si es posible la aplicación del DLM, o indicar otros tratamientos.

BIOPSIA DE GANGLIOS LINFÁTICOS

Es la extracción de tejido de un ganglio linfático para examinarlo bajo el microscopio. La biopsia abierta de un ganglio linfático se realiza en el quirófano y consiste en una cirugía para extirpar un ganglio linfático completo o una parte de este. La biopsia abierta se realiza con el objetivo de determinar la enfermedad que presenta y en algunos cánceres, se hace para encontrar el mejor ganglio linfático para la biopsia y se conoce como biopsia de ganglio linfático centinela. La biopsia por punción consiste en insertar una aguja en un ganglio linfático, pero se realiza con menos frecuencia, porque los resultados no son tan seguros como la biopsia abierta.

El término de ganglio linfático centinela fue descrito en el año 1960 por Gould y colaboradores para designar al primer ganglio que recibe el drenaje linfático de un tumor primario y determinar la condición del resto de la red linfática, basado en la posición anatómica de un ganglio linfático encontrado en la disección radical del cuello durante una parotidectomía.

En 1992, D. Morton utilizó la técnica de tinción a través de la inyección de colorante azul para identificar el primer ganglio afectado por un melanocarcinoma. El Dr. Giuliano empleó esta técnica en el año 1993 en el cáncer de mama, posteriormente el Dr. Krag detectó el ganglio centinela a través de un localizador isotópico. A partir de aquí se han utilizado ambos métodos para la realización del mapeo linfático en su identificación.

La importancia de la identificación intraoperatoria de uno o más de los ganglios centinelas axilar, en las pacientes con cáncer de mama y su estudio anatomopatológico, radica en que a las pacientes con metástasis en dicho ganglio se les puede realizar el vaciamiento axilar en el mismo acto quirúrgico, se puede conocer con mayor exactitud el grado de extensión de la enfermedad, predecir el estado metastásico de la axila e incluso demostrar la existencia de afectación ganglionar mínima, que en otros exámenes podría quedar oculto.

CONTEO DE CÉLULAS "T" o CONTEO DE LINFOCITOS DERIVADOS DEL TIMO

Se indica por el médico cuando sospecha de que el paciente tiene deficiencia del sistema inmune (inmunodeficiencia) o para diagnosticar posibles enfermedades inmunológicas o de los ganglios linfáticos y se realiza mediante una muestra de sangre para determinar el conteo que mide el número de células "T" en la sangre.

Las células "T" son un tipo de linfocito (glóbulos blancos), que ayudan al organismo a combatir las infecciones y forman parte del sistema inmunitario.

Los niveles de células "T" superiores a los normales pueden deberse a cáncer, leucemia, mononucleosis, hepatitis. Los niveles de células "T" inferiores a los normales pueden deberse a infecciones virales agudas, SIDA/VIH, o por la aplicación de radioterapia, corticoides, quimioterapia, envejecimiento, entre otros.

LINFANGIOGRAMA O LINFOGRAFÍA

El linfangiograma es una radiografía especial de los vasos y ganglios linfáticos, ya que los vasos y ganglios linfáticos no se observan en los rayos X normales, por lo que es necesario inyectar un medio de contraste de compuesto radiactivo en el cuerpo para visualizar los vasos y ganglios linfáticos.

Generalmente se realiza junto con la biopsia de ganglio linfático para determinar la posible diseminación del cáncer linfático que se determina cuando se visualiza apariencia espumosa del ganglio linfático o para determinar la causa de la inflamación en una extremidad superior o inferior

Los vasos o los ganglios que no se llenen de material de contraste pueden indicar una posible obstrucción y pueden ser un signo de cáncer que se está diseminando a través del sistema linfático, ya que la obstrucción de los vasos linfáticos puede estar provocada por un tumor o una infección.

LINFOGAMMAGRAFÍA

La linfogammagrafía es un tipo especial de diagnóstico por imágenes de medicina nuclear mediante la cual puede estudiarse el sistema linfático. En la linfogammagrafía se utiliza cantidades muy pequeñas de material radioactivo (radiosondas o radiofármacos) para diagnosticar, detectar a tiempo una enfermedad o determinar la gravedad de varias enfermedades, como diferentes tipos de cánceres, enfermedades neurológicas, cardíacas, endocrinas, gastrointestinales, para detectar el ganglio linfático centinela o el primer ganglio linfático en recibir drenaje linfático de un tumor, para detectar obstrucción del sistema linfático, linfedemas, o determinar si es necesario realizar una biopsia o cirugía y evaluar la fase del cáncer y poder seleccionar la estrategia de tratamiento.

El material radioactivo de la radiosonda se puede inyectar o suministrarse por inhalación en forma de gas o por vía oral y pueden ser detectados por una gamma cámara especial computarizada que mediante la toma de imágenes desde diferentes ángulos facilita una información molecular especial y tridimensional, que son computarizadas a partir de los datos obtenidos por la cámara.

La linfogammagrafía ofrece información más precisa que por otros exámenes de imagen no es posible obtener. Las dosis de radiosonda administradas son pequeñas, tienen una baja exposición a la radiación, por lo que el riesgo de radiación es muy bajo en comparación con los posibles beneficios y es menos costosa en comparación con otras técnicas de imágenes. Generalmente se toman imágenes de las principales regiones de localización de los ganglios linfáticos, axilas, brazos, ingles, piernas, abdomen, tórax, cuello, cara y cabeza.

En el cáncer de mama, la radiosonda se puede inyectar en las zonas cercanas al tumor o alrededor de la areola o el pezón, y las imágenes se obtendrán de la mama, las axilas, el tórax y otras zonas que sean necesarias.

En las afecciones de las extremidades superiores la radiosonda se puede inyectar en el dedo pulgar del miembro afectado y del lado sano para establecer una comparación que puede ser beneficiosa para el diagnóstico.

En las afecciones de las extremidades inferiores se puede inyectar en el dedo grueso del pie del miembro afectado y del lado sano para establecer la comparación.

DISECCIÓN DEL CUELLO

La disección del cuello es una cirugía con anestesia general que se hace para extirpar ganglios linfáticos del cuello que tengan cáncer. La disección se realiza porque las células cancerígenas en la región del cuello, la boca, la lengua, la glándula tiroides, o la garganta pueden ser transportadas por la linfa hasta ganglios linfáticos e invadir a los mismos, por lo que es necesario extirpar los ganglios para evitar que el cáncer se propague o disemine a otras partes del cuerpo.

La cantidad de ganglios linfáticos que se extirpen dependerá de la diseminación del cáncer. De acuerdo al daño el cirujano puede extirpar de forma radical todo el tejido en el lado del cuello desde la mandíbula hasta la clavícula, y extirpar además partes de un músculo, nervios, glándula salival y el vaso sanguíneo principal en la región afectada. Puede hacer una extirpación modificada del cuello, extirpando todos los ganglios linfáticos, pero extirpando menos tejido del cuello que en la disección radical, preservando los nervios, los vasos sanguíneos y los músculos del cuello. Si el cáncer no está muy diseminado, puede extirpar menos ganglios linfáticos, preservar, los nervios, vasos sanguíneos y músculos del cuello.

Posterior a la cirugía el paciente recibirá los cuidados necesarios para facilitar su recuperación. Cuando el médico considere se podrá aplicar el DLM en la región del cuello, la nuca y la región superior del tórax para promover el drenaje en el cuello, durante el tiempo y las sesiones que indique el médico, lo que dependerá de la cantidad de tejido y ganglios extirpados.

Bibliografía

- ARMITAGE, J. O.: "Approach to the patient with lymphadenopathy and splenomegaly", en: Goldman, L.; Ausiello, D., eds. *Goldman's Cecil Medicine*, 24ª ed. Saunders Elsevier, Philadelphia, 2011.
- ARMBRUSTER PÉREZ, Y.; PARETS PÉREZ, N.R.: *El linfedema infracondio.* Estudio de casos en el Instituto Nacional de Angiología y Cirugía Vascular, La Habana, Cuba.
- *Atlas Ilustrado de Anatomía*. Susaeta Ediciones.
- BROWN. D.E.; RASHOTTE, A.M.; MURPHY, A.S.; NORMANLY, J.; TAGUE, B.W.; PEER, W.A.; TAIZ, L.; MUDAY, G.K.: *Flavonoids act as negative regulators of auxin transport in vivo in Arabidopsis thaliana*. 2001.
- CAILLIET, R.: *Síndromes Dolorosos. Dolor. Mecanismos y manejo.* Editorial Manual Moderno, México, D.F., 1995.
- CARNEIRO, J.; JUNQUERIA, L.C.: *Histología Básica*. Ediciones Masson, Barcelona, 1996.
- CÉSPEDES MIRANDA, E.M.: *La Teoría de los Radicales Libres y el Estrés Oxidativo en el envejecimiento.* Centro de Investigaciones Biomédicas. Instituto Superior de Ciencias Básicas y Preclínicas "Victoria de Girón", La Habana, Cuba.
- CHEN, S.L.; IDDINGS, D.M.; SCHERI, R.P.; BILCHIK, A.J.: "Lymphatic mapping and sentinel node analysis: current concepts and applications". *CA: A Cancer Journal for Clinicians*, 2006.
- CRUM, C.; LESTER, S.; COTRAN, R.: "Aparato genital femenino y la mama". En: ROBBINS, S.; KUMAR, V.; COTRAN, R.: *Patología Humana*, 6ª edición. McGraw-Hill, México D.F., 1998.
- DÍAZ HERNÁNDEZ, O.: "Linfedema postmastectomía", *Revista Acta Médica*, 1988.

- DÍAZ HERNÁNDEZ, O.: "Método Red como alternativa en el tratamiento posmastectomía", *Revista Cubana de Cirugía*, 2000.
- FENECH, M.; AITKEN, C.; RINALDI, J.: "Folate. Vitamin B12, homocysteine status and DNA damage in young Australian adults", *Carcinogénesis*, 1998.
- FERNÁNDEZ, P.A.; SANZ, N.J.; CRUZ, D.; TORRES, R.: "Ganglio centinela: importancia en el diagnóstico y tratamiento actual del cáncer de mama", *Correo Científico Médico de Holguín*, 2005.
- FERRETTI, S.: *Drenaje Linfático Manual en Pacientes Oncológicos con Linfedema de Miembros Inferiores*, Tesina de Grado: Licenciatura en Kinesiología y Fisiatría. Universidad Abierta Interamericana, 2007.
- GIULIANO, A.E.; HUNT, K.K.; BALLMAN, K.V.; ET AL.: "Axillary dissection vs no axillary dissection in women with invasive breast cancer and sentinel node metastasis: a randomized clinical trial", *The Journal of the American Medical Association*, 2011.
- GLEICK, P.H.; ET AL.: *The World's Water: The Biennial Report on Freshwater Resources*. Island Press, Washington, D.C. (publicado cada dos años desde el año 1998).
- GODERICH ROCA, R.: "Enfermedades Desmielinizantes: Esclerosis Múltiple", *Temas de Medicina Interna*, Tomo 2, Cap. 46. Pueblo y Educación, La Habana, 1997.
- JONES, O.A.; LESTER, J.N.; VOULVOULIS, N.: "Pharmaceuticals: a threat to drinking water?", *Trends in Biotechnology*. 2005.
- KRAG, D.N.; ANDERSON, S.J.; JULIAN, T.B.; ET AL.: "Sentinel-lymph-node resection compared with conventional axillary-lymph-node dissection in clinically node-negative patients with breast cancer: overall survival findings from the NSABP B-32 randomised phase 3 trial", *Lancet Oncology*, 2010.
- MCPHERSON, R.A.; MASSEY, H.D.: "Overview of the immune system and immunologic disorders". En: MCPHERSON, R.A.; PINCUS, M.R. (eds.): *Henry's Clinical Diagnosis and Management by Laboratory Methods*, 22ª ed. Elsevier Saunders, Philadelphia, 2011.

- MILLER, J.F.: "The discovery of thymus function and of thymus-derived lymphocytes", *Immunological Reviews,* 185, 2002.
- MILUNSKY, A.; JICK, H.; JICK, S.S.; BRUELL, C.L.; MACLAUGHLIN, D.S.; ROTHMAN, K.J.;, WILLETT, W.: "Multivitamin/folic acid supplementation in early pregnancy reduces the prevalence of neural tube defects", *Journal of the American Medical Association,* 1990.
- MINISTERIO DE SANIDAD PÚBLICA: *Programa integral para el control del cáncer en Cuba.* Editorial Ciencias Médicas, La Habana, 2010.
- POLO A, I.L.; ALVAREDO SORIA, M.A.; GÓMEZ M., C. DEL R.: "Linfoma no Hodgkin del borde antimesentérico del intestino delgado". Hospital Pediátrico Universitario «José Luis Miranda». Santa Clara, Villa Clara. *Revista Científica,* Cuba, 2010.
- POWELL, L.D.; BAUM, L.G.: *Overview and compartmentalization of the immune system.* En: HOFFMAN, R.; BENZ, E.J. JR.; SHATTIL, S.J.; ET AL.: *Hematology: Basic Principles and Practice,* 5ª ed. Churchill Livingstone Elsevier, Philadelphia, 2008.
- REYNOLDS, J.E.F. (ed.): *Martindale. The Extra pharmacopoeia.* The Pharmaceutical Press, Londres, 1989.
- RIVERÓN CORTEGUERA, RAÚL L.: "Fisiopatología de la diarrea aguda", *Revista Cubana de Pediatría,* 1999.
- ROCABRUNO, J.C.; PRIETO RAMOS, O.: *Gerontología y Geriatría Clínica.* Editorial Ciencias Médicas, La Habana, 1992.
- RODRÍGUEZ COLLAR, T.L.: "Diagnóstico y tratamiento de los tumores del epidídimo". Hospital Militar Central «Dr. Carlos J. Finlay», *Revista Cubana de Medicina Militar,* La Habana, Cuba, 2014.
- RODRÍGUEZ SÁNCHEZ, E.; TRUIT BERNAL, N.; RODRÍGUEZ RAMOS, S.: *Linfangitis aguda. Resultados del Tratamiento Homeopático.* Instituto Superior de Ciencias Médicas «Carlos J. Finlay», Camagüey, Cuba (ISCM-C).
- SAGARÓ, N.; SÁNCHEZ DE LA GUARDIA, D. (Especialista en Angiología y Cirugía Vascular. Profesoras de la Universidad Médica de Santiago de Cuba): *Linfangitis.* Código ISPN: EEFEYVEKKZDDNENFRL, 2005.

- SANZ PUPO, J.N.: *Identificación y diagnóstico intraoperatorio del ganglio centinela en el cáncer de mama*. Hospital Universitario de Holguín V. I. L., Cuba.
- SAURE SARRÍA, V.M.: *Biopsia de ganglio centinela en cáncer de mama: presentación de caso*. Hospital Oncológico Universitario María Curie, Camagüey, Cuba, 2011.
- SINGLETON, V.L.: "Flavonoids". En: CHILDESTER, C.O.; MRAK, E.M.; STEWART, G.F. (eds.): *Advances in Food Research*. Academic Press, Nueva York, 2009.
- TORRES LACOMBA, M.; SALVAT SALVAT, I.: *Guía de masoterapia para fisioterapeutas*. Colección Panamericana de fisioterapia. Editorial Médica Panamericana, 2006.
- TOWER, R.L.; CAMITTA, B.M.: "Lymphadenopathy". En: KLIEGMAN, R.M.; BEHRMAN, R.E.; JENSON, H.B.; STANTON, B.F. (eds.): *Nelson Textbook of Pediatrics*, 19ª ed. Saunders Elsevier, Philadelphia, 2011.
- VACLAVIK, V.A.; CHRISTIAN, E.W.: *Essentials of Food Science*, 2ª ed. Springer Science+Business Media, 2003.
- VALSECCHI, M.E.; SILBERMINS, D.; DE ROSA, N.; WONG, S.L.; LYMAN, G.H.: "Lymphatic mapping and sentinel lymph node biopsy in patients with melanoma: a meta-analysis", *Journal of Clinical Oncology*. 2011.
- VARGAS, H.I.; KHALKHALI, I.: *Manejo de la axila y Biopsia del ganglio centinela en el cáncer de mama*. FOCUS, 2000.
- VÁZQUEZ LÓPEZ, G.J.; MÁRQUEZ DÍAZ, M.C.; *Digitopuntura para la Familia. "Manual de Urgencias"*. Bohodón Ediciones, Madrid, 2010.
- VÁZQUEZ LÓPEZ, G.J.; MÁRQUEZ DÍAZ, M.C.: *El Masaje Facial Japonés Kobido. Estético-Terapéutico*. Mandala Ediciones, Madrid, 2011.
- VÁZQUEZ LÓPEZ, G.J.; MÁRQUEZ DÍAZ, M.C.; DÍAZ MASTELLARI, M.: *Los Microsistemas del Cuerpo Humano*. Mandala Ediciones, Madrid, 2010.
- VÁZQUEZ LÓPEZ, G.J.; MÁRQUEZ DÍAZ, M.C.; DÍAZ MASTELLARI, M.: *El Masaje Terapéutico Tradicional Chino: Tui Na Médico*. Mandala Ediciones. Madrid. 2012.

- VÁZQUEZ LÓPEZ, G.; VÁZQUEZ LÓPEZ, E.J.; MÁRQUEZ DÍAZ, M. C.: *"ESTRÉS" Estrategias de enfrentamiento (Técnicas Psicofisiológicas de Relajación).* Mandala Ediciones, Madrid, 2013.
- VYAS, JATIN M. M.D., Ph. D., Assistant Professor in Medicine, Harvard Medical School; Assistant in Medicine, Division of Infectious Disease, Department of Medicine, Massachusetts General Hospital. 2011.
- WELSCH, U.; SOBOTTA, J.: *Histología*, 2ª edición. Panamericana, 2009.
- WILSON, C.J.; EMSON, P.C.; FELER, C.: *Electrophysiological evidence for the formation of a corticostriatal pathway in neurostriatal tissue grafts*, 3ª ed. Internat. Symp. Neural Transplantation, Cambridge, 1989.
- ZALDÍVAR OCHOA, M.: Artículo sobre el Sistema Linfático. Hospital Clínico Quirúrgico Docente «Comandante Manuel Fajardo». Ciudad de La Habana, Cuba. 2002.
- ZHAI, N.; XU, P.; *Morphological study on on acpuncture in interfering experimental cerebral infarction in rat.* Collection of selected papers of No. 1: Teching Hospital of Tian Jing Traditional Chinese Medicine College, Tianjing, 1992.
- ZHU, S.P.; LIU, Z.H.: "Changes of 3H-5HT in the mesencephalon and aqueduct and periaqueductal gray matter in the process of analgesia", *Sheng Li Xue Bao.* 1985.

ARTÍCULOS DE INVESTIGACIÓN

- AGUILAR CORDERO, M.J.; GONZÁLEZ JIMÉNEZ, E.; GARCÍA LÓPEZ, A.P.; ÁLVAREZ FERRÉ, J.; PADILLA LÓPEZ, C.A.; GUISADO BARRILAO, R.; RIZO BAEZ, M.: *Obesidad y el cáncer de mama. Obesity and its implication in breast cancer.* Facultad de Ciencias de la Salud. Universidad de Granada.

Los Autores

GUILLERMO JESÚS VÁZQUEZ LÓPEZ

www.cembion.es | E-mail: gj.vazquezlopez@gmail.com

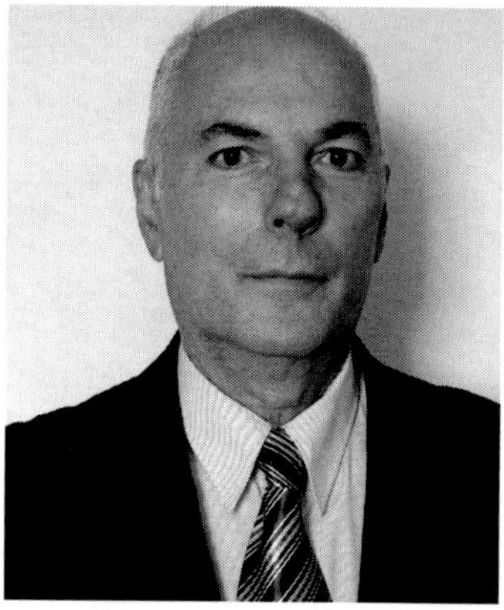

Es Licenciado (1991) y Máster en Ciencia en C. F. Terapéutica (2002) por la Universidad de la Habana, I.S.C.F. Manuel Fajardo. Graduado en Medicina Tradicional, Acupuntura y Moxibustión, y Rehabilitación en la Facultad de Ciencias Médicas "Hospital Universitario Calixto García" (1992), del Ministerio de Salud Pública, Cuba. Graduado en Masaje y Drenaje Linfático Manual en la Escuela Internacional de Masaje "Flor de Liz" de la Ciudad de la Habana, actualmente Escuela Internacional "Bella Caribe Internacional", donde ha impartido varios cursos de la especialidad como profesor.

Ha trabajado como Rehabilitador Terapéutico y Deportivo en el Policlínico Universitario "Luis Galván Soca" de la Ciudad de la Habana, desde 1991 hasta 2002, participando como asesor en la rehabilitación de varios campeones olímpicos y mundiales y donde ha recibido 44 cursos postgrados e impartido como profesor 14 cursos universitarios de la especialidad, dedicándose durante más de 25 años y actualmente a la Rehabilitación y a la Medicina Tradicional, Acupuntura. Ha participado en 16 investigaciones científicas, en 31 eventos, convenciones y congresos nacionales e internacionales y deportivos en varios países (Cuba, Bulgaria, Polonia, República Checa, Rusia, Mongolia y España), y como ponente en: Congreso de Medicina Tradicional China

(1997); Congreso Internacional de Gimnasia Terapéutica (2000); Congreso Iberoamericano de Rehabilitación Cardíaca (2000); Congreso Internacional de Medicina Bioenergética y Natural (2000); Congreso de la Asociación Internacional "Heart Friends Around The World", Cardiology Update (2000); Congreso Internacional de Medicina Física y Rehabilitación, Cuba (2002); Congreso Internacional de Ateroesclerosis (2002); III Convención de Naturopatía y Wellness, España (2011).

Ha cursado varios estudios postgrados universitarios en: Neuro-Rehabilitación; Neuro-Pediatría; el método "Bobath"; Drenaje Linfático Manual; Masaje Terapéutico; Masaje Deportivo; Masaje Tradicional Japonés Shiatsu; Kobido; y Masaje Tradicional Chino Tui Na; Dietética y Nutrición Bioenergética y Natural (CEMBION, 2012); y varios trabajos sobre el estrés con terapias alternativas, las que han sido publicadas en el Congreso Internacional de Pedagogía y en Latinoamérica. Tiene varias publicaciones, entre las que destacan como las más recientes: *Digitopuntura para la Familia. Manual de Urgencias*, Ediciones Bohodón (2010); *Los Microsistemas del Cuerpo Humano*, Mandala Ediciones (2010); *Kobido. El Masaje Facial japonés Estético-Terapéutico*, Mandala Ediciones (2011); *El Masaje Terapéutico Tradicional Chino "Tui Na Médico"*, Mandala Ediciones (2012); *Estrés. Estrategias de Enfrentamiento*, Mandala Ediciones (2013); *Los Alimentos y las Enfermedades*, Mandala Ediciones (2014); *El Masaje Terapéutico Tradicional Chino "Gua Sha"*, Mandala Ediciones (2014); *Balneoterapia, Spa y Talasoterapia. Agentes artificiales, cinéticos, térmicos y naturales*, Mandala Ediciones (2015); y *Masaje Japonés Shiatsu Terapéutico*, Mandala Ediciones (2017).

Es miembro de la Sociedad Científica Cubana de Medicina Bioenergética y Naturalista, fue profesor adjunto de la Facultad de Educación en Salud y Medicina Integrada de la Universidad La Concordia, México. Es miembro y profesor formador de la Asociación Española de Balnearios Urbanos, Wellness Spa. Es profesor docente del Centro de Desarrollo Turístico Costa Adeje, donde imparte cursos de terapias alternativas cofinanciado por el Servicio Canario de Empleo y la UE. Es Director del Centro de Enseñanzas de la Medicina Bioenergética y Natural, CEMBION, España.

MARÍA CARMEN MÁRQUEZ DÍAZ

www.cembion.es | E-mail: cerecon.gm@gmail.com

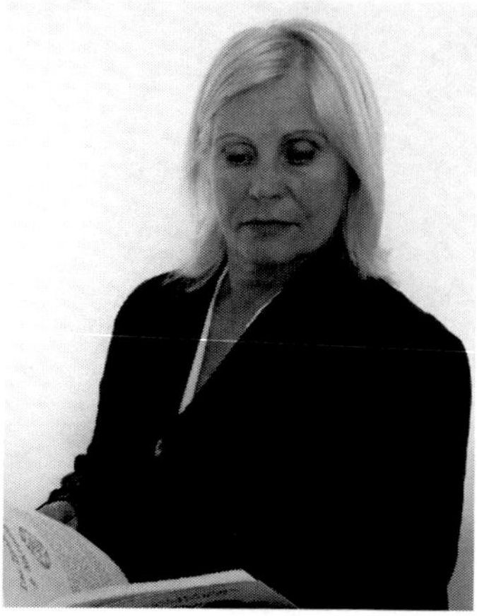

Es graduada de Linfoterapeuta y profesora en la especialidad de Masaje Shiatsu y de Dietética y Nutrición del Centro de Enseñanzas de la Medicina Bioenergética y Natural, CEMBION de España. Tiene varias publicaciones en el suplemento del periódico *La Vanguardia* de Barcelona, sobre nutrición, alimentación, respiración, terapias naturales, ejercicios tradicionales, salud y estrés, entre otros. Es autora de los libros: *Digitopuntura para la Familia. Manual de Urgencias*, Ediciones Bohodón (2009); *Los Microsistemas del Cuerpo Humano*, Mandala Ediciones (2010); *Kobido. El Masaje Facial japonés Estético-Terapéutico*, Mandala Ediciones (2011); *El Masaje Terapéutico Tradicional Chino "Tui Na Médico"*, Mandala Ediciones (2012); *Estrés. Estrategias de Enfrentamiento*, Mandala Ediciones (2013); *Los Alimentos y las Enfermedades*, Mandala Ediciones (2014); *El Masaje Terapéutico Tradicional Chino "Gua Sha"*, Mandala Ediciones (2014); *Balneoterapia, Spa y Talasoterapia. Agentes artificiales, cinéticos, térmicos y naturales*, Mandala Ediciones (2015); y *Masaje Japonés Shiatsu Terapéutico*, Mandala Ediciones (2017).

Desde hace más de quince años se dedica a las terapias manuales y la nutrición bioenergética, trabajó durante más de cinco años en la especialidad de alimentación en la cadena de "Hoteles Princess" de España y durante seis años como nutricionista en la Clínica Santa Ana en Galicia. Ha recibido varios cursos en la especialidad de la Medicina Tradicional, Acupuntura y Moxibustión; Cursos de: Manipulación de Alimentos por la cadena de "Hoteles Princess"; Nutrición Bioenergética y Macrobiótica (2007); Digitopuntura (2007); Masaje Japonés Shiatsu (2008); Dietética y Nutrición por el Instituto Superior de Ciencias Médicas "Policlínico Universitario Luis Galván Soca" de Ciudad de la Habana (2008); Masaje Terapéutico Chino Tui Na

(2009); Masaje Facial Japonés Kobido (2009); Acupuntura y Moxibustión (2009); Técnicas Complementarias de la Medicina Tradicional China (2009); Cocina, Dietética y Nutrición Bioenergética y Natural en CEMBION (2011).

Ha participado como profesora en varios cursos y como ponente en la III Convención de Naturopatía y Wellness, España (2011). Habla español y alemán.

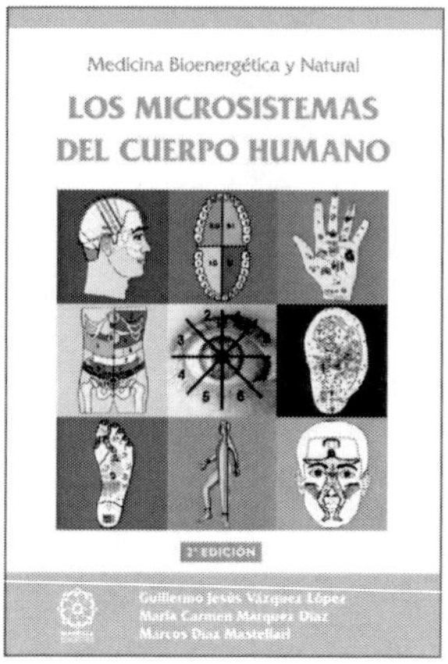

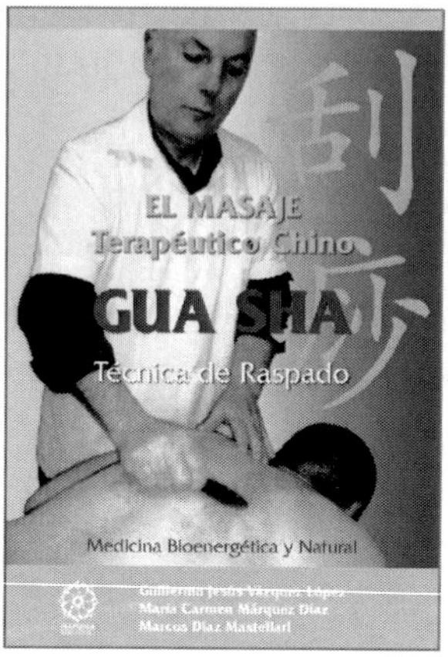

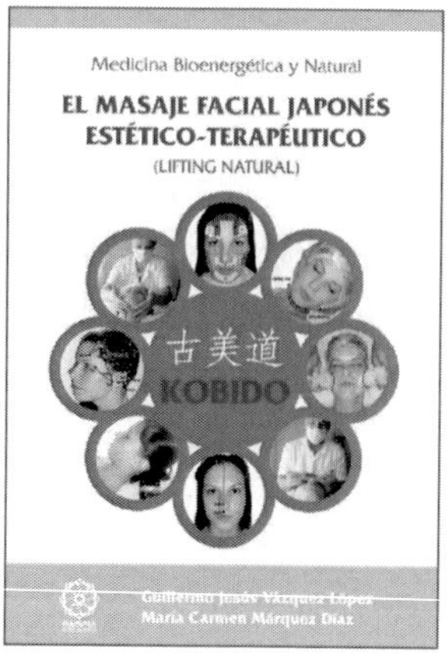

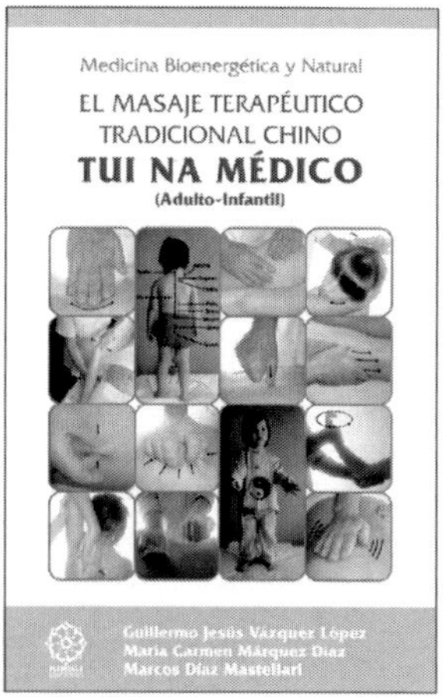

OTRAS OBRAS DE

G. J. VÁZQUEZ LÓPEZ

Y Mª C. MÁRQUEZ DÍAZ

PUBLICADAS POR

MANDALA

EDICIONES

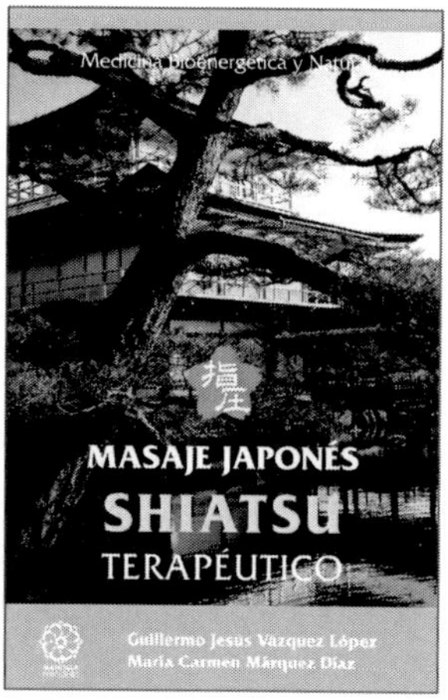

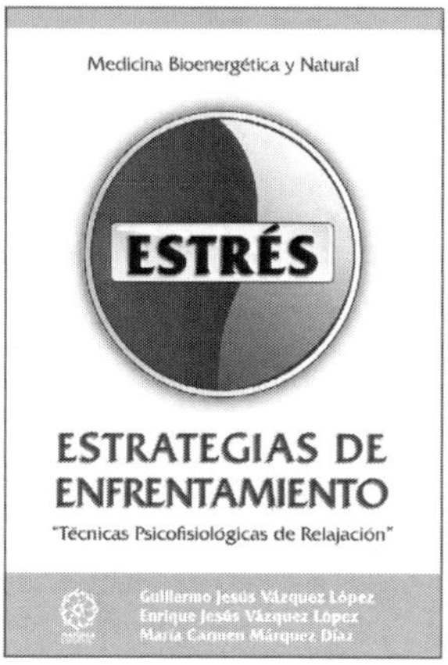

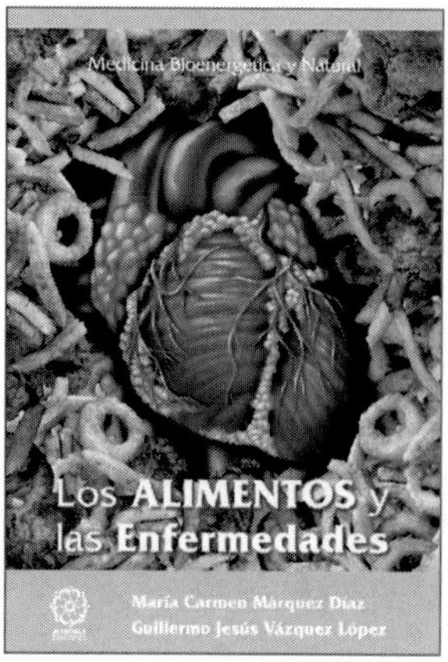

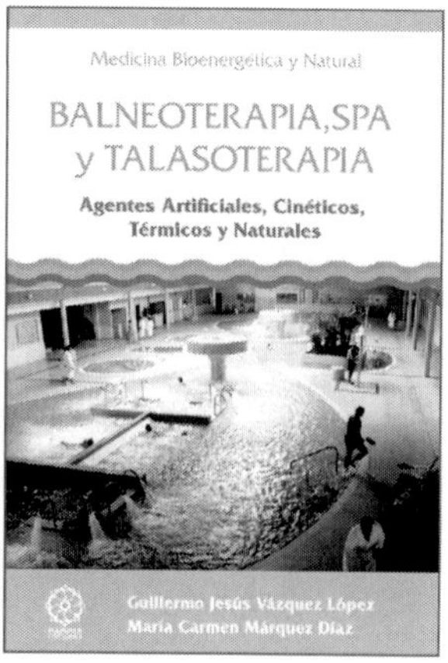

Made in United States
North Haven, CT
24 October 2026

21018508R00165